髋外科要点
Synopsis of Hip Surgery

主 编 （美）肖恩·J. 诺
Shane J. Nho，MD，MS
Associate Professor
Head，Section of Young Adult Hip Surgery
Co-Director，Division of Sports Medicine
Department of Orthopedic Surgery
Rush Medical College of Rush University
Rush University Medical Center
Chicago，Illinois，USA

（美）约书亚·D. 哈里斯
Joshua D. Harris，MD
Associate Professor
Houston Methodist Institute of Academic Medicine
Houston Methodist Department of Orthopedics & Sports Medicine Outpatient Center；
Adjunct Assistant Professor
Texas A&M University
Houston，Texas；
Associate Professor
Weill Cornell Medical College
New York City，New York，USA

（美）布雷特·R. 莱文
Brett R. Levine，MD，MS
Associate Professor
Department of Orthopedic Surgery
Rush University Medical Center
Chicago，Illinois；
Service Line Director
Elmhurst Memorial Hospital
Elmhurst，Illinois，USA

主 审 章 莹 黄华扬
主 译 李凭跃

北方联合出版传媒（集团）股份有限公司
辽宁科学技术出版社
·沈 阳·

©2023 辽宁科学技术出版社。

著作权合同登记号：第 06-2021-162 号。

版权所有·翻印必究

图书在版编目（CIP）数据

髋外科要点 /（美）肖恩·J. 诺（Shane J. Nho），（美）约书亚·D.
哈里斯（Joshua D. Harris），（美）布雷特·R. 莱文（Brett R. Levine）主
编；李凭跃主译. — 沈阳：辽宁科学技术出版社，2023.6
ISBN 978-7-5591-2940-6

Ⅰ. ①髋… Ⅱ. ①肖… ②约… ③布… ④李… Ⅲ. ①关节—关节疾
病—防治 Ⅳ. ①R684

中国国家版本馆CIP数据核字（2023）第048386号

出版发行：辽宁科学技术出版社
　　　　　（地址：沈阳市和平区十一纬路25号　邮编：110003）
印 刷 者：辽宁新华印务有限公司
经 销 者：各地新华书店
幅面尺寸：210mm×285mm
印　　张：20
插　　页：4
字　　数：450千字
出版时间：2023年6月第1版
印刷时间：2023年6月第1次印刷
责任编辑：吴兰兰
封面设计：谷玉杰
版式设计：袁　舒
责任校对：黄跃成

书　　号：ISBN 978-7-5591-2940-6
定　　价：268.00 元

投稿热线：024-23284363
邮购热线：024-23284502
E-mail:2145249267@qq.com
http://www.lnkj.com.cn

译者名单

主审

章　莹　黄华扬

主译

李凭跃

副主译

蔡宗远　王　非　陈旭琼　张　涛　陈加荣　沈洪园

王　庆　区永亮　贾震宇

参译人员（按姓氏汉语拼音排序）

陈辉强　郭晓泽　洪嘉颖　黄天文　金　焱　孔令闯

李宝丰　李炳林　李　康　李知玻　刘永刚　王海亮

王人楷　吴　优　席　源　夏远军　谢会斌　杨贻明

曾宪立　张力航　赵　力　赵晓亮　郑　坤

感谢我的家人，感谢他们无尽的支持和奉献！谢谢你们，Sloane、Connor 和 Charlie，谢谢你们的爱和鼓励！

Shane J. Nho，MD，MS

我想把这本书献给 Lisa，多年来，她的毅力、激情、美丽、智慧和才华一直激励着我。我还要感谢 Cinnamon 和 Totoro，感谢他们永不停歇的忠诚、快乐和爱。最后，我还要感谢我的父亲和母亲，他们的奉献精神、领导力和关爱使我拥有了今天的一切。

Joshua D. Harris，MD

我想把这本书献给我的妻子 Kari，她在我多年的学习和工作中一直陪伴着我。如果没有她的爱和支持，就不会有今天的我。我要感谢我的孩子，Kylie 和 AJ，他们让我保持热情，与时俱进。我还要感谢我的各级（本科生和硕士研究生）导师们，因为如果没有他们"坚韧的爱"，就没有今天可以为社会做出贡献的我。最后，我想把这本书献给我已故的父亲 Nathan，是他的激励，使我成为今天的我。

Brett R. Levine，MD，MS

前言

近年来，髋关节疼痛患者的评估和处置发展迅速。由于对关节炎及其相关疾病的深入了解，急性创伤和慢性疾病患者的治疗得到显著改善。国际合作制定了多项协议和指南，帮助临床医生结合症状、体征与影像学表现。非关节炎性髋关节疾病的手术治疗和非手术治疗的短期和中期结果为保髋提供了理论依据。通过高质量的前瞻性、随机试验，先进的成像技术和更长的随访时间将决定我们的治疗是否经得起时间的考验，以拯救关节。髋关节置换术的长期结果已被证实获得成功，具有良好的满意度，并为患者和社会带来了可观的益处。

Reinhold Ganz 及其团队在保髋手术方面贡献巨大，主要手术包括开放手术和关节镜手术。他们团队的研究致力于说明髋关节异常解剖结构对髋关节退变的影响。他们在髋关节撞击综合征和髋臼发育不良方面的研究处于国际领先，为今后的保髋研究奠定基础。开放手术，包括外科脱位和髋臼周围截骨，可靠性高，术后主观、客观临床结果良好。关节镜手术彻底改变了髋关节疾病的外科治疗方式，使得关节内软骨和骨病变以及关节外转子周围和臀肌间隙疾病的治疗更加有效。

髋关节置换术已经被证实在骨科领域获得巨大的成功。随着外科手术技术的理解不断加深，髋关节置换术达到了历史最高水平。现在，非常年轻的晚期髋关节疾病患者正在接受关节成形术治疗，术后可回归积极、健康的生活方式，并继续贡献社会。在目前临床中仍面临许多挑战的背景下，髋关节翻修术已被证实有着持久、卓越的疗效。

我们作为《髋外科要点》的主编，怀着极大的热情为读者呈现这本书。我们的学生及相关的住院医师、研究员、外科医生、治疗师，以及我们的患者，会发现这本书是一个极好的参考资源，可以通过研读快速获得与髋关节相关的一切知识。我们真的很感激这本书所有章节的作者，是他们的努力使这本书得以完成。

Shane J. Nho，MD，MS

Joshua D. Harris，MD

Brett R. Levine，MD，MS

致谢

　　我想感谢几个人，他们不仅在编写这本书的过程中给予我帮助，而且在我成为临床及科研型髋关节外科医生的过程中也帮助了我。首先，我必须感谢 Lisa，我的另一半，一名杰出的外科医生，感谢她的爱、幽默、耐心、鼓励、支持、指导和教导。其次，我要感谢我的孩子们 Cinnamon 和 Totoro，是他们给予了我爱和欢乐，和他们在一起的每一天都是幸福的。再次，我还要感谢我的父母 Jeff 和 Glenola，是他们教给了我职业生涯和个人生活中应有的激情、职业道德、尊重和正直。最后，我要感谢我所有的导师们及相关编辑，他们是我的榜样，在我的成长和实践过程中一直给予我帮助，我很尊敬他们：Nina Wilson, Tom Williams, Dave Flanigan，Bernie Bach，Brian Cole，尤其是我的联合编辑 Shane J.Nho。无论在教室、诊所、实验室还是手术室，他们的洞察力、指导、批评、建议对我来说都是无价之宝。

Joshua D. Harris，MD

编者名单

Hassan Alosh, MD
Orthopedic Surgeon
Hip and Knee Arthroplasty
Centers for Advanced Orthopedics
Washington, DC, USA

Edward C. Beck, MD, MPH
Physician Scientist
Department of Orthopedic Surgery
Wake Forest Baptist Health
Winston-Salem, North Carolina, USA

Joshua Alan Bell, MD
Orthopedic Surgeon
Division of Adult Reconstruction
Department of Orthopedic Surgery
OrthoAtlanta
Atlanta, Georgia, USA

Ian Clapp, MS
Research Fellow
Section of Young Adult Hip Surgery
Division of Sports Medicine
Department of Orthopedic Surgery
Rush University Medical Center
Chicago, Illinois, USA

Matthew Colman, MD
Assistant Professor
Division of Orthopedic Oncology and Spine, Back, and
  Neck
Department of Orthopedic Surgery
Rush University Medical Center
Chicago, Illinois, USA

Brian M. Culp, MD
Orthopedic Surgeon
Department of Orthopedic Surgery
Princeton Orthopedic Associates
Princeton, New Jersey, USA

Gift Echefu, MD
Resident
Section of Young Adult Hip Surgery
Division of Sports Medicine
Department of Orthopedic Surgery
Rush University Medical Center
Chicago, Illinois, USA

Yale A. Fillingham, MD
Assistant Professor
Division of Adult Reconstruction
Department of Orthopedic Surgery
Dartmouth Hitchcock Medical Center
Lebanon, New Hampshire, USA

Michael A. Flierl, MD, FAAOS
Michigan Orthopedic Surgeons
Assistant Professor
Department of Orthopedic Surgery
Oakland University/William Beaumont
Royal Oak, Michigan, USA

Joshua D. Harris, MD
Associate Professor
Houston Methodist Institute of Academic Medicine
Houston Methodist Department of Orthopedics & Sports
  Medicine
Outpatient Center
Adjunct Assistant Professor
Texas A&M University
Houston, Texas;
Associate Professor
Weill Cornell Medical College
New York City, New York, USA

Robert A. Jack II, MD
Orthopedic Surgery Resident
Department of Orthopedic Surgery
Houston Methodist Orthopedics and Sports Medicine
Houston, Texas, USA

Kyleen Jan, BS
Medical Student
Section of Young Adult Hip Surgery
Division of Sports Medicine
Department of Orthopedic Surgery
Rush University Medical Center
Chicago, Illinois, USA

Jahanzeb Kalkaus, MD
Resident
Department of Surgery
University of Louisville Hospital
Louisville, Kentucky, USA

David J. Kaufman, MD
Orthopedic Surgeon
Division of Adult Reconstruction
Department of Orthopedic Surgery
Northwestern Lakeforest Hospital
Northwestern Feinberg School of Medicine
Chicago, Illinois, USA

Matthew Knedel, MD
Orthopedic Surgeon
Saint Agnes Care Orthopedic Institute
Fresno, California, USA

Robert C. Kollmorgen, DO
Assistant Professor
Fresno Department of Orthopedic Surgery
Hip Preservation
University of California, San Francisco
Fresno, California, USA

Kyle Kunze, MD
Orthopedic Surgery Resident
Department of Orthopedic Surgery
Hospital for Special Surgery
New York City, New York, USA

Brett R. Levine, MD, MS
Associate Professor
Rush University Medical Center
Chicago, Illinois;
Service Line Director
Elmhurst Memorial Hospital
Elmhurst, Illinois, USA

Brian D. Lewis, MD
Assistant Professor
Hip Preservation Surgery
Duke Orthopedic Surgery
Durham, North Carolina, USA

Carlos J. Meheux, MD
Orthopedic Surgeon
Kelsey-Seybold Clinic
Houston, Texas, USA

Kamran Movassaghi, MD, MS
Resident
Department of Orthopedic Surgery
University of California San Francisco
Fresno, USA

William H. Neal, MD
Orthopedic Surgery Resident
Department of Orthopedic Surgery
NYU Langone Health
New York city, New York, USA

Shane J. Nho, MD, MS
Associate Professor
Head, Section of Young Adult Hip Surgery
Co-Director, Division of Sports Medicine
Department of Orthopedic Surgery
Rush Medical College of Rush University
Rush University Medical Center
Chicago, Illinois, USA

Alexander Newhouse, BS
Research Assistant
Section of Young Adult Hip Surgery
Division of Sports Medicine
Department of Orthopedic Surgery
Rush University Medical Center
Chicago, Illinois, USA

Luis F. Pulido-Sierra, MD
Assistant Professor
University of Florida
Gainesville, Florida, USA

Roshan P. Shah, MD, JD
Assistant Professor
Division of Adult Reconstruction
Department of Orthopedic Surgery
Columbia University
New York City, New York, USA

Robert Axel Sershon, MD
Orthopedic Surgeon
Hip and Knee Arthroplasty
Anderson Orthopedic Research Institute
Alexandria, Virginia, USA

Matthew W. Tetreault, MD
Attending Surgeon
Orthopedic Surgery
Albany Medical Center
Capital Region Orthopedics
Albany, New York City, New York, USA

Brian R. Waterman, MD
Associate Professor
Sports Medicine
Department of Orthopedic Surgery;
Fellowship Director
Orthopedic Sports Medicine and Shoulder Surgery;
Team Physician
Wake Forest University Athletics
Wake Forest University School of Medicine
Winston-Salem, North Carolina, USA

目录

第一部分

I

第一章 髋关节解剖及手术入路

Brian R. Waterman, Edward C. Beck, Gift Echefu, Ian Clapp, William H. Neal, Shane J. Nho

陈加荣　金　焱 / 译
沈洪园 / 校

髋关节与骨盆的基本解剖

股骨

Ⅰ. 股骨是近圆柱形的长骨，皮质骨密度高，通过骨盆的宽度彼此分开。股骨前弓向内成角并与外翻力线相对应。骨盆宽度存在性别差异，女性更宽。

Ⅱ. 股骨分为上、下两端和体部（图 1.1）：
- A. 上端，包含股骨头、股骨颈、大转子和小转子。
  1. 股骨头：
     - a. 呈球形、凸形或半球形。它为向上、向内，稍微向前倾斜的方向。
     - b. 通常有一个光滑的关节面，覆盖一层透明软骨。
     - c. 中央凹面是头部内侧的一个小凹陷，指向后下方。它缺乏关节软骨并为韧带提供附着点：闭孔动脉的髋臼分支在内部走行，若破坏，可导致股骨头缺血坏死。
  2. 股骨颈：
     - a. 颈部相对平坦且呈锥形。它将头部连接到股骨干。
     - b. 它从前到后变平，中间缩窄，从内侧到外侧变宽。
     - c. 前表面分布许多血管孔。沿着前表面与头部的连接处是浅槽。它在老年人中是突出的。髋关节囊的纤维附着其上。
     - d. 下缘长而窄，稍向后弯曲，终止于小转子。
     - e. 外展角由沿股骨干画出的线与沿股骨颈画出的线相交而成。它在婴儿期最大，并随着年龄的增长而降低。外展角正常为 120°~125°。它显示了身高和性别差异：较矮的个体小，女性较男性小。角度 > 125° 会导致髋关节外翻，角度减小会导致髋关节内翻。
  3. 股骨转子分为小转子和大转子，它们通过转子间线连接：
     - a. 小转子是锥形隆起。从它的顶端向 3 个方向延伸：内侧、外侧和下方。下缘延续成股骨粗线。顶点提供腰大肌的附着点。
     - b. 大转子是一个大的、不规则的、四边形的隆起。它位于股骨颈与股骨体上部的交界处。它有 2 个面（内侧面和外侧面）和 4 个边界（上界、下界、前界和后界）。
- B. 下端：
  1. 股骨远端为长方体，横径大于前后径。两侧突出为内侧髁和外侧髁，由髁间窝隔开。
  2. 外侧髁下方是一个斜槽，提供腘肌附着点。
- C. 体部：
  1. 股骨的体部是圆柱形的，上端宽、扁平，向下逐渐变得狭窄。前凸后凹。突出的纵行的隆起——股骨粗线，位于后方。

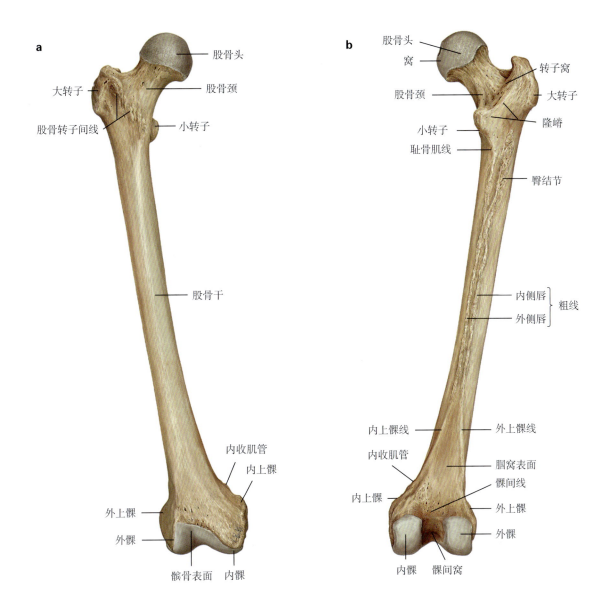

图 1.1　右股骨：前视图（a）和后视图（b）

2.　它有 3 个边界（后界、外界和内界），把体部分隔成 3 个面。

3.　股骨粗线位于股骨后方，它由内、外侧唇和中间嵴组成。外侧嵴从外侧唇向上延伸到大转子的底部，形成臀肌粗隆，为臀大肌提供附着点。中间嵴向上延伸为耻骨肌线直到小转子的底部，提供耻骨肌附着点。

4.　外界从大转子到外侧髁的前端。内界从转子间线到内侧髁的前端。

5.　前表面位于外界与内界之间。它是光滑的、凸的，上宽下窄，狭窄的中心为股中间肌提供附着点。

6.　外表面位于外界与股骨粗线之间，上 3/4 为股中间肌提供附着点。

7.　内表面位于内界与股骨粗线之间，为股内侧肌提供附着点。

骨盆和髋臼

髋部的三维重建见图 1.2。

Ⅰ. 骨盆是由髂骨、坐骨和耻骨形成的，宽大扁平。

Ⅱ. 骨化来自髂骨、坐骨和耻骨的 3 个主要中心。

Ⅲ. 在 13~14 岁时位于髋臼中心的 Y 形软骨融合成髋臼的中心。

Ⅳ. 左、右半骨盆在前方连接形成耻骨联合，在后方形成骶髂关节。

Ⅴ. 骨盆连接了中轴骨和下肢骨，形成了从中轴骨到下肢骨的桥梁。

Ⅵ. 髋骨为软组织提供稳定性和附着点。

髂骨

Ⅰ. 髂骨在半骨盆 3 个部分中是最宽的、最大的。

Ⅱ. 它由前弓线和髋臼外缘分割成髂骨翼和髂骨体。

Ⅲ. 髂骨翼：

A. 髂骨向上扩张形成髂骨翼：

   1. 髂骨翼凹的内表面形成髂窝，髂肌附着于此。

   2. 凸的外表面形成臀窝，臀肌起点在此。

B. 上缘增厚形成髂嵴。髂嵴向前形成髂前棘，向后形成髂后棘：

   1. 上缘为腹壁肌肉提供附着点。

   2. 髂前、后棘进一步细分为上、下棘。

   3. 髂前上棘（ASIS）是一个重要的骨性标志，它为腹股沟韧带和缝匠肌提供附着点。

   4. 髂前下棘（AIIS）从髂骨翼向外延伸。髂前下棘的上部提供股直肌头部的附着点。撕脱性骨折可能发生在这个附着部位。下部提供髋关节的髂股韧带的附着点，位于髋臼边缘的偏上方。在某些个体中，髂前下棘的远端可能在运动过程中撞击股骨颈。下旋（髂前下棘）撞击可能会限制髋关节的运动并导致唇部损伤。

Ⅳ. 髂骨体：

髂骨体构成髋臼的一部分，并提供闭孔内肌的附着。

坐骨

Ⅰ. 坐骨位于回肠下、耻骨后。上支形成髋臼的 1/3。

Ⅱ. 组成：上支、下支、体部。

A. 上支：

   1. 它从体部向下、向后延伸。

   2. 它的 3 个表面是后表面、内表面和外表面。

   3. 它向前延伸形成闭孔的后下缘。

   4. 向后膨大形成坐骨结节。

B. 下支：

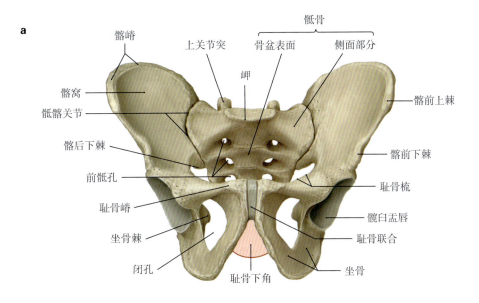

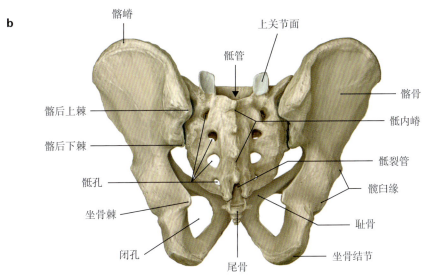

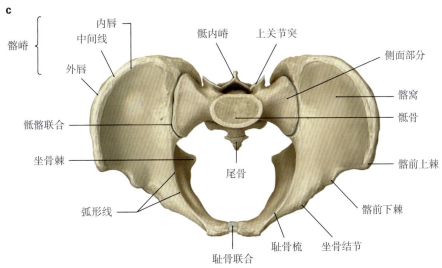

图 1.2 （a~c）骨盆（男性）

     1.   扁平且薄，上缘由前上升形成耻骨的一部分。

     2.   它有 2 个表面（内表面和外表面）以及 2 个边界（内界和侧界）。

  C. 体部：

     1.   参与构成髋臼。

     2.   它有 2 个表面（外表面和内表面）以及 2 个边界（前界和后界）。

耻骨

髋部和骨盆的前部包括 3 个部分：体部和耻骨上、下支。

A. 体部构成髋臼的一部分；它向中线的前内侧突出，与对侧连接形成耻骨联合。

B. 耻骨上、下支构成闭孔的一部分。

髋臼

Ⅰ. 它是由 Y 形软骨标记的三髋骨融合形成的。

Ⅱ. 髋臼边缘包围形成髋臼窝，下部的缺口称髋臼切迹。

Ⅲ. 髋臼卵圆窝为圆韧带提供附着点。

Ⅳ. 髋臼切迹有髋臼横韧带通过。

Ⅴ. 髋臼盂唇贴在髋臼外缘。盂唇部加深髋臼表面，与股骨头结合。

Ⅵ. 标准的"钟面"参考为髋关节内结构提供了可靠的手术标志。无论哪一侧，3 点钟方向的位置总是标志着前方，9 点钟方向的位置是后方，12 点钟方向的位置是上方，6 点钟方向的位置是下方（图 1.3）。

关节

Ⅰ. 髋关节：

  A. 骨性结构：球窝滑膜关节由股骨头和髋臼形成。

     1.   关节面有透明软骨排列。

     2.   髋臼由髋臼盂唇加深，与股骨头连接。

     3.   髋关节将躯干和骨盆与下肢连接。

  B. 关节囊：附着于髋臼缘和股骨颈下缘，向前与髂股韧带融合。它由两组纤维组成：圆形纤维（包围股骨颈）和纵向纤维。

  C. 韧带：

     1.   髋关节韧带分为囊内韧带和囊外韧带（图 1.4）。

     2.   囊外韧带分为 Y 形髂股（前）韧带、坐股（后）韧带和耻股（下）韧带。

     3.   圆韧带为囊内韧带。

  D. 角度：

     1.   外侧中心边缘角（LCEA）：

        a.   从股骨头中心到髋臼最外侧骨质部分的连线与垂直线之间的夹角。

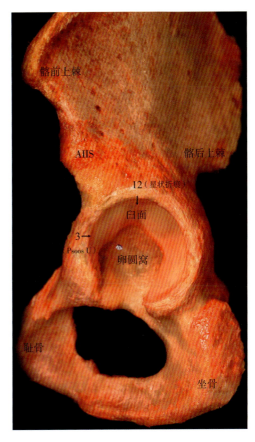

髂前上棘

AIIS

髂后上棘

12（星状折痕）

↓

臼面

3→
Psoos U）

卵圆窝

耻骨

坐骨

图 1.3　髋臼的"钟面"

    b.　正常：25°~40°；< 20°，提示髋关节发育不良（DDH）。

    c.　用于髋关节撞击综合征（FAIS）的诊断。

    d.　评估髋臼外缘覆盖率。

2.　前侧中心边缘角（ACEA）：

    a.　在骨盆斜位片上，通过股骨头中心的垂直线与股骨头中心和髋臼外上点的连线相交形成的角度。

    b.　它是从骨盆斜位片上获得的（用于评估股骨头前方覆盖率），测量前方发育不良。

    c.　正常：25°~40°；< 20°，提示 DDH。

    d.　评估髋臼前方覆盖率。

3.　横（髋臼）角：为髋臼上缘与下缘的连线与水平面之间的夹角。

4.　股骨前倾角：

    a.　每个肢体需单独测量。

    b.　在轴向计算机断层扫描（CT）上，找到最能显示股骨颈和股骨髁突对齐的切片。

    c.　测量髁–水平角（CH 角）和颈–水平角（NH 角）（图 1.5）。

    d.　计算颈部相对于髁突的角度（NC 角 =NH 角 –CH 角）。

    e.　内旋方向，则 CH 角与 NH 角相加；外旋方向，则从 NH 角中减去 CH 角。

5.　Tonnis 角：在正位即前后位（AP）X 线片上。该角度形成于水平线与从髋臼外上点的内侧到外侧边缘延伸的线之间。正常：< 10°。

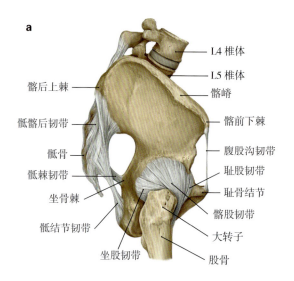

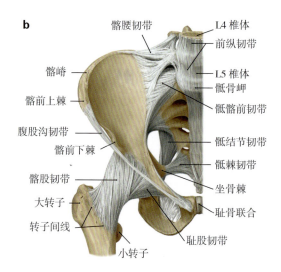

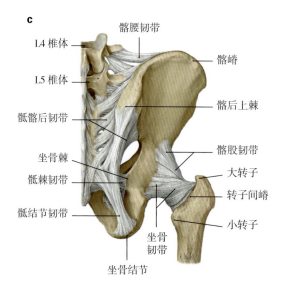

图 1.4（a~c）髋关节的韧带

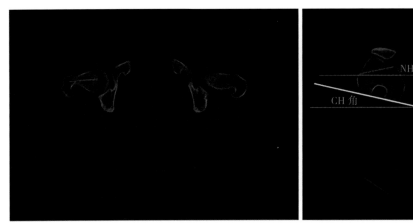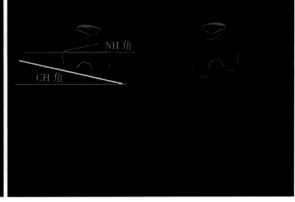

图 1.5　股骨的旋转角分析。CH 角，髁 – 水平角；NH 角，颈 – 水平角

6. 髋臼前倾角：
   a. 在轴位 CT 上，每个肢体分别测量。找到最能揭示髋臼最深底部的切线。
   b. 该角度是在一条与髋臼前后壁相切的线和一条真正的矢状线之间测量而得的。
7. 髋臼角（Sharp 角）：
   a. 测量 X 线正位片上的髋臼前倾角。
   b. 该角度形成于从泪滴到髋臼外缘的连线和水平线之间。正常：33°~38°。
8. 股骨颈外展角：在婴儿期最宽，成人平均为 125°。因个人和性别而异：
   a. 髋内翻：角度减小（< 120°）。
   b. 髋外翻：角度增加（> 135°）。

E. 运动：不同的运动范围——屈曲、伸展、外展、内收、内旋、外旋。

F. 血液供应：旋股内侧、外侧动脉，股深动脉的分支。有时可能直接从股动脉分支、中央凹动脉位于圆韧带内——闭孔动脉后段分支，供应股骨头。中央动脉供血中断可能导致股骨头缺血性坏死。

Ⅱ. 骶髂关节：

A. 它是由骶骨（由融合的下椎形成的三角骨）和两侧髂骨的后中线形成的。

B. 关节的运动是平面的。由关节囊和许多韧带增强，这些韧带包括骶髂前韧带、后韧带、骨间韧带以及骶结节韧带和骶棘韧带。

C. 它将中轴骨连接到骨盆，并将上身重量传递到下肢。

Ⅲ. 骶尾部联合：

A. 它形成于尾骨和骶骨之间。连接两个结构的骨间韧带类似于椎间盘。

B. 由骶尾部前、后、外侧骶尾韧带增强。

C. 运动仅限于屈曲、伸展。

Ⅳ. 耻骨联合：

A. 是由左右耻骨在中线形成的两性关节。关节之间是由耻骨上下韧带强化的纤维软骨盘。

B. 它允许有限的运动。

肌肉

髋关节周围有 6 组肌群：屈肌群、伸肌群、内收肌群、外展肌群、内旋肌群和外旋肌群（表 1.1）。

手术解剖

表面解剖（图 1.6）

Ⅰ. 皮肤：

　　A. 前面，腹部和大腿两侧的皮肤被一条线清楚地划分出来，标志着腹股沟韧带的位置。大

表 1.1 肌肉、功能和血管供应、神经支配

肌群	肌肉	功能	血液供应	神经支配
屈肌群	短收肌	在髋部内收大腿，内旋大腿，弱屈髋肌	股深动脉、旋股内侧动脉和闭孔动脉	闭孔神经
	长收肌	内收和屈曲大腿，帮助内部旋转大腿	股深动脉、旋股内侧动脉	闭孔神经（前分支）
	大收肌	内收肌部分：内收、屈曲、内旋大腿 腘绳肌部分：伸直大腿	股动脉、股深动脉、闭孔动脉	内收肌部分：闭孔神经 腘绳肌部分：坐骨神经（胫骨支）
	髂肌（髂腰肌）	屈曲大腿，稳定髋关节	髂腰动脉髂支	股神经
	耻骨肌	内收、屈曲大腿	旋股内侧动脉、闭孔动脉	股神经，偶有闭孔神经前分支
	腰大肌（髂腰肌）	屈曲大腿	髂腰动脉的腰支	L1 神经腹侧支
	股直肌	屈曲大腿	股深动脉和旋股外侧动脉	股神经
	缝匠肌	外展、外旋、屈曲大腿	股动脉	股神经
	阔筋膜张肌	外展、内旋、屈曲大腿	旋股外侧动脉上升支	臀上神经
伸肌群	大收肌	内收肌部分：内收、屈曲和内旋大腿 腘绳肌部分：伸直大腿	股动脉、股深动脉、闭孔动脉	内收肌部分：闭孔神经 腘绳肌部分：坐骨神经（胫骨支）
	股二头肌	伸直大腿	股深动脉的穿孔分支、下臀动脉和旋股内侧动脉	长头：坐骨神经（胫骨支） 短头：坐骨神经（常见腓骨分支）
	臀大肌	伸直大腿，协助外旋，外展大腿	臀下动脉和臀上动脉	臀下神经
	半膜肌	伸直大腿	股深动脉和旋股内侧动脉的穿支	坐骨神经（胫骨支）
	半腱肌	伸直大腿	股深动脉和旋股内侧动脉的穿支	坐骨神经（胫骨支）

肌群	肌肉	功能	血液供应	神经支配
内收肌群	短收肌	在髋部内收大腿，内旋大腿，弱屈髋肌	股深动脉、内侧旋股动脉和闭孔动脉	闭孔神经
	长收肌	内收和屈曲大腿，帮助内部旋转大腿	股深动脉、旋股内侧动脉	闭孔神经（前分支）
	大收肌	内收肌部分：内收、屈曲、内旋大腿 腘绳肌部分：伸直大腿	股动脉、股深动脉、闭孔动脉	内收肌部分：闭孔神经 腘绳肌部分：坐骨神经（胫骨支）
	股薄肌	内收大腿，屈曲和内旋大腿	股深动脉、旋股内侧动脉	闭孔神经
	股直肌	内收、屈曲大腿	旋股内侧动脉、闭孔动脉	股神经，偶有闭孔神经前分支
外展肌群	臀大肌	伸直大腿，协助外旋，外展大腿	臀下动脉和臀上动脉	臀下神经
	臀中肌	外展和内旋大腿，单腿站立时稳定骨盆	臀上动脉	臀上神经
	臀小肌	外展和内旋大腿，单腿站立时稳定骨盆	臀上动脉主干和深支	臀上神经
	闭孔内肌	外旋和伸直大腿，外展屈曲的大腿	阴部内动脉、闭孔动脉	闭孔内肌的神经
	梨状肌	外旋伸直的大腿，外展屈曲的大腿	臀上动脉、臀下动脉、阴部内动脉	L5、S1、S2 的腹侧支
	缝匠肌	外展、外旋、屈曲大腿	股动脉	股神经
内旋肌群	臀中肌	外展和内旋大腿，单腿站立时稳定骨盆	臀上动脉	臀上神经
	臀小肌	外展和内旋大腿，单腿站立时稳定骨盆	臀上动脉主干和深支	臀上神经
	阔筋膜张肌	外展、内旋、屈曲大腿	旋股外侧动脉上升支	臀上神经
外旋肌群	臀大肌	伸直大腿，协助外旋，并外展大腿	臀下动脉和臀上动脉	臀下神经
	下孖肌	外旋伸直的大腿	旋股内侧动脉	股四头肌的神经
	闭孔外肌	外旋大腿	旋股内侧动脉、闭孔动脉	闭孔神经
	闭孔内肌	外旋伸直的大腿，外展屈曲的大腿	阴部内动脉和闭孔动脉	闭孔内肌的神经
	梨状肌	外旋伸直的大腿，外展屈曲的大腿	臀上动脉、臀下动脉、阴部内动脉	L5、S1 和 S2 的腹侧支
	股四头肌	外旋大腿	旋股内侧动脉	股四头肌的神经
	缝匠肌	外展、外旋、屈曲大腿	股动脉	股神经
	上孖肌	外旋伸直的大腿	臀下动脉和阴部内动脉	闭孔内神经

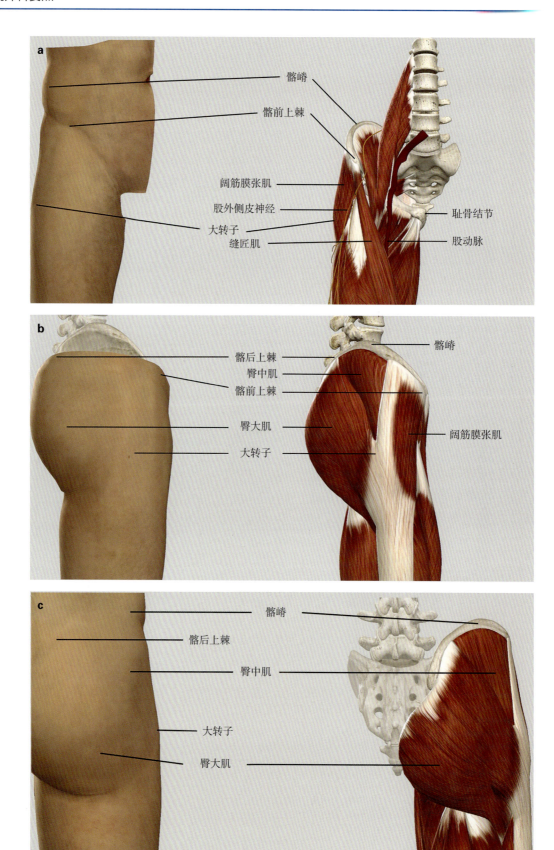

髂嵴
髂前上棘
阔筋膜张肌
股外侧皮神经
大转子
缝匠肌
耻骨结节
股动脉

髂后上棘
臀中肌
髂前上棘
臀大肌
大转子
髂嵴
阔筋膜张肌

髂嵴
髂后上棘
臀中肌
大转子
臀大肌

图 1.6（a~c）表面解剖

腿前内侧皮肤薄，光滑，有弹性。

B. 后面，臀区上方皮肤较厚。臀褶是一个水平的皮肤折痕，标志着臀大肌下缘的交界处，因为它斜穿过折痕。臀褶不对称是 DDH 的病理特征，但不是临床诊断的一个可靠征象。

II. 体表标志：

A. 髂嵴：

1. 骨盆两侧有侧凸。它向前形成髂前上棘，向后形成髂后上棘（PSIS）。

2. 整个长度是可触摸的，有许多曲线：上方凸起，前方和后上端凹陷。中间区将内唇和外唇分开。

B. 髂结节：

1. 是髂嵴外唇的外侧投影。约在髂前上棘后方 5cm。

2. 为髂胫束提供附着点。位于 L5 椎骨的水平。

C. 髂前上棘（ASIS）：

1. 起自髂嵴的前上部，双侧。

2. 可作为骨性标志，用于测量腿长度和股四头肌角（Q 角）。Q 角是由连接髂前上棘到髌骨中点的连线形成的。男性正常股四头肌角为 140°，女性为 170°。股四头肌角增大可导致髌骨轨迹不良。

3. 提供腹股沟韧带和缝匠肌的附着点。

D. 髂前下棘（AIIS）：

1. 是位于髂前上棘下方的髂翼向内的突起。

2. 与髋臼边缘前缘相连，并与髋关节的髂股韧带相连。

E. 髂后上棘（PSIS）：

1. 是髂骨翼的后上方的突起。

2. 为骶髂后韧带提供附着点。

F. 髂后下棘（PIIS）：

1. 位于髂后上棘下方髂翼的后突起。

2. 与 PSIS 相隔一个切迹。这个切迹在一些人身上呈现为后下方一个小凹。

G. 坐骨结节：

1. 是坐骨的上缘的一个后突起。

2. 在坐位时承受身体的重量。

3. 在站立位时位于臀大肌的下方，在坐姿下暴露。

4. 为骶结节韧带和腘绳肌（半膜肌、半腱肌和股二头肌）提供附着点。

H. 大转子：

1. 突起于股骨外侧和后内侧，大约在股骨头以下 1cm 处。

2. 有外侧面和内侧面，以及后界、前界、下界和上界。

3. 后缘游离，后缘与转子间窝交界。

III. 肌肉标记：

A. 缝匠肌：

1. 从 ASIS 近端开始，斜向下穿过大腿前部，附着在胫骨近端的内侧边界上。

2. 上部形成股三角的外界。

　　　3.　与股薄肌和半腱肌止于胫骨近端的内侧缘的鹅足处。

B.　臀大肌：

　　　1.　广泛起源于臀后线、后骶骨和骶结节韧带，并倾斜和向外下插入大转子和髂胫束。

　　　2.　伸直并外展髋关节。

C.　梨状肌：

　　　1.　起于骶骨的前部，通过坐骨大切迹出骨盆，将切迹分为上、下两部分，并止于大转子。

　　　2.　臀上血管和神经在梨状肌上方出骨盆，坐骨神经在梨状肌下方出骨盆。

Ⅳ.　股三角：

A.　其特征是位于大腿前上方的三角形凹陷。

B.　它有 3 个边界：内界为长内收肌，外界为缝匠肌，上界为腹股沟韧带。

C.　顶部是由阔筋膜形成的，底部是由髂腰肌外侧和耻骨肌和长内收肌内侧形成的。

D.　内容物由内侧到外侧依次为：腹股沟深部淋巴结、股静脉、股动脉、股鞘、股神经。

手术入路

前方入路（SP 入路）（图 1.7）

Ⅰ.　患者置于仰卧位，距 ASIS 的远侧和外侧约 3cm 处纵向切开皮肤。切口沿阔筋膜张肌延伸。

Ⅱ.　利用缝匠肌（股神经）与阔筋膜张肌（臀上神经）之间的神经间隙。应注意保护股外侧皮神经；旋股外侧动脉的升支穿过髋关节前侧，可见于神经内平面，应避免损伤。

Ⅲ.　牵开周围的肌肉，沿颈部切开关节囊前缘，进入关节腔。

前外侧入路（Watson Jones 入路）（图 1.8）

Ⅰ.　患者置于仰卧位或侧卧位。切口位于 ASIS 的后方和远端的 2.5cm 处，并向后延伸至大转子。

Ⅱ.　确定阔筋膜张肌间隙，识别并保护臀上神经的下支。股外侧肌起点近端 1~2cm 处反折。

Ⅲ.　前、后、下放置的牵开器最大限度地提高关节可视化，关节囊切口显露关节。

直接侧方入路（Hardinge 入路）

Ⅰ.　患者置于仰卧位。切口起于大转子近端 5cm 处，止于大转子远端 5~6cm 处。

Ⅱ.　切开阔筋膜张肌显露臀大肌。牵开器用于保护坐骨神经免受损伤。分离大转子附着处的臀中肌和股外侧肌。注意保护臀上神经。

Ⅲ.　为了更好显露，多采用 T 形关节囊切开术。

后外侧入路

Ⅰ.　患者置于侧卧位或俯卧位，标记所有骨性标志：大转子和 PSIS。切口从大转子后外侧开始，

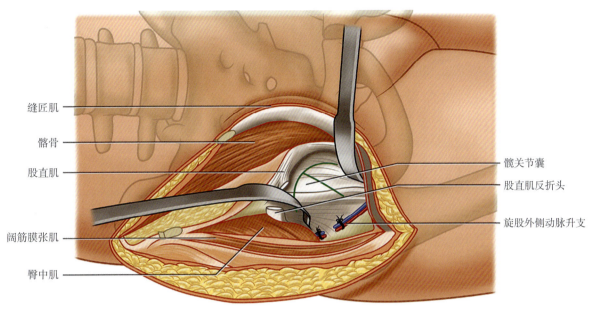

缝匠肌

髂骨

股直肌

阔筋膜张肌

臀中肌

髋关节囊

股直肌反折头

旋股外侧动脉升支

图 1.7 前方入路

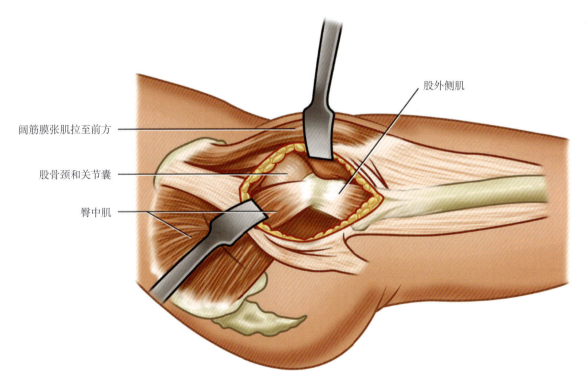

阔筋膜张肌拉至前方

股骨颈和关节囊

臀中肌

股外侧肌

图 1.8 前外侧入路

沿股骨干轴线向下 6cm；它从距离大转子约 6cm 处向 PSIS 延伸。

Ⅱ. 切开臀筋膜和阔筋膜张肌，臀大肌的下方被钝性分离。臀中肌的后缘用 90° 的薄 Hohmann 牵开器撑开。对于显露的短外旋肌群，在松解它们之前可用不可吸收的高强度缝线固定。松解的短外旋肌群可以对坐骨神经形成保护。

Ⅲ. 臀小肌从关节囊中分离并缩回。切开髋关节后关节囊，显露关节的后部。

改良 Hueter 入路

Ⅰ. 将患者置于矫形伸展台上取仰卧位，使用直径为 10cm 的会阴柱保护会阴。同侧上肢放在胸部，用胶带稳定。轻轻牵引保持骨盆水平和平衡。

Ⅱ. 从 ASIS 的外侧 1in（1in=2.54cm）处做一 5~8cm 的切口，切口指向股骨外髁的中间区域斜行向下延伸。

Ⅲ. 肌间切口将阔筋膜张肌与缝匠肌之间的间隙隔开，采取预防措施保留肌鞘深处的股皮神经。

Ⅳ. 股直肌表面腱膜纵向切开，显露深部腱膜。分离髂腰肌，显露前关节囊。

Ⅴ. 切开关节囊，显露关节间隙。股骨颈截骨术的理想部位是由上、下股外侧肌进入关节囊的交界处形成的凹陷。

Ⅵ. 安装假体完毕后，通过将下肢置于稍微向上倾斜的平面，同时施加轴向牵引来复位手术肢体。

髋关节镜检查

髋关节镜技术是一种微创技术，用于处理关节内和关节外髋关节病变：盂唇撕裂、髋臼股骨撞击、大转子疼痛综合征、梨状肌综合征、异位骨化和臀深综合征。

Ⅰ. 仰卧位入路：

  A. 将患者置于改良骨折台上取仰卧位。用会阴柱保护会阴，尽量外移术侧髋关节（图 1.9）。手术侧髋关节置于伸展、大约 25° 外展、足部内旋位。施加 25~50lb（1lb ≈ 0.454kg）的牵引以牵拉手术肢体。关节牵张产生囊内负压，真空现象。延长牵引时间可能导致神经损伤。关节间隙通过透视引导证实（图 1.10）。

  B. 将 ASIS、大转子、股骨前后边界标记出来。从 ASIS 向下指向髌骨画一条线，同时保护位于内侧的股内侧血管及神经。

  C. 前外侧切口，距大转子前端前方 1cm，纵向切开皮肤和筋膜。

  D. 在透视下将腰穿针插入关节，通过镍钛合金丝导针，加宽切口置入套管，建立前外侧入路。

  E. 3 个标准入路：

    1. 前外侧入路穿透臀中肌，从前缘进入关节囊外侧。臀上神经有损伤的危险。

    2. 前入路位于从 ASIS 向下引出的一条线与大转子上缘切线之间的交点。它穿过股直肌，进入前关节囊。股外侧皮神经有损伤的危险。

    3. 后外侧入路穿过臀中肌和臀小肌进入关节囊。有损伤坐骨神经和臀上神经的危险。

  F. 应用同样的技术，在镜下建立中前入路。关节囊切开术是通过连接两个入口进入关节腔的技术。Pincer 成形术是用磨钻进行修正的，对盂唇进行清理和清创。凸轮成形是进行

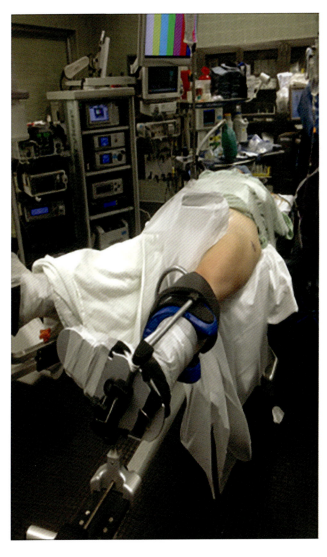

图 1.9　髋关节镜检查的仰卧位，需要使用会阴柱，将手术侧髋关节外移。手术时髋部放置于伸展、大约 25° 外展、足部内旋位

骨软骨成形，盂唇修复是用锚钉，将它固定在髋臼上，偶尔使用远端前外侧入路。

  G. 关节囊可以使用高强度缝线闭合。

Ⅱ. 侧卧位入路：

  A. 在侧卧位时，标记体表标记点（大转子、ASIS），C 臂透视以大转子为中心，以确定髋关节的定位和解剖。

  B. 建立前外侧入路：利用腰穿针定位和用 11 号刀片做皮肤切口，置入关节镜套管进入关节。常使用一种 70° 关节镜。

  C. 前侧和后外侧入口采用相同的技术。股外侧皮神经在建立前入路时有损伤的危险。

  D. 关节囊切开术是沿股骨颈切开髂股韧带的纤维。

  E. Pincer 成形术是用磨钻进行修正的，对盂唇进行清理和清创。凸轮成形是进行骨软骨成形，盂唇修复是用锚钉，将它固定在髋臼上。

  F. 关节囊可以使用高强度缝线闭合。

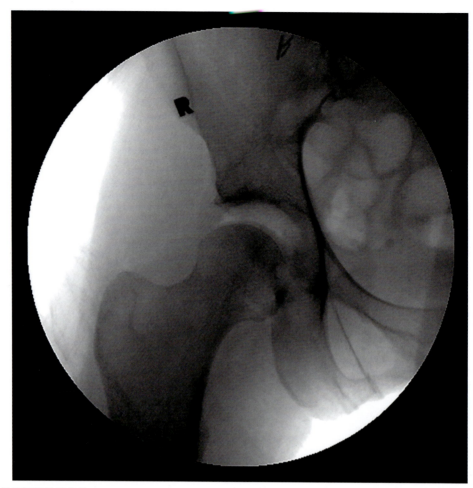

图 1.10 关节间隙的 X 线片

参考文献

[1] Parvaresh KC, Pennock AT, Bomar JD, Wenger DR, Upasani VV. Analysis of Acetabular Ossifi cation From the Triradiate Cartilage and Secondary Centers. J Pediatr Orthop 2018;38(3):e145–e150.

[2] Carton P, Filan D. Anterior Inferior Iliac Spine (AIIS) and Subspine Hip Impingement. Muscles Ligaments Tendons J 2016;6(3):324–336.

[3] Philippon MJ, Michalski MP, Campbell KJ, et al. An anatomical study of the acetabulum with clinical applications to hip arthroscopy. J Bone Joint Surg Am 2014;96(20):1673–1682.

[4] Harty M. Some aspects of the surgical anatomy of the hip joint. J Bone Joint Surg Am 1966;48(1):197–202.

[5] Hanson JA, Kapron AL, Swenson KM, Maak TG, Peters CL, Aoki SK. Discrepancies in measuring acetabular coverage: revisiting the anterior and lateral center edge angles. J Hip Preserv Surg 2015;2(3):280–286.

[6] Mannava S, Geeslin AG, Frangiamore SJ, et al. Comprehensive Clinical Evaluation of Femoroacetabular Impingement: Part 2, Plain Radiography. Arthrosc Tech 2017;6(5):e2003–e2009.

[7] Chosa E, Tajima N. Anterior acetabular head index of the hip on false-profi le views. New index of anterior acetabular cover. J Bone Joint Surg Br 2003;85(6):826–829.

[8] Beck EC, Nwachukwu BU, Chahla J, et al. Patients With Borderline Hip Dysplasia Achieve Clinically Signifi cant Outcome After Arthroscopic Femoroacetabular Impingement Surgery: A Case-Control Study With Minimum 2-Year Follow-up. Am J Sports Med 2019;47(11):2636–2645.

[9] Tönnis D, Heinecke A, Nienhaus R, Thiele J. [Predetermination of arthrosis, pain and limitation of movement in congenital hip dysplasia (author's transl)]. Z Orthop Ihre Grenzgeb 1979;117(5):808–815.

[10] Vleeming A, Schuenke MD, Masi AT, Carreiro JE, Danneels L, Willard FH. The sacroiliac joint: an overview of its anatomy, function and potential clinical implications. J Anat 2012;221(6):537–567.

[11] Alderink GJ. The sacroiliac joint: review of anatomy, mechanics, and function. J Orthop Sports Phys Ther 1991;13(2):71–84.

[12] Becker I, Woodley SJ, Stringer MD. The adult human pubic symphysis: a systematic review. J Anat 2010;217(5):475–487.

[13] Anderton MJ, Hastie GR, Paton RW. The positive predictive value of asymmetrical skin creases in the diagnosis of pathological developmental dysplasia of the hip. Bone Joint J 2018;100-B(5):675–679.

[14] Egund N, Ryd L. Patellar and Quadriceps Mechanism. Imaging of the Knee. Med Radiol (Berl); 2003:217–248.

[15] Patel RM, Stover MD. Smith-Petersen Approach to the Hip. Hip Arthroscopy and Hip Joint Preservation Surgery; 2015:379–385.

[16] Krismer M. Total Hip Arthroplasty: A Comparison of Current Approaches. European Instructional Lectures; 2009:163–175.

[17] Kelmanovich D, Parks ML, Sinha R, Macaulay W. Surgical approaches to total hip arthroplasty. J South Orthop Assoc 2003;12(2):90–94.

[18] Foran JRH, Valle CJD. Posterolateral Approach to the Hip. Hip Arthroscopy and Hip Joint Preservation Surgery; 2015:361–370.

[19] Laude F. Total hip arthroplasty through an anterior Hueter minimally invasive approach. Interact Surg 2006;1(1):5–11.

推荐阅读

[1] Byrd TJW, Bedi A, Stubbs AJ. The Hip. AANA Advanced Arthroscopic Surgical Techniques. Thorofare, NJ: SLACK Inc.; 2016.

[2] Gray H. Anatomy of the Human Body New YorK, NY: Elsevier; 2015.

[3] Harty M. Some aspects of the surgical anatomy of the hip joint. J Bone Joint Surg Am 1966;48(1):197–202.

[4] Kelmanovich D, Michael L, Parks ML, Sinha R, Macaulay W. Surgical approaches to total hip arthroplasty. J South Orthop Assoc 2003;12(2):90–94.

[5] Kinov P. Arthroplasty—Update. London: InTech; 2013.

[6] Wright JM, Crockett HC, Sculco TP. Mini-incision for total hip arthroplasty. Orthop Spec Ed 2001;7(2):18–20.

第二章　病史和体格检查

Edward C. Beck, Brian R. Waterman, Gift Echefu, Jahanzeb Kaikaus, William H. Neal, Kyleen Jan, Alexander Newhouse, Shane J. Nho

区永亮 / 译
贾震宇 / 校

病史

髋关节疾病的诊断

Ⅰ. 全面的病史采集和体格检查对评估患者至关重要：

    A. 能够让医生做出初步的鉴别诊断。

    B. 有助于确定针对性的体格检查和特殊测试。

Ⅱ. 髋关节病变的表现可能是广泛和模糊的，需要对疾病全过程进行彻底调查。

Ⅲ. 除髋关节以外的其他部位，如膝关节或腰背部的病变均有可能表现为髋关节疼痛。

Ⅳ. 患者的典型主诉：髋关节疾病的症状包括疼痛、僵硬、畸形、机械性症状（如弹响、绞索等）和跛行。

Ⅴ. 退行性髋关节疾病进展：

    A. 典型的是首先失去外旋动作：

        患者会抱怨穿鞋困难。

    B. 随后是失去外展 / 内收。

    C. 屈曲功能通常无明显受限，直到更晚期。

机械性症状

Ⅰ. 出现绞索、弹响的疼痛提示预后更好：

    A. 这意味着一个典型的可以纠正的机械性问题。

    B. 这不是一种损伤特异性的病理表现，因为完全正常的髋关节也会出现。

Ⅱ. 无伴发其他症状的疼痛是预后较差的征象。

Ⅲ. 描述诱发疼痛的特定动作：

    A. 患者通常在直线平面活动时无症状。

    B. 改变方向和扭转运动时出现疼痛。

Ⅳ. 触发症状的典型活动：

    A. 坐位，特别是过度屈曲时。

    B. 由坐位改站立位的过程。

    C. 上下楼梯。

    D. 进入 / 走出汽车。

    E. 穿鞋和袜子需要旋转时。

体格检查

视诊

Ⅰ. 外观评估：

    A. 损伤、擦伤和可见的创伤。

    B. 对称性和骨盆倾斜。

    C. 萎缩。

    D. 可见的肢体长度改变。

Ⅱ. 站立位评估：

    异常征象：

        有症状的髋关节轻度屈曲伴同侧膝关节屈曲。

Ⅲ. 步态评估。要求患者在检查室以足跟转移脚趾步态正常行走：

    A. 正常步态：

        1. 步态稳定，均匀，步幅相同，躯干和骨盆控制正常。

        2. 双下肢长度相等，运动完整。

    B. 防痛步态：

        1. 可能是髋关节疼痛的后果。

        2. 患者会改变体位，以避免将体重压在受累的髋关节上。

    C. 短腿跛行：见于肢体长度不一致者。行走时，体重落在短腿上，然后用长腿起跳。

    D. Trendelenburg 步态：

        1. 表明外展肌无力，无力支撑骨盆重量。

        2. 当患腿处于步态周期中段时，未受影响的髋关节向下移位（图 2.1）。

运动评估

Ⅰ. 将双手放在髂前上棘上，确保患者骨盆保持稳定。

Ⅱ. 屈曲：

    A. 仰卧位，屈膝，将患者的腿往腹部方向屈曲，直到遇到阻力。

    B. 正常：$120° \sim 135°$。

Ⅲ. 伸展：

    A. 在俯卧或直立姿势下，将腿向后拉，直到检测到骨盆移动或遇到阻力。

    B. 正常：$20° \sim 30°$。

Ⅳ. 外展：

    A. 在侧卧位，将一只手放在髂嵴上，将腿从中线拉开，直到检测到骨盆移动或遇到阻力。

    B. 正常：$40° \sim 50°$。

Ⅴ. 内收：

    A. 仰卧位或侧卧位，测试腿放在床上进行评估。上肢外展25°，阻力手放在测试腿的股骨远端内侧，同时患者主动内收。

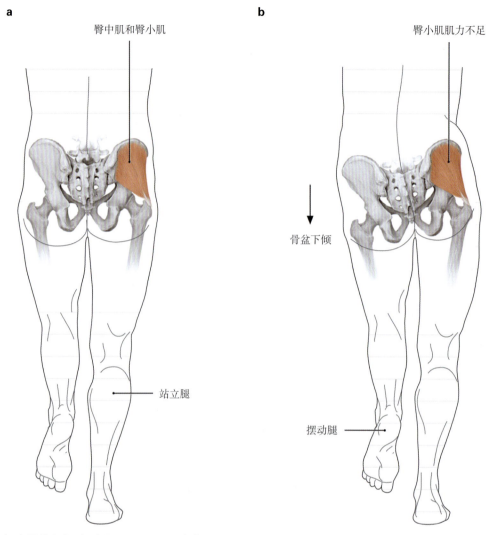

a

臀中肌和臀小肌

站立腿

b

臀小肌肌力不足

骨盆下倾

摆动腿

图 2.1 （a）正常步态，（b）Trendelenburg 步态

B. 正常：20°~30°。

Ⅵ. 内旋：

A. 仰卧位时，膝关节和髋关节都呈 90° 屈曲，固定膝关节，小腿向外旋转。

B. 正常：30°。在股骨髋臼撞击综合征患者中呈阳性。

Ⅶ. 外旋：

A. 仰卧位时，膝关节和髋关节都呈 90° 屈曲，固定膝关节，小腿向内旋转。

B. 正常：50°。

运动度评估

Ⅰ. 仰卧位：

A. 膝关节伸直时屈曲髋关节。

B. 膝关节往胸部方向拉，另一条腿保持伸直。

C. 保持膝关节伸直的同时，向内侧和外面移动腿部。

D. 脚的一侧放在另一侧膝关节上，将屈曲的膝关节移向床面。

Ⅱ. 俯卧位或站立位：

伸直的腿在身体后面摆动以评估伸展（图 2.2）。

特殊征象和测试

Ⅰ. 直腿抬高：

A. 检查者抬起下肢并保持膝关节伸直，主动屈曲髋关节。

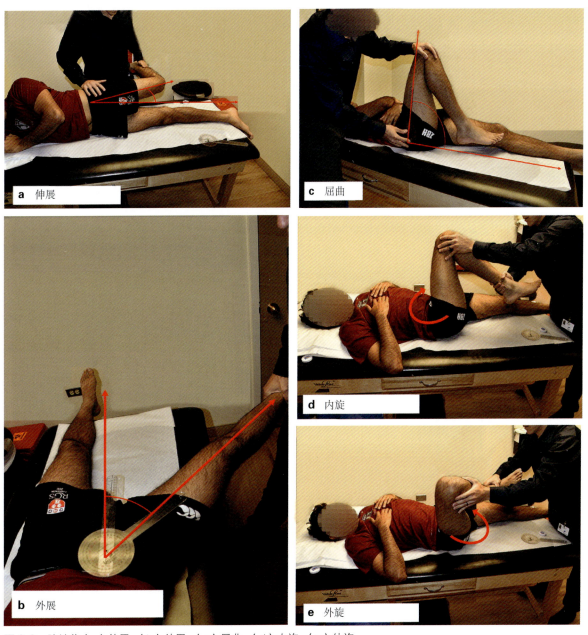

图 2.2 髋关节（a）伸展，（b）外展，（c）屈曲，（d）内旋，（e）外旋

    B.   髋关节屈曲 60° 或 60° 以下时引起背部、腿部或臀部的疼痛且疼痛放射至膝关节时，为测试阳性。踝关节背屈时疼痛加重，膝关节或髋关节屈曲时疼痛减轻。

    C.   阳性提示腰骶神经根刺激和（或）神经根病变。

Ⅱ. 腿长度测量：

    A.   确保下肢和骨盆之间的角度一致。注意髂嵴的高度。

    B.   患者仰卧位，用卷尺测量从髂前上棘或股骨大转子到同侧肢体内踝尖的长度为下肢真实长度。

    C.   对患者由平卧到坐起姿势进行评估。这有助于排除骶髂关节功能障碍或固定性骨盆旋转，因为上述原因可能会出现下肢长度不一致的假象。

    D.   在存在下肢短缩的情况下，需要确定短缩是发生在转子水平以上还是以下。

    E.   转子水平以上原因引起的短缩表明髋关节异常。

    F.   外观下肢长度：脐至同侧下肢的内踝尖。

    G.   髋部骨折时，患侧下肢短缩，并向外旋转。

Ⅲ. Allis 征（或 Galeazzi 征）：

    A.   主要用于评估髋关节发育不良。

    B.   患者仰卧位，膝关节屈曲，足跟部接触臀部。如果双侧膝关节不在一个高度水平上，测试为阳性，表明存在潜在的先天性髋关节畸形或明显的肢体长度差异。

    C.   测试阳性提示髋关节脱位和股骨或胫骨存在结构缺损。

Ⅳ. Ludloff 征：

    A.   这是对髂腰肌肌腱炎或滑囊炎的检查。

    B.   指导患者采取坐姿，双脚自由悬吊在检查台上。

    C.   要求患者将受影响的腿从检查台上抬起。

    D.   当患者未能主动抬起腿，并伴有 Scarpa 三角区肿胀和瘀斑时，该检查为阳性。

Ⅴ. Ober 试验（图 2.3）：

    A.   指导患者侧卧位，健侧在下。

    B.   一手保持骨盆稳定，另一只手抓住脚踝，膝关节屈曲 90°。

    C.   外展并伸展大腿。如果大腿外展受限，该检查为阳性。

    D.   阳性表明髂胫束紧张。

Ⅵ. FABER（屈曲、外展和外旋）或 Patrick 试验：

    A.   指导患者采取仰卧位。

    B.   抓住患者的脚踝，屈曲膝关节。

    C.   屈曲膝关节时，继续屈曲，外展，外旋，并伸展髋关节。施加向下的压力以进一步伸展髋关节。试验阳性表明髋部有病理状况。

Ⅶ. Thomas 征：

    A.   指导患者采取仰卧位。

    B.   要求患者屈曲健侧膝关节，并将膝关节拉向腹部。当患者使用双手保持此姿势时，检查下背部姿势和患侧腿部。

    C.   如果脊柱保持前凸，患侧腿不能平放在检查台上，则检查结果为阳性，表明髋关节屈曲挛缩。

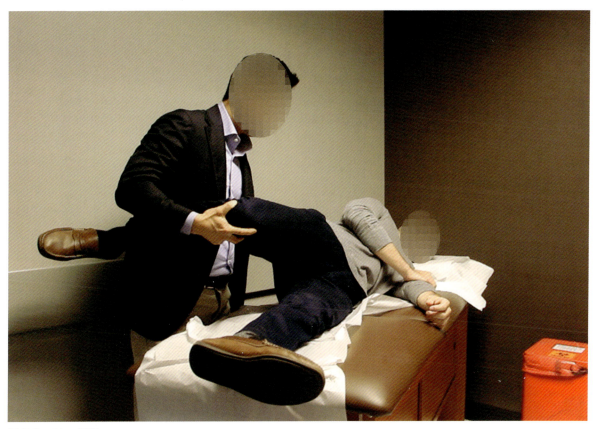

图 2.3　Ober 试验

Ⅷ.　Stinchfield 试验：

    A.　指导患者采取仰卧位，伸直膝关节，主动将下肢抬离检查台，检查者抵抗来自小腿的阻力。

    B.　乏力或疼痛提示髂腰肌或髋关节内病变。

Ⅸ.　Ely 试验：

    A.　患者取俯卧位，膝关节被动屈曲至 120°~130°。

    B.　骨盆离开检查台提示股直肌紧张。

Ⅹ.　FADIR（屈曲、内收和内旋）试验：

    A.　指导患者采取仰卧位，检查者将患者髋关节屈曲 90°；同时握住同侧膝关节和踝关节，髋关节内收并内旋。

    B.　疼痛对髋关节撞击（FAI）综合征的诊断高度敏感，但不具有特异性。

Ⅺ.　Gillet 试验：

    A.　指导患者采取站立位，检查者站在患者后面，双手放在髂后上棘，拇指沿骶骨放置。

    B.　然后要求患者将膝关节拉到胸部，同时用双手将其固定到位，进行双侧对比。

    C.　髋关节和膝关节屈曲时骶骨不能向后移动，表明试验呈阳性。

Ⅻ.　支点试验：

    A.　评估时，患者取坐位，小腿离开检查台。

    B.　一只手臂放在患侧大腿下面，手掌作为支点。

C. 然后将手臂移向大腿近端，同时向膝关节后方施加压力。

D. 在应力性骨折的情况下，对膝关节后方施加压力会产生剧烈的疼痛，常常伴有恐惧。

XIII. Ortolani 试验：

A. 这是对新生儿和婴儿进行髋关节发育不良的评估。

B. 将婴儿置于仰卧位，髋关节和膝关节屈曲 90°。检查者对大转子施加前向的压力，用拇指轻轻外展髋关节。

C. 当股骨头前移至髋臼时，会出现"咔嗒"的声音，提示髋关节后脱位。

D. 该试验结合 Barlow 操作法进行，可减少先前引起的髋关节脱位。

XIV. Barlow 操作法：

A. 这是对髋关节发育不良的评估。

B. 婴儿髋关节内收，对前膝施加轻微压力，将力引导到后方，再现髋关节后部不稳定。

C. 后脱位提示髋关节发育不良。

D. 如果髋关节已经处于半脱位或脱位的状态，则可能会出现假阴性结果。

参考文献

[1] Byrd JW. Evaluation of the hip: history and physical examination. N Am J Sports Phys Ther 2007;2(4):231–240.
[2] Byrd JWT. Patient Selection and Physical Examination. Operative Hip Arthroscopy; 2013:7–32.
[3] Donatelli R. Evaluation of the Trunk and Hip CORE. Sports-Specifi c Rehabilitation; 2007:193–221.
[4] Sabharwal S, Kumar A. Methods for assessing leg length discrepancy. Clin Orthop Relat Res 2008;466(12):2910–2922.
[5] Noordin S, Umer M, Hafeez K, Nawaz H. Developmental dysplasia of the hip. Orthop Rev (Pavia) 2010;2(2):e19.
[6] Poultsides LA, Bedi A, Kelly BT. An algorithmic approach to mechanical hip pain. HSS J 2012;8(3):213–224.
[7] Willett GM, Keim SA, Shostrom VK, Lomneth CS. An Anatomic Investigation of the Ober Test. Am J Sports Med 2016;44(3):696–701.
[8] Kreder HJ. The Hip. Musculoskeletal Examination and Joint Injection Techniques; 2006:46–65.
[9] Fagerson TL, Babatunde OM, Safran MR. Hip Pathologies. Pathology and Intervention in Musculoskeletal Rehabilitation; 2016:651–691.
[10] Maslowski E, Sullivan W, Forster Harwood J, et al. The diagnostic validity of hip provocation maneuvers to detect intra-articular hip pathology. PM R 2010;2(3):174–181.
[11] Marks MC, Alexander J, Sutherland DH, Chambers HG. Clinical utility of the Duncan-Ely test for rectus femoris dysfunction during the swing phase of gait. Dev Med Child Neurol 2003;45(11):763–768.
[12] Griffi n DR, Dickenson EJ, O'Donnell J, et al. The Warwick Agreement on femoroacetabular impingement syndrome (FAI syndrome): an international consensus statement. Br J Sports Med 2016;50(19):1169–1176.
[13] Grgić V. [The sacroiliac joint dysfunction: clinical manifestations, diagnostics and manual therapy]. Lijec Vjesn 2005;127(1-2):30–35.
[14] Ivkovic A, Bojanic I, Pecina M. Stress fractures of the femoral shaft in athletes: a new treatment algorithm. Br J Sports Med 2006;40(6):518–520, discussion 520.
[15] Dwyer NS. Congenital dislocation of the hip: to screen or not to screen. Arch Dis Child 1987;62(6):635–637.

推荐阅读

[1] Byrd JWT. Evaluation of the hip: history and physical examination. N Am J Sports Phys Ther 2007;2(4):231–240.
[2] Magee DJ, Sueki D, Chepeha J. Orthopedic Physical Assessment Atlas and Video: Selected Special Tests and Movements. Philadelphia, PA: Saunders; 2011.
[3] Swartz MH. Textbook of Physical Diagnosis: History and Examination. Philadelphia, PA: Saunders/Elsevier; 2010.

第三章　髋关节的放射解剖学

Gift Echefu, Brian R. Waterman, Edward C. Beck, Jahanzeb Kaikaus, Shane J. Nho

陈加荣　曾宪立 / 译
沈洪园 / 校

一般性的考虑因素

理解髋关节正常的 X 线片解剖结构，对解释 X 线片上的髋关节病理有帮助（图 3.1）。

普通 X 线检查

Ⅰ. 为成人髋关节的主要影像学检查。常规位：前后位（AP）和侧位。特殊位：蛙式位、前后斜位（Judet 位）、髋关节假斜位、Ferguson 位（骨盆出口）和骨盆入口位。

Ⅱ. 对齐度的评估是通过对称性的可视化来进行的。重要的标志如下：髂骨线、Kohler 髂骨线、Shenton 线、Sourcil 线、泪滴标志和髋臼底。

Ⅲ. 平片的评估：

髋关节和骨盆前后位 X 线片（图 3.1，图 3.2）：

1. 髋关节和骨盆的中性对位通过测量骶尾交界处到耻骨联合上缘的距离来确认。3~5cm 的距离被认为是正常的。

2. 耻骨联合应与骶骨中心保持一致。耻骨联合间隙应 ≤ 5mm。

3. 骶髂关节宽度应相等。正常骶髂关节呈细白线。硬化和关节间隙狭窄是骶髂关节炎的特征。弧线应对称；成角的线，提示骶骨骨折。

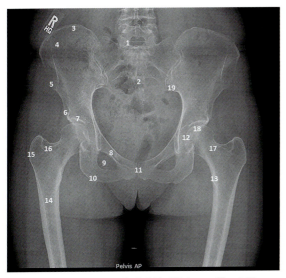

图 3.1　髋关节和骨盆 X 线片（前后位）。1，第 5 腰椎；2，骶骨；3，髂嵴；4，髂骨；5，髂前上棘；6，髂前下棘；7，髋臼；8，耻骨上支；9，闭孔；10，坐骨结节；11，耻骨联合；12，小凹；13，小转子；14，股骨干；15，大转子；16，转子间嵴；17，股骨颈；18，股骨头；19，髂后下棘

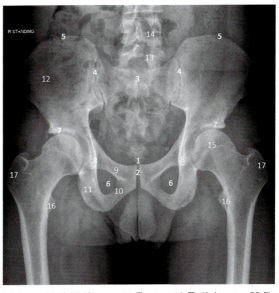

图 3.2　平片评估。1，尾骨；2，耻骨联合；3，骶骨；4，骶髂关节；5，髂嵴；6，闭孔；7，髋臼；8，泪珠；9，耻骨上支；10，耻骨下支；11，坐骨支；12，髂骨；13，第 5 腰椎；14，第 4 腰椎；16，小转子；17，大转子

4. 髂嵴应该在同一水平线上。

5. 闭孔应双侧对称。

6. 髋臼壁：后壁应在前壁外侧。髋臼后倾时，前、后壁相互交叉。交叉征阳性表明髋关节有股臼撞击或发育异常。

7. 髂耻线：这条线从骶骨岬呈弧形向后方延伸，前方止于耻骨缘。它将骨盆分为大骨盆（假骨盆）和小骨盆（真骨盆）。断裂，提示前柱骨折（图 3.3）。

8. 髂坐线：这条线代表后柱。在每一侧，线从髂翼的内侧边界到坐骨的内侧边界，以坐骨结节结束（图 3.3）。股骨头内侧到耻骨线的位置表明髋臼骨丢失或髋臼内可能发生股骨头内侧移。

9. Sourcil 线应明确定义。泪滴征应评估：它标志着耻骨、坐骨和髂骨的会合。泪滴征的不对称性可能表明隐匿性髋臼骨折。

10. Shenton 线：这条线是从股骨颈的下内侧到耻骨上支的下缘（图 3.3）。这条线中断，可能表明股骨颈骨折。

11. 股骨头和颈部的皮质应光滑和连续，并有正常的小梁模式。中断，可能表明骨折。

12. 大转子和小转子应清晰可见，两侧对称。

Ⅳ. 小儿平片：

通过前后位和蛙式位两个骨盆平片（图 3.4，图 3.5）评估。小儿骨盆骨未融合，在 X 线片上出现分离。为了区分开放性骨骺和骨折，了解患者的年龄是重要的。

Ⅴ. 两个主要特征有助于区分男性和女性骨盆（图 3.6）：

A. 女性耻骨角是钝角，而男性的是锐角。

B. 男性髂嵴比较外翻，女性的则比较宽大。

Ⅵ. 侧位平片：

A. 蛙式位平片（图 3.7）：此视图提供了股骨颈的前部和后部，股骨头和股骨近端的外侧面的视图。

B. 股骨头、颈和干，以及大转子、小转子和坐骨结节均在侧面可见。

C. 坐骨结节位于后方，有助于定位图像。

D. 股骨头在侧视图上的后下移位提示后脱位。

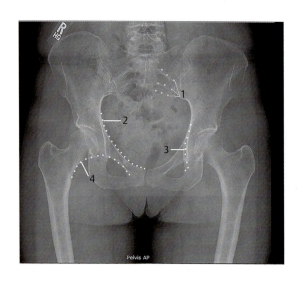

图 3.3 前后位平片上的骨盆线。1，骶孔线；2，髂耻线；3，髂坐线；4，Shenton 线

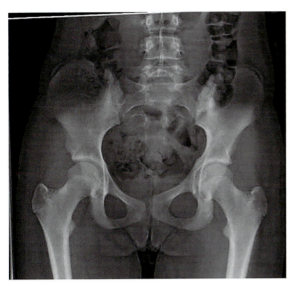

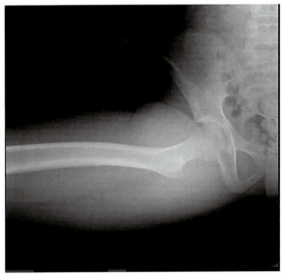

图 3.4　小儿髋关节前后位 X 线片

图 3.5　小儿髋关节侧位 X 线片

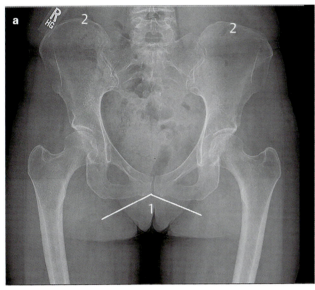

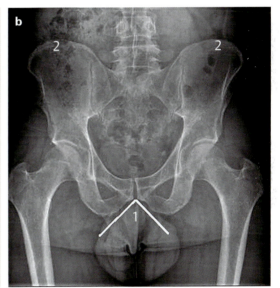

图 3.6　前后位平片女性和男性骨盆比较。(a)女性骨盆：注意更钝的耻骨角和宽大的髂嵴。(b)男性骨盆：注意尖锐的耻骨角和外翻的髂嵴。1，耻骨角；2，髂嵴

  E. 股骨头和颈部应连续。股骨颈在移位骨折中表现为短且不连续。

Ⅷ. 脂肪层：在 AP 平片上可见（图 3.8，图 3.9）。

  A. 臀脂肪条纹用平行于股骨颈上部的一条线表示。它是由臀小肌肌腱与股骨韧带之间的脂肪形成的。在髋关节积液中，线向上。

  B. 髂腰肌脂肪条纹由在髂腰肌肌腱下方的一条线表示。

  C. 闭孔脂肪条纹是一条与髂耻线平行的线，由盆腔脂肪与闭孔内肌肉相邻形成。

计算机断层扫描（CT）

Ⅰ. 三维重建 CT 图像（数字减影）提供髋臼、股骨近端、后髁轴、胫骨结节和胫骨平台的旋转

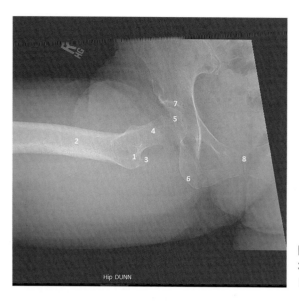

图 3.7　髋关节和骨盆蛙式位平片。1, 小转子; 2, 股骨干; 3, 大转子; 4, 股骨颈; 5, 股骨头; 6, 坐骨结节; 7, 髋臼; 8, 耻骨联合

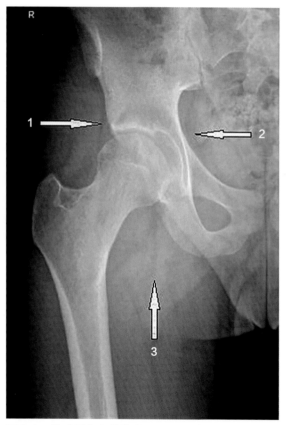

图 3.8　前后平片上的脂肪层。1, 臀脂肪条纹; 2, 髂腰肌脂肪条纹; 3, 闭孔脂肪条纹

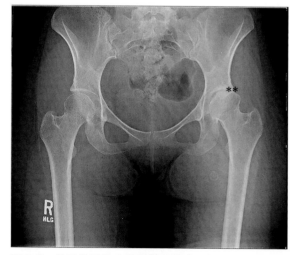

图 3.9　前后位平片上的骨性关节炎。星号(**)表示骨性关节炎的狭窄关节空间特征

轮廓。

Ⅱ. CT 评估: 在轴位 CT 上进行评估, 首先检查闭孔环、髂翼、髂坐线、髂耻线、前后柱、前后壁完整性, 以排除骨折(中断, 提示骨折; 图 3.10, 图 3.11)。

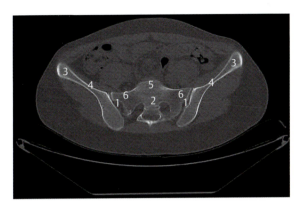

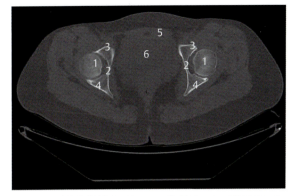

图 3.10 骨盆的轴向 CT。1，骶髂关节；2，骶骨；3，髂骨；4，髂窝；5，骶骨岬；6，骶骨外侧

图 3.11 骨盆的轴向 CT。1，股骨头；2，髋臼底；3，前壁；4，后壁；5，股直肌；6，膀胱

磁共振成像（MRI）

结构（图 3.12）：

A. 软骨。

B. 骨性结构：

    1. 股骨颈。

    2. 股骨头。

    3. 髋臼缘。

    4. 髂前上棘。

    5. 髂前下棘。

    6. 耻骨支。

    7. 骶骨。

C. 软组织：

    1. 关节盂。

    2. 韧带：

        a. 股骨韧带。

        b. 髂股韧带。

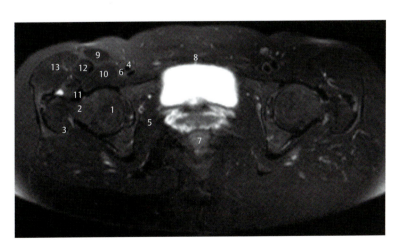

图 3.12 髋关节和骨盆轴向 T2 MRI。1，股骨头；2，股骨颈；3，大转子；4，股静脉；5，闭孔内肌；6，股动脉；7，肛门；8，腹直肌；9，缝匠肌；10，髂肌；11，髂股韧带；12，股直肌；13，阔筋膜张肌

   3.　髂腰肌。
   4.　臀中／小肌。
   5.　阔筋膜张肌和髂胫束。
   6.　梨状肌。
   7.　股直肌。
D.　神经血管结构：
   1.　坐骨神经。
   2.　股神经／动脉／静脉。

超声

Ⅰ. 为关节内积液／感染的可视化提供可能。
Ⅱ. 小儿髋关节发育不良的评估。
Ⅲ. 髋部骨折情况下的动态检查。

参考资料

[1]　Clohisy JC, Carlisle JC, Beaulé PE, et al. A systematic approach to the plain radiographic evaluation of the young adult hip. J Bone Joint Surg Am 2008;90(Suppl 4):47–66.
[2]　Lim SJ, Park YS. Plain Radiography of the Hip: A Review of Radiographic Techniques and Image Features. Hip Pelvis 2015;27(3):125–134.
[3]　Siebenrock KA, Kalbermatten DF, Ganz R. Eff ect of pelvic tilt on acetabular retroversion: a study of pelves from cadavers. Clin Orthop Relat Res 2003; (407):241–248.
[4]　Courtney PM, Melnic CM, Howard M, Makani A, Sheth NP. A Systematic Approach to Evaluating Hip Radiographs–A Focus on Osteoarthritis. J Orthop Rheumatol 2014;2(1):7.
[5]　Campbell SE. Radiography of the hip: lines, signs, and patterns of disease. Semin Roentgenol 2005;40(3):290–319.
[6]　Kang YR, Koo J. Ultrasonography of the pediatric hip and spine. Ultrasonography 2017;36(3):239–251.

推荐阅读

[1]　Campbell SE. Radiography of the hip: lines, signs, and patterns of disease. Semin Roentgenol 2005;40(3):290–319.
[2]　Courtney PM, Melnic CM, Howard M, Makani A, Sheth NP. A systematic approach to evaluating hip radiographs: a focus on osteoarthritis. J Orthopedics Rheumatol 2014; 2(1):7.

第四章　髋关节影像及诊断性检查

Gift Echefu, Brian R. Waterman, Edward C. Beck, Kyleen Jan, Shane J. Nho

区永亮 / 译
贾震宇 / 校

成像方式

概论

I . 髋关节成像技术（表 4.1）：

    A.　X 线检查。

    B.　超声。

表 4.1　不同髋关节成像技术的比较

	适应证	优点	局限性
X 线检查	· 骨关节炎 · 创伤（初始图像） · 股骨髋臼撞击 · 髋关节发育不良 · 髋部骨折 · 肿瘤 · 脱位	· 快速且容易获得 · 方便且相对经济	· 软组织分辨率和精确度低 · 检测存在 30%~40% 的骨丢失 · 妊娠禁忌
CT	· 髋臼和股骨发育异常（发育不良，FAI） · 髋部和骨盆骨折 · 骨肿瘤	· 骨显像清晰度高 · 多平面，具有三维重建功能 · 适用于需放射学引导的操作	· 辐射暴露风险 · 妊娠禁忌 · 软组织对比度差
MRI	· 盂唇撕裂 · 肿瘤 · AVN · 滑膜增生性疾病 · 软骨疾病 · 肌肉撕裂和滑囊炎（臀肌撕裂、转子滑囊炎）	· 非侵入性 · 软组织分辨率和精确度高 · 无辐射 · 多平面图像 · 操作员独立性	· 禁止个人佩戴金属物品 · 昂贵 · 骨显像清晰度低 · 幽闭恐惧症患者需要镇静
MRA	· 盂唇撕裂	· 非侵入性 · 无辐射 · 操作员独立性	· 微创 · 对比剂过敏
超声	· 儿童髋关节疾病（如 DDH） · 治疗性成像 – 引导注射和关节吸引术 · 滑囊炎 · 关节积液 · 髋关节疼痛的功能性原因（如弹响髋）	· 快速且容易获得 · 便宜 · 非侵入性	· 操作员依赖性 · 组织对比度差
放射性核素骨显像	· 感染 · 应力性骨折	· 应力性骨折的早期检测 · 局部感染	· 对放射性物质过敏 · 妊娠禁忌

缩写：AVN，缺血性坏死；DDH，髋关节发育不良；FAI，髋关节撞击；MRA，磁共振血管造影

C.　计算机断层扫描（CT）。

D.　磁共振成像（MRI）。

E.　放射性核素骨显像（骨扫描）。

Ⅱ．臀部疼痛往往预示着潜在的病变。疼痛可能是原发性的，也可能源自脊柱、骶髂关节、耻骨联合或膝关节（图 4.1）。

Ⅲ．全面的病史收集和体格检查提示可能的临床诊断，并可确定适当的确诊试验。

Ⅳ．疾病过程、患者年龄、一般健康状况和涉及的组织类型（软组织或骨）可确定采用何种成像方式（表 4.2）。

X 线检查

Ⅰ．评估髋关节疾病的一线影像学检查。

Ⅱ．初始的 X 线片包括骨盆正位即前后位（AP）X 线片和假斜位 X 线片，以及有症状髋关节的蛙式位 X 线片或改良 Dunn 位 X 线片。

Ⅲ．适当的影像学检查和对标准放射技术的理解对提高诊断的准确性是必需的。

Ⅳ．平片拍摄技术：

A.　前后位片：

1.　拍摄髋关节正位片，可采用仰卧位或俯卧位。

2.　双侧髋关节拍摄在同一张胶片上。X 线球管从耻骨联合向髂前上棘的中线投射。

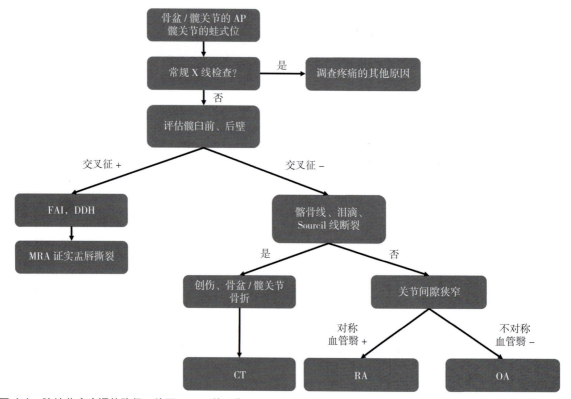

图 4.1　髋关节疼痛评估路径。缩写：AP，前后位；DDH，髋关节发育不良；FAI，髋关节撞击；RA，类风湿性关节炎；MRA，磁共振血管造影；OA，骨性关节炎

表 4.2　髋关节成像

疾病	X 线检查	超声	CT	MRI	骨扫描
创伤	✔ *	✗	✔ *	✔	✗
缺血性坏死	✔	✗	✔	✔	✗
骨折	✔ *	✗	✔ *	✔	✔（应力性）
髋臼疾病	✔	✗	✔ *	✗	✗
退行性疾病	✔ *	✗	✗	✗	✔
骨质疏松症	✔	✗	✔	✗	✔ *
软组织疾病	✗	✔	✗	✔ *	✗
肿瘤	✔	✗	✔	✔ *	✔

✔ = 对疾病敏感
✗ = 对疾病灵敏度低或不敏感
* = 成像选择

3. 仰卧位拍摄正位片：双下肢内旋 15°。

4. 股骨前屈和屈曲挛缩会使图像放大失真。

5. 屈曲挛缩患者行影像学检查时将腿垂直于屈曲挛缩的位置。

6. 前后斜位（Judet 位）：髋关节应呈 45°倾斜。前斜位（闭孔斜位），捕捉前柱和髋臼后壁；后斜位（髂骨斜位），捕捉髋臼后柱和前柱。可用于髋臼骨折的评估。

7. 尾骨和耻骨联合必须在中线，且在一条直线上。

8. 耻骨联合上缘与骶尾部交界处距离 3~5cm 被认为是正常的，两侧闭孔及髂骨翼必须对称。

9. 小转子、大转子和股骨距应清晰可见。

10. 两侧髌骨应向上或下肢内旋 10°，这样可防止大转子与股骨头重叠。这在骨折诊断中很重要。

11. 在骨盆正位片上可以评估下肢长度、颈干角、髋臼深度、髋臼倾斜度、髋臼覆盖、髋臼类型和关节间隙。

B. 侧位片：

1. 这在评估股骨头颈部交界处的 α 角（AA）时很有用。股骨头颈部交界处：正常情况下，前、后凹对称。在凸轮畸形中，它是前凸。头颈偏心距减少的特点是前凹减少。头颈偏心比和 AA 用于确定股骨头颈部交界处。

2. 髋关节侧位 X 线片：

    a. 蛙式位：

        ⅰ. 双侧均显示在同一张胶卷上。仰卧位时，膝关节屈曲约 40°，髋关节外旋 45°。

        ⅱ. X 线球管投射到耻骨联合上方与髂前上棘连线的中点。

        ⅲ. 它可以评估关节连贯性、股骨头球形和股骨头颈部交界处偏心距。

        ⅳ. 它有助于诊断髋关节撞击综合征（FAIS）。

    b. 穿桌侧位：

      ⅰ. 患肢在仰卧位时内旋约 20°，健侧肢体膝关节和髋关节屈曲。

      ⅱ. 大转子的位置使股骨头颈部交界处可见。

    c. 假斜位片：

      ⅰ. 将患肢的足部平行于卡式支架放置，然后将骨盆旋转约 65° 至壁式支架。

      ⅱ. 可评估股骨头的前部覆盖情况。

    d. 病理和发育状况的放射学模式：

        创伤。

骨盆骨折

Ⅰ. Young 和 Burges 根据损伤机制（高能量损伤）将骨盆骨折分为不同类型：

    A. 前后压缩（APC Ⅰ ~ Ⅲ）：X 线片显示耻骨支或耻骨联合的开书骨折。

    B. 垂直剪切（VS）：X 线片显示耻骨上下支骨折伴对侧骶髂关节断裂 / 脱位（桶柄状骨折或 Malgaigne 骨折）。

    C. 侧方压缩（LC Ⅰ ~ Ⅲ）：X 线片显示单侧前后位压缩性损伤伴或不伴对侧压缩性损伤（即风扫骨盆骨折）。

    D. 组合损伤。

Ⅱ. Duverney 骨折：X 线片可见髂骨翼骨折。

Ⅲ. 髋臼骨折：根据 Judet 和 Letournel 分类系统（表 4.3），骨折分为前柱骨折、后柱骨折、后壁骨折、前壁骨折、横行骨折、后柱伴后壁骨折、双柱骨折、T 形骨折、横行伴后壁骨折等类型。

Ⅳ. CT 对骨盆骨折的诊断更为敏感。

股骨头脱位

Ⅰ. 前脱位：可见股骨头位于髋臼下方；由于患肢外旋，小粗隆显得更明显，并注意到 Shenton 线

表 4.3 髋臼骨折的影像学表现

骨折类型	骨刺征	髂骨翼骨折	髂耻线中断	髂坐线	骨盆裂开	闭孔环骨折	后壁骨折
前柱骨折	否	是	是	否	前后	是	否
后柱骨折	否	否	否	是	前后	是	否
后壁骨折	否	否	否	否	否	否	是
前壁骨折	否	否	是	否	否	否	否
横行骨折	否	否	是	是	上后	否	否
后柱伴后壁骨折	否	否	否	是	前后	是	是
双柱骨折	是	是	是	是	前后	是	是
T 形骨折	否	否	是	是	上后	是	是
横行伴后壁骨折	否	否	是	是	上后	否	是

的破坏。两种影像学特征区分了髋关节前上脱位和后脱位：

A. 患侧股骨头显得更大。

B. 股骨头前脱位时小转子更明显。

Ⅱ. 后脱位：X 线片显示股骨头在髋臼的后部、上部和外侧。正位片显示小转子被遮蔽，患侧股骨头较小。

股骨颈骨折

获得骨盆正位和侧位片。颈部骨折分为头下骨折、经颈骨折和基底部骨折。平片上，小转子突出，骨折面硬化，骨小梁断裂成角。头下骨折最常见，根据 Garden 系统分型分为 Ⅰ ~ Ⅳ 级。

Ⅰ. Garden Ⅰ 级：不完全、无移位骨折，内侧骨小梁可显示青枝骨折。

Ⅱ. Garden Ⅱ 级：完全、无移位骨折，无骨小梁移位。

Ⅲ. Garden Ⅲ 级：部分移位伴完全骨折，股骨头处于内翻位置，伴有骨小梁断裂。

Ⅳ. Garden Ⅳ 级：以完全移位骨折为特征，股骨头仍留在髋臼内，无骨小梁断裂。

非创伤性髋关节疾病

Ⅰ. 关节炎：

A. 骨性关节炎：影像学表现包括同心性关节间隙狭窄、囊性变、软骨下骨硬化、骨赘和股骨头上外侧半脱位。

B. 类风湿性关节炎：平片显示对称或同心性关节间隙狭窄，血管翳侵蚀。

Ⅱ. 髋臼发育畸形：

A. 髋臼内陷：在正位片上，髋臼内侧壁位于髂坐线之上。伴有髋臼过度覆盖，外侧中心边缘角（LCEA）≥ 40°。

B. 髋臼过深：以髋臼窝过深为特征。骨盆平片显示髋臼窝位于髂坐线内侧。

C. 股骨髋臼撞击：最初获得平片是为了评估关节，排除髋关节疼痛的其他原因［缺血性坏死（AVN）、退行性关节疾病］。磁共振成像或磁共振关节造影可用于评估盂唇的完整性，软骨损伤，以及髋关节内部紊乱的其他病理征象：

1. 图像包括两个视图：骨盆正位片和股骨近端穿桌侧位片。Dunn/Rippstein 位（患者呈 45°屈曲）X 线片可用于进一步评估股骨头颈部交界处的畸形。

2. 患者取仰卧位，双下肢内旋 15°获得前后位视图。这补偿了股骨前倾角，可评估外侧股骨头颈部交界处。

3. 钳夹样畸形：其特征是髋臼深，股骨头过度覆盖。髋臼前缘向后缘外侧突出（交叉征阳性）。用 LCEA 或髋臼指数定量。LCEA 正常范围为 25° ~39°，≥ 40° 则提示髋臼过度覆盖。钳夹样畸形可见于髋臼后倾、髋臼过深和髋臼内陷患者。

4. 凸轮样畸形：股骨头失去球形。X 线片显示股骨头颈部交界处偏心距减少（即枪柄样畸形）。凸轮畸形可用 AA 定量。AA 是股骨颈轴线与从股骨头中心到股骨头过渡到股骨颈的线之间形成的角度。正常值＜ 55°，有证据表明 57°是凸轮撞击的判定值，导致症状性髋关节病变。在相对或绝对后倾、髋外翻、髋臼过深或髋臼前凸的情况下，可以看到凸轮样畸形。

- D. 髋关节发育不良：Wiberg 利用外侧中心边缘角（LCEA）诊断髋臼发育不良，该角是通过测量过股骨头中心的垂线与从股骨头中心至髋臼边缘的线之间形成的角度来确定的。LCEA 测量值为 20°~25° 则提示边缘性髋关节发育不良，< 20° 则提示髋关节发育不良（表 4.1）。
- E. DDH：影像学表现为髋臼浅、髋臼硬化、Shenton 线丢失、股骨头在 Hilgenreiner 线以上及在 Perkin 线外侧、股骨头骨骺小、股骨头延迟骨化。LCEA 测量值 < 20° 则提示 DDH。

Ⅲ. 股骨应力性骨折：平片对应力性骨折的敏感性较低，CT 可证实应力性骨折的存在。后者的影像学表现包括皮质变灰、硬化（线性和垂直于骨小梁）和进行性骨膜反应。MRI 对评估股骨应力反应或骨折更为敏感。

Ⅳ. 股骨头骨骺滑脱（SCFE）：采用前后位和蛙位 X 线片进行评估。骨折是通过骨骺的（Salter Ⅰ型骨折）。股骨头向股骨颈的下方和内侧移动。前后位片上，骨骺增宽并伴有高度丢失（图 4.2）。

Ⅴ. Legg-Calvé-Perthes 病（LCPD）：Catterall 分级根据影像学表现将病理分为 4 个阶段，X 线片对检测 LCPD 具有很高的灵敏度（图 4.3，表 4.4，表 4.5）。

- A. 早期征象：影像学表现为关节间隙轻微增宽，少量的关节积液，股骨头骨骺小，股骨头硬化伴死骨形成和塌陷，骨骺生长失败。
- B. 晚期征象：髋臼平坦，游离体，新月形线表明软骨下骨折，股骨头碎裂和股骨颈囊肿，以及髋大（宽而平的股骨头）。

Ⅵ. 骨坏死：早期 X 线片正常。根据影像学表现，Ficat 分级系统将其分为 4 个阶段（0~Ⅳ期）：

- A. 0 期：正常 X 线片表现。
- B. Ⅰ 期：骨小梁清晰度丧失或模糊。
- C. Ⅱ 期：股骨头硬化和囊肿。
- D. Ⅲ 期：新月线，股骨头部分变平。
- E. Ⅳ 期：股骨头畸形，关节软骨丧失，髋臼骨赘，骨性关节炎。

Ⅶ. 髋关节感染：MRI 或更常见的超声引导下穿刺对关节周围感染的患者有较高的敏感性。影像

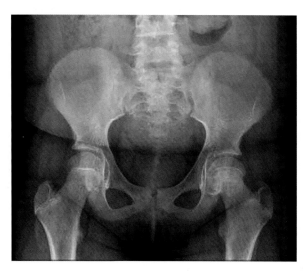

图 4.2 前后位片显示股骨头骨骺滑脱

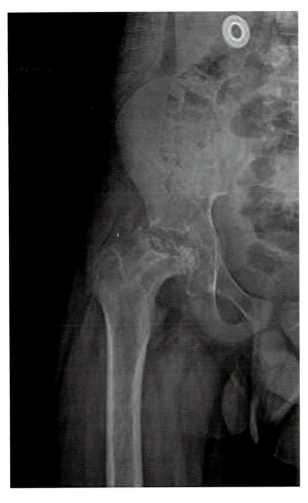

图 4.3　Legg–Calvé–Perthes 病

表 4.4　Legg–Calvé–Perthes 病的 Catterall 分级

Catterall 分级	放射检查发现
第一阶段	早期，影像学表现正常
第二阶段	硬化 ± 囊性改变，保留股骨头轮廓和形状
第三阶段	股骨头结构完整性丧失
第四阶段	股骨头和髋臼结构完整性丧失

表 4.5　Legg–Calvé–Perthes 病的改良 Herring Pillar 分级

分级	特点	保持高度	结果
组 A	不累及侧柱，无密度变化	100%	预后好
组 B	累及支柱	> 50%	预后好
组 B/C	> 50% 高度 + 窄柱（2~3cm 宽），> 50% 高度 + 骨化不良，50% 高度 + 与中柱相比有压缩	> 50%	预后一般
组 C	< 50%	< 50%	预后差

学表现为正位片上泪滴距离增加（积液）和臀小肌脂肪条移位。骨溶解和关节间隙丢失，提示慢性关节感染。

Ⅷ. Paget 病：X 线片显示髂耻线和坐耻线硬化，坐骨和耻骨支皮质增厚和增大。

Ⅸ. 滑膜骨软骨瘤病：X 线片上可见多个大小均匀的关节旁软骨样体、关节侵蚀和扇形股骨头。

Ⅹ. 肿瘤：

A. 单纯性骨囊肿：X 线片显示边界清晰、边缘硬化的中央透光性病变。骨内膜看起来很薄，但皮质未被破坏。骨间隔在平片上可视为假骨小梁。这种情况下的骨折表现为囊肿内的骨碎片。

B. 骨纤维结构发育不良：X 线平片显示磨玻璃样和轮廓清晰的病灶，可出现透亮或硬化边缘（外皮征）。

C. 骨软骨瘤：位于干骺端的无梗或有蒂病变，有骨化的核心和软骨帽。

D. 软骨肉瘤：平片显示溶骨性病变伴病灶内钙化、骨内膜扇形改变、皮质重塑、增厚和骨膜反应。

E. 骨样骨瘤：小的、界线分明的硬化性病变。

F. 骨肉瘤：X 线片显示骨髓和皮质骨破坏，Codman 三角，层状反应（"洋葱皮"样），广泛的过渡区（虫蛀外观），显著的骨膜反应，日光照射现象，以及云状软骨样病变。

计算机断层扫描（CT）

Ⅰ. 进行 X 线检查后，在高度怀疑骨折的情况下，可进行 CT 检查。它在鉴别基质钙化（骨肿瘤）和急性骨折方面具有较高的准确性。

Ⅱ. CT 可以在没有对比的情况下获得。CT 在 X 线引导下的手术（经皮穿刺、骨和软组织活检和抽吸关节液、关节脱位的闭合复位）和术前计划中是有用的。

Ⅲ. 辐射风险限制了 CT 的使用。CT 对幽闭恐惧症患者的影响很小，与 MRI 相比，CT 不会受到金属植入物、起搏器和生命支持设备的限制。

Ⅳ. CT 图像的三维重建可以有效地描述 FAI 的位置和范围，为正确的骨切除术提供术前指导。

Ⅴ. 双能量 CT（DECT）：以两种不同的能量扫描身体的一个区域。它可以鉴别密度相似的结构（如骨和碘），精确区分软组织肿块。

Ⅵ. 病理和发育状况的 CT 表现：

A. 用 CT 评估髋关节发育状况、股骨和髋臼形态、FAIS：

1. 股骨形态：测量股骨颈轴线与股骨通髁线的关系。前倾角的正常值为 5°~25°（图 4.4）：

a. 前倾角：股骨颈轴线相对于膝关节水平的通髁轴朝向前方。出生时为 30°~40°，成人为 8°~14°。女性的股骨前倾角略大于男性。DDH 和 FAI 患者的股骨前倾角增加。

b. 后倾：股骨颈轴线相对于膝关节水平的通髁轴朝向后方。

2. 髋臼形态：测量髋臼前后缘连线与髋臼后缘连线的夹角。正常髋臼前倾角为 15°~20°；后倾角 < 15°（图 4.5）。

3. FAI 综合征：3D CT 可以更好地评估钳夹样畸形和凸轮样畸形。股骨颈畸形（股骨后

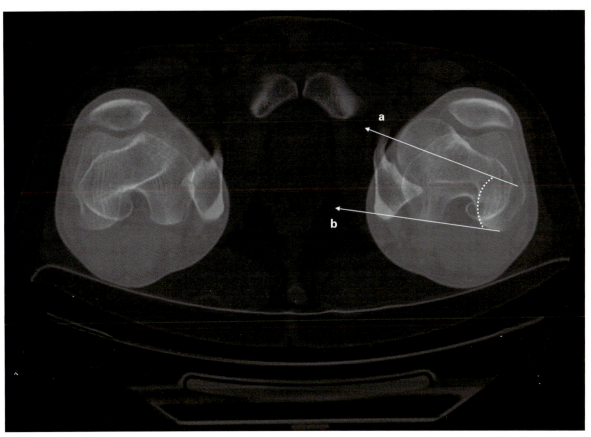

图 4.4　CT 横断面上股骨形态。股骨前倾角是通过测量股骨颈轴线（a）与股骨通髁线（b）之间的夹角来获得的

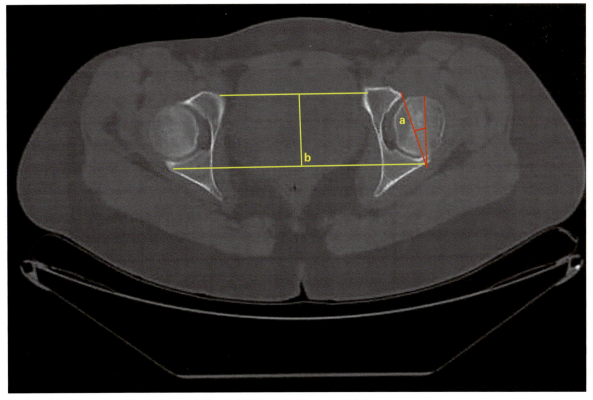

图 4.5　髋臼形态：测量髋臼前后缘连线（a）与髋臼后缘连线（b）的夹角

倾和髋内翻）在股骨颈部的横断面 CT 视图上可得到可靠的评估。

B. 骨肿瘤：CT 提供骨肿瘤的详细评估，尤其是基质钙化；软骨样钙化（CT 上的点状爆米花图案）、骨样矿化、纤维钙化（磨玻璃样外观）、病灶（骨样骨瘤）。这对于评估转移病灶对皮质的破坏是有效的。

C. 骨性关节炎：CT 显示关节间隙狭窄，软骨下囊肿和硬化，骨赘形成。

D. 骨折：

   1. 髋臼骨折。轴向 CT 和三维重建图像提供了髋臼骨折的良好显示：

      a. 前柱骨折：CT 显示耻骨上支进入髋臼下段。

      b. 后柱骨折：移位性骨折将后柱与坐骨支柱分开。

      c. 前壁骨折：骨折累及髋臼前缘，不累及前柱。

      d. 双柱骨折：髂耻线和髂坐线中断。骨刺征（髂翼碎片坐骨支后移）为病理征。坐骨支突与髋臼顶分离。

      e. T 形骨折：闭孔环、髂耻线和髂坐骨线中断。在矢状面上横向部分骨折，位于髋臼的内侧和上方。

      f. 横断骨折：骨折在三维重建图像上显示效果最佳。它有 3 种形式：经臼顶骨折（股骨头和骨折碎片向内侧移位），臼顶旁骨折（碎片穿过负重髋臼穹隆下方、关节面和髋臼窝交界处），以及臼顶下骨折（骨碎片穿过臼窝和髋臼关节面的前后角）。

   2. 应力性骨折：CT 和 MRI 在检测应力性骨折或应力反应方面高度敏感。影像学显示硬化、新骨形成、骨膜反应和（或）骨折线扩展。

磁共振成像（MRI）

Ⅰ. 磁共振成像提供了良好的软组织比对和关节软骨和骨骺软骨、滑膜、软骨下骨的详细评估。相对于 CT 没有辐射危险。可以获得髋关节周围结构的多平面图像。

Ⅱ. 对于非铁磁性植入物（如钛），可以获得更好的成像效果。

Ⅲ. 它比 CT 更昂贵，提供的骨骼细节更少；对于幽闭恐惧症患者，可能需要镇静。

Ⅳ. 特殊病理损伤的适应证和模式：

A. 盂唇撕裂：研究显示，盂唇旁囊肿、晚期软骨病变以及黏液样变或囊性变都可以清晰地显示在 T2 上。MRA 的准确性优于 MRI。

B. 肿瘤：MRI 提供了区分恶性肿瘤中的反应性骨水肿和肿瘤浸润的方法，并量化了肿瘤坏死的程度。

C. 缺血性坏死：MRI 是对 AVN 最敏感的检查（71%~100%）。结果包括低强度区域（水肿）被高强度区域（血液）包围。T2 上见"双线征"是 AVN 的特异性表现：正常骨髓与缺血骨髓之间的内线呈高信号。

D. SCFE：研究显示骨骺和干骺端有高信号，短时间 τ 反转恢复（STIR）时有关节积液。T1 显示干骺端移位。

E. 软骨损伤和紊乱：局灶性或全局性退行性变和软骨丢失。

F. 滑膜增生性疾病：

1. 滑膜软骨瘤病：滑膜增厚伴中信号软骨小体和低信号钙化小体。

2. 色素沉着绒毛结节性滑膜炎：T1 和 T2 加权图像上显示低信号含铁血黄素沉积。

G. 禁忌证：

1. 植入助听器。

2. 心脏起搏器。

3. 胰岛素泵。

4. 神经刺激器。

5. 颅内金属夹或植入物。

6. 眼睛中的金属物体。

磁共振关节造影术

Ⅰ. 影像对盂唇撕裂有极好的诊断价值。

Ⅱ. 与关节镜检查相比，它是微创的。

Ⅲ. 这个过程是使用稀释的关节内钆注射进行的（0.002 5mmol/mL），充分的关节扩张，并允许根据脂肪饱和 T1 序列对盂唇进行适当的评估。

Ⅳ. 盂唇撕裂包括：纵向撕裂，桶柄样撕裂，盂唇脱离，软骨分层。

超声

Ⅰ. 超声可诊断肌腱炎、滑囊炎，确定关节积液和髋关节疼痛的功能性原因。

Ⅱ. 它尤其适用于安全、准确地在髋部周围进行超声定位下注射和抽吸。

Ⅲ. 这是一种主观检查，准确性取决于超声检查人员的熟练程度。仅限于软组织诊断。

Ⅳ. DDH：对于婴儿（< 6 个月），由于股骨近端骨骺未骨化，超声检查是首选。

Ⅴ. 超声检查髋臼 α 角用于评价 DDH。是指髋臼顶与髂骨皮质垂线夹角，反映髋臼顶的深度。这是一个类似于髋臼角度的测量。正常值 ≥ 60°，< 60° 则提示髋臼发育不良。

放射性核素骨显像（骨扫描）

Ⅰ. 涉及使用少量无毒的放射性物质（如锝 –99），注射途径包括经血液、吸入或吞咽。

Ⅱ. 识别活跃的成骨细胞活动区域并定位感染。

Ⅲ. 骨扫描可以发现 X 线片无法显示的早期应力性骨折。

参考文献

[1] Uemura K, Atkins PR, Anderson AE, Aoki SK. Do Your Routine Radiographs to Diagnose Cam Femoroacetabular Impingement Visualize the Region of the Femoral Head-Neck Junction You Intended? Arthroscopy 2019;35(6):1796–1806.

[2] Clohisy JC, Carlisle JC, Beaulé PE, et al. A systematic approach to the plain radiographic evaluation of the young adult hip. J Bone Joint Surg Am 2008;90(Suppl 4):47–66.

[3] Lim SJ, Park YS. Plain Radiography of the Hip: A Review of Radiographic Techniques and Image Features. Hip Pelvis 2015;27(3):125–134.

[4]   Siebenrock KA, Kalbermatten DF, Ganz R. Eff ect of pelvic tilt on acetabular retroversion: a study of pelves from cadavers. Clin Orthop Relat Res 2003; (407):241–248.

[5]   Courtney PM, Melnic CM, Howard M, Makani A, Sheth NP. A Systematic Approach to Evaluating Hip Radiographs–A Focus on Osteoarthritis. J Orthop Rheumatol 2014;2(1):7.

[6]   Alton TB, Gee AO. Classifi cations in brief: young and burgess classifi cation of pelvic ring injuries. Clin Orthop Relat Res 2014;472(8):2338–2342.

[7]   Cabarrus MC, Ambekar A, Lu Y, Link TM. MRI and CT of insuffi ciency fractures of the pelvis and the proximal femur. AJR Am J Roentgenol 2008;191(4):995–1001.

[8]   Mandell JC, Marshall RA, Weaver MJ, Harris MB, Sodickson AD, Khurana B. Traumatic Hip Dislocation: What the Orthopedic Surgeon Wants to Know. Radiographics 2017;37(7):2181–2201.

[9]   Kazley JM, Banerjee S, Abousayed MM, Rosenbaum AJ. Classifi cations in Brief: Garden Classifi cation of Femoral Neck Fractures. Clin Orthop Relat Res 2018;476(2):441–445.

[10]   Chadayammuri V, Garabekyan T, Jesse MK, et al. Measurement of lateral acetabular coverage: a comparison between CT and plain radiography. J Hip Preserv Surg 2015;2(4):392–400.

[11]   Barrientos C, Barahona M, Diaz J, Brañes J, Chaparro F, Hinzpeter J. Is there a pathological alpha angle for hip impingement? A diagnostic test study. J Hip Preserv Surg 2016;3(3):223–228.

[12]   Beck EC, Nwachukwu BU, Chahla J, et al. Patients With Borderline Hip Dysplasia Achieve Clinically Signifi cant Outcome After Arthroscopic Femoroacetabular Impingement Surgery: A Case-Control Study With Minimum 2-Year Follow-up. Am J Sports Med 2019;47(11):2636–2645.

[13]   Byrd JW, Jones KS. Hip arthroscopy in the presence of dysplasia. Arthroscopy 2003;19(10):1055–1060.

[14]   Tins BJ, Garton M, Cassar-Pullicino VN, Tyrrell PN, Lalam R, Singh J. Stress fracture of the pelvis and lower limbs including atypical femoral fractures-a review. Insights Imaging 2015;6(1):97–110.

[15]   Ruiz Santiago F, Santiago Chinchilla A, Ansari A, et al. Imaging of Hip Pain: From Radiography to Cross-Sectional Imaging Techniques. Radiol Res Pract 2016;2016:6369237.

[16]   Jawad MU, Haleem AA, Scully SP. In brief: Ficat classifi cation: avascular necrosis of the femoral head. Clin Orthop Relat Res 2012;470(9):2636–2639.

[17]   Hetsroni I, Dela Torre K, Duke G, Lyman S, Kelly BT. Sex diff erences of hip morphology in young adults with hip pain and labral tears. Arthroscopy 2013;29(1):54–63.

[18]   Fabry G, MacEwen GD, Shands AR Jr. Torsion of the femur. A follow-up study in normal and abnormal conditions. J Bone Joint Surg Am 1973;55(8):1726–1738.

[19]   Kate BR. Anteversion versus torsion of the femoral neck. Acta Anat (Basel) 1976;94(3):457–463.

[20]   Maheshwari AV, Zlowodzki MP, Siram G, Jain AK. Femoral neck anteversion, acetabular anteversion and combined anteversion in the normal Indian adult population: A computed tomographic study. Indian J Orthop 2010;44(3):277–282.

[21]   Bogdan Y, Dwivedi S, Tornetta P III. A surgical approach algorithm for transverse posterior wall fractures aids in reduction quality. Clin Orthop Relat Res 2014;472(11):3338–3344.

[22]   Pierce TP, Jauregui JJ, Cherian JJ, Elmallah RK, Mont MA. Imaging evaluation of patients with osteonecrosis of the femoral head. Curr Rev Musculoskelet Med 2015;8(3):221–227.

[23]   Graf R. The diagnosis of congenital hip-joint dislocation by the ultrasonic Combound treatment. Arch Orthop Trauma Surg 1980;97(2):117–133.

[24]   Shammas A. Nuclear medicine imaging of the pediatric musculoskeletal system. Semin Musculoskelet Radiol 2009;13(3):159–180.

推荐阅读

[1]   Abd Elatif Drar HAE, Abd Elmoneim Dessouky Mohammed B, Abd Elaziz Mohammed Ali Z. The role of MRI in the evaluation of painful hip joint (MRI of hip joint). International Journal of Medical Imaging 2014;2(3):77–82.

[2]   Byrd TJW, Bedi A, Stubbs AJ. The Hip: AANA Advanced Arthroscopic Surgical Techniques. Thorofare, NJ: SLACK Inc.; 2015.

[3]   Herring JA, Kim HT, Browne R. Legg-Calve-Perthes disease. Part I: classifi cation of radiographs with use of the modifi ed lateral pillar and Stulberg classifi cations. J Bone Joint Surg Am 2004;86(10):2103–2120.

[4]   Santiago FR, Santiago Chinchilla A, Ansari A, et al. Imaging of hip pain: from radiography to cross-sectional imaging techniques. Radiology Research and Practice 2016;2016:6369237.

[5]   Tannast M, Siebenrock KA, Anderson SE. Femoroacetabular impingement: radiographic diagnosis: what the radiologist should know. AJR Am J Roentgenol 2007;188(6):1540–1552.

[6]   Tönnis D. Normal values of the hip joint for the evaluation of X-rays in children and adults. Clin Orthop Relat Res 1976;(119):39–47.

[7]   Weber AE, Jacobson JA, Bedi A. A review of imaging modalities for the hip. Curr Rev Musculoskelet Med 2013;6(3):226–234.

第五章　髋关节生物力学

Brian R. Waterman, Kyle Kunze, Edward C. Beck, Kyleen Jan, Shane J. Nho

陈加荣　张力航 / 译
沈洪园 / 校

总论

功能解剖

　　髋关节是多轴球窝关节，在站立和行走中保持上半身支撑和平衡。髋关节的软组织和骨结构有助于维持髋关节运动的力量平衡。

Ⅰ．髋关节的稳定性由髋臼和股骨头的关节面以及韧带、关节囊和盂唇提供。

Ⅱ．髋关节方向：股骨颈在矢状面和冠状面与股骨干成一定角度。

　　A．股骨颈干角是股骨干轴与沿股骨颈经股骨头中心轴线形成的夹角。成人正常股骨颈干角为 120°~135°，刚出生时可能会增加 20°~25°。

　　B．股骨前倾角指股骨颈相对于股骨后髁形成的夹角。正常出生时为 30°~40°，成人为 8°~14°。

Ⅲ．髋臼长轴向前，前倾 15°~20°，下倾 45°。

Ⅳ．上半身的体重经骶髂（SI）关节传递到下肢。

Ⅴ．相对于头部，较窄的股骨颈有助于下肢活动。

髋关节运动

　　髋关节面的高度适配。股骨头和髋臼之间的运动大多是旋转，很少甚至没有平移。骨盆也参与髋关节运动（表 5.1）。

Ⅰ．正常情况下，髋关节活动度（ROM）平均为屈曲 120°、伸展 15°，在 90° 和内收中立位，内旋活动度为 30°~40°。外旋活动度为 40°~60°。正常的髋外展和内收活动度分别为 30°~50° 和 20°~30°。

表 5.1　骨盆运动

骨盆运动	左髋运动	右髋运动
前旋转	屈曲	屈曲
后旋转	伸展	伸展
右外侧旋转	外展	内收
左外侧旋转	内收	外展
横切面右旋转	外旋	内旋
横切面左旋转	内旋	外旋

Ⅱ. 髋屈曲受到髂股韧带、前关节囊和屈髋肌的限制。髋伸展使髋关节软组织结构处于紧张状态，限制内外旋转。

Ⅲ. 骨盆运动：

A. 骨盆前旋转：包括上骨盆与髂嵴在矢状面上向前倾斜。

B. 骨盆后旋转：包括上骨盆与髂嵴在矢状面上向后倾斜。

C. 骨盆左外侧旋转：左骨盆在冠状面相对于右骨盆向远端移动并向下旋转。

D. 骨盆右外侧旋转：右骨盆在冠状面相对于右骨盆向远端移动并向下旋转。

E. 骨盆横切面左旋转：水平面，骨盆向左旋转；右侧髂嵴相对于左侧向前移动；左侧髂嵴向后移动。

F. 骨盆横切面右旋转：水平面，骨盆向右旋转；左侧髂嵴相对于右侧向前移动；右侧髂嵴向后移动。

Ⅵ. 骨盆内部运动。骨盆内运动分为 3 类：

A. 髂骨与骶骨和耻骨间前后旋转。

B. 与髂骨相关的骶骨运动。骶髂（SI）关节运动发生在上方、下方、前方和后方，轴向旋转发生在横轴附近。

C. 坐位、站立姿势的变化影响着髂骨与骶骨之间的运动关系。

髋－脊柱运动学

腰椎屈曲到 45° 有赖于腰椎肌肉的活动，而超过 45° 的屈曲则需要骨盆旋转参与。脊柱对髋关节早期屈曲、伸展的贡献更大。腰椎的侧屈可诱发同侧髋关节外展，对侧髋关节内收，躯干的扭转运动主要由髋关节主导。

下肢轴

Ⅰ. 股骨机械轴：用于评估的一条经股骨头中心到胫骨平台中心至踝关节的线。机械轴与垂直轴的夹角一般是 3°。

Ⅱ. 股骨解剖轴：是梨状窝到膝关节中心画的线。这取决于股骨的长度：股骨越短，角度增加；股骨越长，角度减少。解剖轴与机械轴夹角一般是 6°，与垂直轴夹角是 9°。

步态

正常步态的特征是下肢有节奏的、交替的推进和后退运动。它包括双腿和单腿支撑模式。

Ⅰ. 步态周期分类：步态周期是一个重复的过程，从一个肢体的足跟着地到再次脚跟着地，包括站位和摆动阶段。

A. 最初接触。

B. 承重初期。

C. 站位中期。

D. 站位末期。

E. 摆动前期。

F. 最初摆动。

G. 摆动中期。

H. 摆动末期。

Ⅱ. 步态阶段：

A. 站姿阶段：从足跟着地开始（足跟最初与地面接触，足趾未着地），然后站姿中期脚掌着地，接着足跟离地（站姿末期）。足趾离地阶段（推进阶段）在足跟离地结束后开始。这标志着站姿阶段的结束。髋内收和内旋，重心离髋关节更近。这个阶段的持续时间大约是正常步态持续时间的 60%。

B. 摆动相：摆动相为足趾离地和足底着地之间。开始于站姿阶段之后。此阶段，髋关节外展和外旋。它占正常步态周期的 40%。摇摆期骨盆在水平面上向前旋转约 8°。在摆动期可观察到加速和减速阶段：

1. 加速阶段从足趾离地前到摆动中期。摆腿做一个加速向前运动，推动身体重量向前。

2. 减速阶段从摆动中期到足跟着地。它会降低身体向前运动的速度。

Ⅲ. 步态周期（表 5.2）：

A. 足跟着地：这是下肢行走过程中初次接触地面。在此阶段，膝关节完全伸展，臀部微微屈曲到约 30°。踝关节从中立位转至跖屈位。

B. 足部着地：足部旋前踝关节跖屈，髋关节伸展，膝关节屈曲约 20°。

C. 站立中期：此阶段单腿支撑。髋关节从最小屈曲过渡至伸展，膝关节从最大屈曲回复至伸直，踝关节旋后和背屈。身体由前冲力量缓冲变为向前推进。

表 5.2　步态周期的 8 个阶段

步态阶段	髋关节位置	涉及肌肉	循环周期 / %
站位			
最初接触	屈曲 30°	臀大肌、腘绳肌	0~2
承重初期	屈曲 30° 内收 5°~10° 内旋 5°~10°	腘绳肌、臀大肌	0~10
站位中期	中立位屈曲—伸展 中立位外展—内收	臀中肌、臀小肌和阔筋膜张肌	10~30
站位末期	过伸 10°	髂肌	30~50
摆动前期	屈曲—伸展 0°	髂肌、长收肌	50~60
摆动			
最初摆动	屈曲 20° 外展 5°	股直肌、髂腰肌、股薄肌和缝匠肌	60~73
摆动中期	屈曲 20°~30°	股薄肌、髂腰肌和缝匠肌	73~87
摆动末期	屈曲 30°	腘绳肌、臀大肌	87~100

    D.   足跟离地：足跟离开地面，躯干重量分步于跖骨头。髋关节过伸，然后屈曲。膝关节屈曲，踝关节旋后和跖屈。

    E.   足趾离地：此阶段膝关节屈曲，踝关节跖屈，足趾离开地面。

    F.   摆动初期：髋关节伸展 10°，随后外旋和屈曲 20°；膝关节屈曲至约 60°；踝关节从跖屈至背屈，随后在中立位结束。

    G.   摆动中期：髋屈曲至约 30°，踝关节背屈，膝关节从屈曲 60° 至伸展 30° 位。

    H.   摆动末期：此阶段髋关节屈曲 30°，膝关节伸展直，踝关节在中立位结束。

Ⅳ. 跑步周期：该周期短，地面反作用力大，速度快。在跑步周期中只有一个站姿阶段。离地阶段（脚离开地面）时间增加。

髋关节力与平衡

Ⅰ. 髋关节静态负荷：

    A.   站立时体重由双腿承担，重心向中线投射，力施加在双髋。

    B.   身体到膝关节的重量均等地承受在股骨头上，由此形成的矢量是垂直的。

    C.   保持平衡所需的肌肉力量很少或根本不需要。

Ⅱ. 髋关节动态负荷：

    单腿站立：单腿站立占步态周期的 60%。体重的 3 倍传递到关节：

    1.   下肢占体重的 2/6，上肢和躯干占体重的 4/6。在单腿站姿中，站姿腿承担着身体总重量的 5/6。有效的重心向远端转移，远离支撑腿，产生向下的力，使骨盆倾斜。在单腿站立时，非支撑腿增加了身体的总重量。

    2.   远端作用力向支持腿的股骨头中心施加应力产生旋转运动。体重提供了转动的力矩，股骨到重心的距离形成力臂。

    3.   支撑腿的外展肌以髋关节作为支点向下施加平衡力。

    4.   外展肌作用力围绕股骨头中心产生力矩。

    5.   髋关节反作用力（JRF）是髋关节内部产生的对作用于髋关节的力所做出反应的总作用力（图 5.1）：

        a.   JRF 由体重和外展肌力决定。它使骨盆保持平衡。

        b.   在缓慢的步态中，JRF 增加是由于步幅中保持骨盆平衡所需的外展力增加。

        c.   JRF 的幅度因不同活动而异：

            ⅰ. 单腿站立时，JRF 是身体重量的 3 倍。

            ⅱ. 行走和爬楼梯时，JRF 是身体重量的 5 倍。

            ⅲ. 跑步时，JRF 是身体重量的 10 倍。

        d.   加深髋臼使股骨头居中，增加颈长和改变大转子外侧再附着，JRF 降低。

    6.   压力的大小和方向由杠杆臂比率（即身体力矩臂和外展肌力矩臂的重量之比）和重心位置决定。增加杠杆臂比率也会增加步态所需的外展肌力量。

    7.   骨结构的变化决定作用于髋关节的力大小：

        a.   股骨颈短的外展肌需求增大，关节负荷增加。

        b.   骨盆结构较宽的髋关节受力增加。

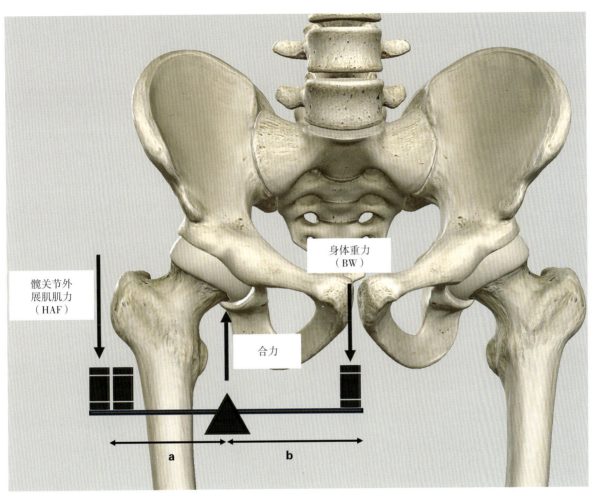

身体重力
（BW）

髋关节外
展肌肌力
（HAF）

合力

a

b

图 5.1　髋关节反作用力

  c.　杠杆臂缩短可导致外展肌力弱，易诱发 Trendelenburg 步态或臀部倾斜。

8.　行走时作用于臀部的应力是双相的。通过髋臼的力在足跟着地和步态周期的最后阶段达到峰值。

参考文献

[1]　Daldrup-Link HE, Gooding CA. Essentials of Pediatric Radiology. Cambridge University Press; 2010.

[2]　Fabry G, MacEwen GD, Shands AR Jr. Torsion of the femur. A follow-up study in normal and abnormal conditions. J Bone Joint Surg Am 1973;55(8):1726–1738.

[3]　Wang RY, Xu WH, Kong XC, Yang L, Yang SH. Measurement of acetabular inclination and anteversion via CT generated 3D pelvic model. BMC Musculoskelet Disord 2017;18(1):373.

[4]　Lewis CL, Laudicina NM, Khuu A, Loverro KL. The Human Pelvis: Variation in Structure and Function During Gait. Anat Rec (Hoboken) 2017;300(4):633–642.

[5]　Roaas A, Andersson GB. Normal range of motion of the hip, knee and ankle joints in male subjects, 30-40 years of age. Acta Orthop Scand 1982;53(2):205–208.

[6]　Lee SY. Muscle activities of the rectus abdominis and rectus femoris and their ratio during leg raises performed by healthy adults. J Phys Ther Sci 2015;27(3):549–550.

[7]　Cherian JJ, Kapadia BH, Banerjee S, Jauregui JJ, Issa K, Mont MA. Mechanical, Anatomical, and Kinematic Axis in TKA: Concepts and Practical Applications. Curr Rev Musculoskelet Med 2014;7(2):89–95.

[8]　Pirker W, Katzenschlager R. Gait disorders in adults and the elderly : A clinical guide. Wien Klin Wochenschr 2017;129(3-4):81–95.

[9]　Umberger BR. Stance and swing phase costs in human walking. J R Soc Interface 2010;7(50):1329–1340.

[10]   Shultz SJ, Houglum PA, Perrin DH. Examination of musculoskeletal injuries. 2nd ed. Champaign, IL: 2005.
[11]   Giarmatzis G, Jonkers I, Wesseling M, Van Rossom S, Verschueren S. Loading of Hip Measured by Hip Contact Forces at Different Speeds of Walking and Running. J Bone Miner Res 2015;30(8):1431–1440.
[12]   Byrne DP, Mulhall KJ, Baker JF. Anatomy & Biomechanics of the Hip. The Open Sports Medicine Journal 2010;4(1):51–57.

推荐阅读

[1]   Bowman KF, Fox J, Sekiya JK. A clinically relevant review of hip biomechanics. Arthroscopy 2010;26(8):1118–1129.
[2]   Byrne DP, Mulhall KJ, Baker JF. Anatomy & biomechanics of the hip. The Open Sports Medicine Journal 2010;4:51–57.
[3]   Polkowski GG, Clohisy JC. Hip biomechanics. Sports Med Arthrosc Rev 2010;18(2):56–62.

第六章　髋关节病理力学

Brian R. Waterman, Edward C. Beck, Kyle Kunze, Gift Echefu, Shane J. Nho

沈洪园 / 译
陈加荣 / 校

总论

Ⅰ. 髋关节骨结构的改变（髋股撞击、髋关节发育不良）改变了关节表面的力量平衡和接触面积，导致不稳定。在骨形态异常和发育不良的情况下，关节接触压力显著增加，导致早期出现髋关节骨性关节炎。

Ⅱ. 颈部畸形：

A. 髋外翻：影像学上股骨颈干角增大（正常值为 125°，外翻时 > 135°）。当大转子向远端移动时，外展肌力臂随之增加，关节反作用力随之增加。

B. 髋内翻：股骨颈干角减小（< 120°），大转子处于较高水平，外展杠杆臂减少，关节反作用力随之减少。

C. 股骨扭转：成人正常股骨前倾角为 10° ~15°。后倾或前倾 > 15° 可能导致髋臼内股骨头位置的改变，从而导致髋关节不稳定。前倾 > 15° 会导致更大的内旋。内八字是一种代偿性步态机制，见于前倾增大的个体，而外八字则代偿了后倾。

Ⅲ. 下肢疾病的病理力学和运动：

A. 体重增加会增加髋关节的总压力。外展肌的力量随着体重的增加而增加。关节反作用力的增加以及其他因素可能导致关节退变。

B. 跛行使重心向股骨头靠近，减小力臂，减轻髋关节负荷。跛行需要身体重量的横向加速，站立阶段的减速，随后加速回到中线。能量消耗增加，运动效率降低。

C. 挂拐杖行走：外展肌和手杖一起产生一个与身体重量相等的瞬间。拐杖减少联合力反作用力，因为拐杖的地面反作用力距离髋关节中心更远的距离。

Ⅳ. 结构性髋关节疾病的病理力学模式：

A. 髋关节发育不良：髋关节发育不良的患者在行走时髋关节伸展受限，摆动前期屈髋肌肉效能减少，盆腔偏移代偿增加。

B. 髋关节撞击综合征（FAIS）：所有平面运动受限。症状性 FAIS 患者的深蹲角度减少，减少了屈髋外旋位时的外旋范围，减少了髋关节的外展，减少行走摆动期骨盆冠状面运动。外展力臂减少，关节反作用力增加。

Ⅴ. 髋 - 脊柱综合征：这是一种脊柱退行性疾病背景下的髋关节病理性疾病。部分髋关节病理的个体表现为腰椎前凸增加和骶骨倾斜。髋屈曲挛缩导致骨盆旋转，增加腰椎前凸，从而增加腰椎关节突和韧带的负荷。单侧髋关节退行性疾病的患者在关节病一侧的腰椎弯曲增加，矢状面运动增加，冠状面运动减少。限制髋关节运动的髋关节骨骼畸形和软组织病变，也可增加代偿性腰 - 盆腔运动。

Ⅵ. 步态病理力学：异常步态可见于下肢损伤的代偿：

A. 骨性关节炎：患者在步态中表现为髋关节活动范围丢失，当髋关节进入伸展时表现为矢状面反向运动。肌肉力量输出减少，髋关节反作用力增加。

B. 髋关节挛缩：个体在站立阶段屈髋，骨盆后倾明显，步幅缩短。

C. 髋关节外展肌无力：单腿站立时，臀肌通常外展对侧肢体，防止骨盆向摇摆腿倾斜。臀上神经或闭孔神经的损伤可导致外展肌无力。羸弱的臀中肌无法稳定未受影响的骨盆。站立阶段，躯干向受累侧倾斜，未受累侧骨盆下降。这在临床上被视为 Trendelenburg 步态（图 2.1）。

D. 疼痛步态：反映髋关节内、外疼痛的代偿步态模式。患肢站立期减少，健侧肢体摆动期减少。患肢站立阶段的持续时间随着未患肢摆动阶段的减少而减少。体重向健侧肢体偏移。

E. 腘绳肌无力：正常腘绳肌减慢摆动期的速度。腘绳肌无力会导致摆动期膝关节突然伸直。

F. 臀大肌步态：站立初期躯干后倾；重心向髋关节后方移动以减少髋部伸肌的需求。

G. 腰大肌步态：Legg-Calvé-Perthes 病患者的腰大肌跛行可能是由腰大肌无力或反射抑制引起。患肢外旋、屈曲和内收。跛行可伴有过度的躯干和骨盆运动。

H. 屈髋无力：下肢无法抬至合适的离地间隙；健侧骨盆在摆动期抬起，为患肢提供额外的离地间隙。

I. 下肢不等长导致骨盆向较短肢体代偿倾斜。

J. 剪刀步态是髋内收肌痉挛引起的异常步态。摇摆期躯干向支撑腿倾斜。

参考文献

[1] Yeung M, Memon M, Simunovic N, Belzile E, Philippon MJ, Ayeni OR. Gross Instability After Hip Arthroscopy: An Analysis of Case Reports Evaluating Surgical and Patient Factors. Arthroscopy 2016;32(6):1196–1204.e1.
[2] Buckwalter JA, Anderson DD, Brown TD, Tochigi Y, Martin JA. The Roles of Mechanical Stresses in the Pathogenesis of Osteoarthritis: Implications for Treatment of Joint Injuries. Cartilage 2013;4(4):286–294.
[3] Ferguson SJ, Bryant JT, Ganz R, Ito K. The influence of the acetabular labrum on hip joint cartilage consolidation: a poroelastic finite element model. J Biomech 2000;33(8):953–960.
[4] Yochum TR, Rowe LJ. Essentials of Skeletal Radiology. Lippincott Williams & Wilkins; 2004.
[5] Ng KC, Lamontagne M, Labrosse MR, Beaulé PE. Hip Joint Stresses Due to Cam-Type Femoroacetabular Impingement: A Systematic Review of Finite Element Simulations. PLoS One 2016;11(1):e0147813.
[6] Samaan MA, Schwaiger BJ, Gallo MC, et al. Abnormal Joint Moment Distributions and Functional Performance During Sit-to-Stand in Femoroacetabular Impingement Patients. PM R 2017;9(6):563–570.
[7] Czaprowski D, Stoliński Ł, Tyrakowski M, Kozinoga M, Kotwicki T. Non-structural misalignments of body posture in the sagittal plane. Scoliosis Spinal Disord 2018;13:6.
[8] Thurston AJ. Spinal and pelvic kinematics in osteoarthrosis of the hip joint. Spine 1985;10(5):467–471.
[9] Saltzman BM, Louie PK, Clapp IM, et al. Assessment of Association Between Spino-Pelvic Parameters and Outcomes Following Gluteus Medius Repair. Arthroscopy 2019;35(4):1092–1098.

推荐阅读

[1] Gotlib A. The hip joint: a manual of clinical biomechanics and pathomechanics. J Can Chiropr Assoc 1982;26(1):37–38.
[2] Grimaldi A, Mellor R, Hodges P, Bennell K, Wajswelner H, Vicenzino B. Gluteal tendinopathy: a review of mechanisms, assessment and management. Sports Med 2015;45(8):1107–1119.
[3] Redmond JM, Gupta A, Nasser R, Domb BG. The hip-spine connection: understanding its importance in the treatment of hip pathology. Orthopedics 2015;38(1):49–55.
[4] Sotirow B. [Biomechanics and pathomechanics of the hip joint in the sagittal plane]. Pol Orthop Traumatol 1981;46(4):374–379.

第七章　内植物生物学

Brian R. Waterman, Edward C. Beck, Gift Echefu, Jahanzeb Kaikaus, Shane J. Nho

沈洪园 / 译
陈加荣 / 校

总论

软骨修复生物学

Ⅰ. 生物注射适用于髋关节局灶和弥漫性软骨疾病：

   A. 透明质酸（HA）：关节内注射 HA 可减轻疼痛和炎症。HA 与分化抗原簇 44（CD44）、细胞内黏附分子 –1（ICAM–1）和透明质酸介导的运动性受体（RHAMM）上的受体结合，从而产生抗炎和软骨形成的改变。

   B. 富血小板血浆（PRP）：外周血经过离心，产生浓缩的血小板样本。内源性（氯化钙）或外源性激活剂引起血浆成分（生长因子、蛋白质和趋化因子）的释放。这些因子可以促进愈合，减轻疼痛，抑制炎症。然而，制备技术和成分差异很大，这可能导致文献中观察到的不一致的疗效。

   C. 骨髓浓缩物（BMCs）：间充质干细胞（MSCs）是从 BMCs 中分离出来的。骨髓间充质干细胞开始几周内在软骨形成细胞及抗炎中非常有效。干细胞治疗髋关节骨性关节炎和软骨缺损目前还处于起步阶段，短期结果展现出希望。

Ⅱ. 微骨折术：这是一种单次手术，用于治疗软骨缺损、Outer Bridge 全层 3 级或 4 级缺损、无骨性关节炎（Tonnis ≤ 1 级）。在软骨损伤的部位产生足够深的小孔，让骨髓通过小孔渗出，从而促进愈合。纤维蛋白黏合剂在合适的情况下用于固定软骨瓣。

Ⅲ. 自体软骨细胞移植（ACT）：这是分 2 期修复软骨的手术。从个体中提取活的软骨细胞，培养，然后植入。适应证为：软骨缺损 ≥ 3cm²，Outer Bridge 全层 3 级或 4 级缺损，无骨性关节炎（Tonnis ≤ 1 级）。

Ⅳ. 自体基质诱导软骨细胞（AMIC）治疗是一种单次手术，重建透明软骨。AMIC 的适应证为：软骨缺损 ≥ 3cm²，Outer Bridge 全层 3 级或 4 级缺损，无骨性关节炎（Tonnis ≤ 1 级）。

Ⅴ. 骨软骨移植：适应证为累及软骨下骨 > 0.5cm²。手术包括髋关节外科脱位，股骨或髋臼病灶彻底清创暴露软骨下骨，最后用植骨填充缺损。

植入假体

全髋关节置换术的髋关节植入物由 3 部分组成：髋臼杯、股骨组件和关节界面。

Ⅰ. 髋臼杯：进入髋臼的部分。髋臼杯有整体式或组合式两种：

   A. 整体式：外壳可以是金属或超高分子量聚乙烯（UHMWPE）。金属杯由金属涂层固定，UHMWPE 需要水泥固定。

   B. 组合式由金属外壳和衬垫组成。壳体的外部为多孔涂层以摩擦固定。多孔涂层的两种材料类型为泡沫状金属和烧结珠，模拟松质骨小梁结构以摩擦固定。植入物的稳定性取决于植入应力、环扎和多孔涂层的骨长入。

Ⅱ. 股骨组件：植入柄安装在股骨内。股骨头附着在柄上。柄的固定方法包括骨水泥固定和非骨水泥固定：

    A. 骨水泥柄使用丙烯酸骨水泥在骨与假体柄之间形成连接。非骨水泥固定是通过植入物周围的骨重建形成。

    B. 股骨柄可以是整体式或组合式。整体组件具有不同的股骨头规格和颈前倾，允许肢体长度、偏心距和前倾的变化。

Ⅲ. 关节界面：位于股骨头和髋臼组件之间。连接尺寸由股骨头直径或衬垫内径决定。

髋关节置换术植入物材料

植入材料可以是金属、聚乙烯或陶瓷。使用的材料类型取决于活动水平和年龄，全陶髋关节可用于非常活跃或相对年轻的患者。

Ⅰ. 金属球头和金属内衬：金属对金属界面（不锈钢或钴铬合金）有可能导致骨质丢失和炎症，现已很少使用。

Ⅱ. 金属球头和聚乙烯内衬：金属球头为钴铬合金。高交联聚乙烯内衬更耐用，优于早期的传统聚乙烯内衬。

Ⅲ. 与陶瓷球头和聚乙烯内衬相比，陶瓷球头和陶瓷内衬更耐磨损。

Ⅳ. 陶瓷球头和聚乙烯内衬：陶瓷头坚硬，表面超光滑，磨损率低，抗划伤性好。

髋关节植入物类型和固定

Ⅰ. 假体底座固定：将股骨柄插入股骨干；用一个球代替股骨头，用一个壳替代髋臼。固定是通过骨水泥或骨长入（非骨水泥固定）实现的。

Ⅱ. 混合型全髋关节假体：部分组件（杯或柄）非骨水泥固定，而另一组件为骨水泥固定。

Ⅲ. 可活动承重面髋关节植入物：髋臼假体采用可活动承重设计。这个固定系统将髋关节分为两个活动部分。衬垫能够在固定的髋臼杯内移动，以提供多向运动并增加运动度（ROM）。

Ⅳ. 全髋关节植入固定术（骨水泥固定或非骨水泥固定）：可以是骨水泥固定或非骨水泥固定。聚甲基丙烯酸甲酯（PMMA）丙烯酸聚合物用于骨水泥固定。

髋关节植入物生物力学

髋关节植入物的灵活性取决于材料类型和截面几何形状。植入物的稳定性取决于部件设计和力线、软组织功能和张力。

Ⅰ. 关节活动度：影响关节活动度的因素是股骨头的大小、股骨相对于骨盆的位置以及股骨柄锥度的几何结构，而不是个体的主动或被动关节活动度。真正的关节活动度是由植入物组件的方向决定的。偶尔，在运动过程中，股骨头撞击髋臼。日常活动的反复撞击最终导致半脱位或脱位。

Ⅱ. 组件方向：组件定位不当会降低有效跳跃距离，并直接影响植入物的磨损、摩擦和脱位风险。

前倾角＞15°和杯臼杯外展角＞50°通常会导致大的金属对金属界面错位。较短的股骨假体力臂减小：如果关节反作用力大于骨的承载能力，则植入物可能内翻移位或导致跟骨骨折。

植入物骨界面生物学

植入材料经过改良以防止周围细胞侵蚀。假体周围骨溶解和无菌性松动是人工髋关节置换术的并发症。超高分子量聚乙烯、陶瓷和金属制成光滑的表面，减少摩擦。持续的人工关节活动最终导致假体周围骨溶解和植入物碎屑。异常的假体活动、机械负荷改变和磨损介导的骨溶解是骨溶解的诱发因素。

Ⅰ. 异常的假体活动：由于固定不当导致的假体异常活动可能导致骨溶解或组件移位。

Ⅱ. 机械负荷改变：关节成形术改变髋关节负荷分布和方向。股骨柄将应力从股骨近端重新分配到骨干皮质。这种再分布导致股骨近端应力遮挡和骨吸收。骨吸收通常稳定，但可能进展为松动或骨溶解。

Ⅲ. 磨损介导的骨溶解：植入物磨损产生的颗粒碎片迁移到周围骨组织（有效关节间隙）并诱导细胞反应。植入物碎屑和水泥颗粒被体内巨噬细胞吞噬，引起周围组织中巨噬细胞介导的异物反应。这种炎症反应会削弱周围的结缔组织，导致假体周围骨溶解。

参考文献

[1] Bowman S, Awad ME, Hamrick MW, Hunter M, Fulzele S. Recent advances in hyaluronic acid based therapy for osteoarthritis. Clin Transl Med 2018;7(1):6.

[2] Kuffl er DP. Diff ering effi cacies of autologous platelet-rich plasma treatment in reducing pain following rotator-cuff injury in a single patient. J Pain Res 2018;11:2239–2245.

[3] McIntyre JA, Jones IA, Han B, Vangsness CT Jr. Intra-articular Mesenchymal Stem Cell Therapy for the Human Joint: A Systematic Review. Am J Sports Med 2018;46(14):3550–3563.

[4] Domb BG, Gupta A, Dunne KF, Gui C, Chandrasekaran S, Lodhia P. Microfracture in the Hip: Results of a Matched-Cohort Controlled Study With 2-Year Follow-up. Am J Sports Med 2015;43(8):1865–1874.

[5] Michel A, Bosc R, Meningaud JP, Hernigou P, Haiat G. Assessing the Acetabular Cup Implant Primary Stability by Impact Analyses: A Cadaveric Study. PLoS One 2016;11(11):e0166778.

[6] Jeff ers JR, Walter WL. Ceramic-on-ceramic bearings in hip arthroplasty: state of the art and the future. J Bone Joint Surg Br 2012;94(6):735–745.

[7] Silverman EJ, Ashley B, Sheth NP. Metal-on-metal total hip arthroplasty: is there still a role in 2016? Curr Rev Musculoskelet Med 2016;9(1):93–96.

[8] Kurtz SM, Gawel HA, Patel JD. History and systematic review of wear and osteolysis outcomes for fi rst-generation highly crosslinked polyethylene. Clin Orthop Relat Res 2011;469(8):2262–2277.

[9] Wang S, Zhang S, Zhao Y. A comparison of polyethylene wear between cobalt-chrome ball heads and alumina ball heads after total hip arthroplasty: a 10-year follow-up. J Orthop Surg Res 2013;8:20.

[10] De Martino I, Triantafyllopoulos GK, Sculco PK, Sculco TP. Dual mobility cups in total hip arthroplasty. World J Orthop 2014;5(3):180–187.

[11] Abu-Amer Y, Darwech I, Clohisy JC. Aseptic loosening of total joint replacements: mechanisms underlying osteolysis and potential therapies. Arthritis Res Ther 2007;9(Suppl 1):S6.

推荐阅读

[1] Chahla J, Lapradre RF, Mardones R, Huard J, Phillippon MJ, Mei-Dan O, Garirido CP. Biological therapies for cartilage lesions in the hip: a new horizon. Orthopedics 2016;39(4):e715–e723.

[2] Makhni EC, Stone AV, Ukwuani GC, et al. A critical review: management and surgical options for articular defects in the hip. Clin Sports Med 2017;36(3):573–586.

[3] Morlock MM, Bishop N, Huber G. Biomechanics of Hip Arthroplasty. In: Knahr K, eds. Tribology in Total Hip Arthroplasty. Berlin: Springer; 2011.

第八章　髋关节不稳

Brian R. Waterman, Kamran Movassaghi, Edward C. Beck, Gift Echefu, Shane J. Nho

沈洪园 / 译

陈加荣 / 校

生物力学

髋关节稳定性

　　髋关节的稳定性是由静态骨结构（髋臼和股骨头）、髋关节软组织（关节囊、韧带和髋盂唇）和周围髋关节肌肉组织之间的关系维持的。

Ⅰ. 髋臼：

　　A. 它形成了一个约 170° 覆盖股骨头的半球窝。

　　B. 它的方向是 40° ~45° 的外展和 18° ~21° 的前倾，允许更大的后覆盖。

Ⅱ. 近端股骨：

　　A. 头部被认为是 2/3 的球体，而股骨颈相对于股骨干成 130°，相对于股骨横髁轴前倾 10°。

　　B. 髋关节外翻畸形和前倾畸形与髋关节不稳定有关。

Ⅲ. 软组织结构有助于髋关节的静态和动态稳定：

　　A. 静态稳定装置：包括髋盂唇、囊韧带复合体（髂股韧带、耻股韧带、坐股韧带、轮匝带）和圆韧带。

　　　　1. 髋盂唇：

　　　　　　a. 它与骨髋臼边缘保持连续性。

　　　　　　b. 它增加了 20% 髋臼体积，并扩大了 25% 髋臼表面积，增强了髋关节稳定性。

　　　　　　c. 它增加关节内负静流体压力，形成"吸杯"效应。

　　　　　　d. 它能更均匀地分配髋关节的压力。

　　　　2. 囊韧带复合体：

　　　　　　a. 髂股韧带：

　　　　　　　　ⅰ. 它是身体中最强壮的韧带。

　　　　　　　　ⅱ. 它从髂前下棘至股骨颈，沿股骨粗隆间线近端和远端插入时呈"Y"形；螺旋状穿过关节囊的前部。

　　　　　　　　ⅲ. 它在伸展和外旋时紧绷，抵抗前移。

　　　　　　b. 耻股韧带：

　　　　　　　　ⅰ. 它起于耻骨上支的髂耻隆起，后下方走行，包裹在股骨头下方；它与坐股韧带融合，不附着于股骨上。

　　　　　　　　ⅱ. 它限制了髋关节伸展和过度伸展时的外旋。

　　　　　　c. 坐股韧带：

　　　　　　　　ⅰ. 它在坐骨 – 髋臼边缘有一个宽的三角形起点，并在上外侧螺旋插入大转子的基部。

　　　　　　　　ⅱ. 它限制了内旋（在屈曲和伸展时）和后移。

   d. 轮匝带：
      i. 这是由髂股韧带和耻股韧带的内侧束汇合的纤维形成，与股骨颈纵向平行，它们环绕股骨颈，形成关节囊最窄的部分。
      ii. 抗轴向牵张；当髋关节伸展时，关节囊纤维螺旋走向会产生"螺旋回位"效应。
   3. 圆韧带：
      i. 呈金字塔形，起自髋臼切迹，止于股骨头中央凹；它的长度变化很大。
      ii. 在髋关节内收、屈曲和外旋时绷紧；是髋关节最不稳定的结构。
      iii. 在髋关节稳定性中的作用尚存在争议。
   B. 动态稳定装置：髂腰肌、髂关节囊、股直肌、臀小肌和臀中肌。髂关节囊是该组中髋关节稳定性的最大贡献者。

病因学

创伤性

病理机制：
高冲击创伤会对软组织和（或）髋关节骨结构造成损伤。
A. 在髋关节屈曲和中性内收的情况下，通过膝关节的后向力可能导致单纯髋关节脱位、半脱位，或更常见的骨折脱位。
B. 对外旋和伸展的髋关节施加前向力可导致髋关节前部不稳定。
C. 连续的髋关节旋转和轴向负荷的运动中可见到反复的髋关节微创伤。

非创伤性

I. 病理机制：
   A. 在髋关节解剖异常的情况下，重复的髋关节旋转和轴向负荷会对髋关节的软组织稳定器造成损伤。
   B. 结缔组织疾病如 Ehler-Danlos 综合征、Marfan 综合征和成骨不全会增加微不稳定的风险。
   C. 医源性不稳定可能是既往无不稳定病史的患者的术后并发症。
II. 非创伤性髋关节不稳的原因：
   A. 骨形态异常：骨形态异常可能导致髋关节半脱位或脱位，通常导致邻近软组织稳定器重复损伤。
      1. 发育性髋关节发育不良（DDH）。
      2. 髋关节撞击（FAI）：CAM 或钳夹型撞击。
      3. Legg-Calvé-Perthes 病。
      4. 髋臼后倾。
   B. 结缔组织疾病：胶原蛋白形成异常可导致囊韧带功能不全和松弛。
      1. Down 综合征。

2. Ehlers–Danlos 综合征。

3. Marfan 综合征。

4. 良性过度活动综合征。

C. 医源性：未修复的髋关节囊切开术、过度的髋臼边缘切除术或髋关节手术前假体位置不当都可能导致继发性髋关节不稳。

1. 全髋关节置换术。

2. 开放性髋关节手术（髋关节脱位需要转子截骨术和关节囊切开术）。

3. 髋关节镜检查，修复髋关节囊。

D. 特发性疾病：

1. 全身松弛。

2. 亚临床结缔组织病。

3. 交界性髋关节发育不良。

E. 导致髋关节不稳的关节外原因：

1. 骨盆对线不良（如强直性脊柱炎；不稳定通常是由于盆腔倾斜度增加，前方不稳定的风险增加）。

2. 髂腰肌肌腱炎。

3. 外展肌 / 臀肌功能不全。

4. 骶髂关节炎。

5. 髂前下棘（AIIS）撞击伴前直肌撕脱伤或近端损伤。

诊断

既往史

Ⅰ. 在某些危险的活动（由坐姿起身，在床上翻滚）中，患者通常会出现髋关节疼痛、恐惧或主观感觉上髋关节脱位：

A. 在没有特定的恶化事件的情况下，隐匿性发作和逐渐恶化的症状是不稳定性非创伤性原因的主要特征。

B. 疼痛最常发生在腹股沟皱襞或髋关节前外侧。

C. 后部不稳定可表现为后臀部 / 臀部疼痛。这通常发生于坐姿或睡眠位置上升［内收，内旋（Internal Rotation，IR）］，或前方撞击导致股骨头脱出。

D. 应注意撞击、交锁和脱位患者的既往病史。

E. 应注意髋关节反复旋转、轴向负荷或极端运动所引起的症状。

F. 应注意任何既往同侧髋关节损伤或手术。

G. 对于髋关节脱位患者，应立即根据实质症状和负重困难进行鉴别。

Ⅱ. 对结缔组织疾病和运动亢进的患者，应询问病史和家族史。

Ⅲ. 伴有神经根症状的骶髂关节和（或）腰椎的牵涉痛可能与原发性髋关节病变相混淆，应予以鉴别。

体格检查

Ⅰ. 如果患者可行走，应初步检查步态和姿势，以确定是否跛行。

Ⅱ. 应评估髋关节的主动和被动活动度（ROM），并与健侧进行对比：

在从屈曲到伸展的运动过程中，疼痛、可听或可见的髋关节弹响是最明显的症状，这可能表明髋臼盂唇病变、关节内游离体或髂腰肌腱或髂胫带弹响。

Ⅲ. 应使用 Beighton–Horan 评分评估患者全身韧带松弛的迹象，该标准的评分范围为 0~9 分：

A. 肘部过伸超过 10°（最大，2 分），膝关节过伸（2 分），第 5 掌指关节过度被动背屈（＞90°）（2 分），双拇指被动屈曲可触及前臂（2 分），以及在双腿伸直时，躯干向前弯曲时可将手掌和手平放在地板上（1 分）。

B. 分数≥4 分，表明一般的关节活动度过大。

Ⅳ. 应评估髋关节强度，并需要注意腰骶椎、腹部和膝关节，以排除相关病变。

Ⅴ. 应评估髋关节是否有明显不稳定的症状：

A. 髋关节后脱位通常表现为内旋、内收和下肢短缩。

B. 在前脱位中，髋关节通常外旋、外展和下肢延长。

Ⅵ. 应进行特殊的体格检查，以评估细微的髋关节稳定性，以重现患者的相应症状：

A. 前撞击试验（图 8.1）：

1. 患者仰卧，检查者将髋关节屈曲至 90°，内收至 25°。然后，检查者将髋关节由中立旋转到终点范围。如果出现疼痛，则呈阳性。

2. 它也可用于诊断 FAI、髋臼外倾和髋臼盂唇撕裂。

B. 后撞击试验（图 8.2）：

1. 患者仰卧，检查者将患者的髋关节置于伸展和外旋位。

2. 不适或恐惧则为阳性，并证明髋关节后撞击。

C. 滚动试验 / 拨号试验（图 8.3）：

1. 患者中立位仰卧，检查者内旋患者下肢，然后释放，让患者下肢外旋。当患者的肢体在轴向平面上，被动地在垂直方向旋转超过 45°且缺乏机械终点时，则该试验呈阳性。

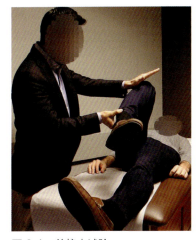

图 8.1　前撞击试验

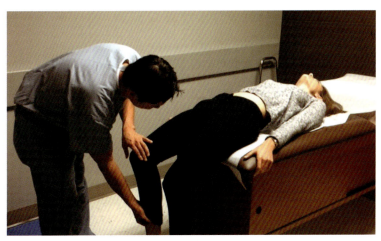

图 8.2　后撞击试验

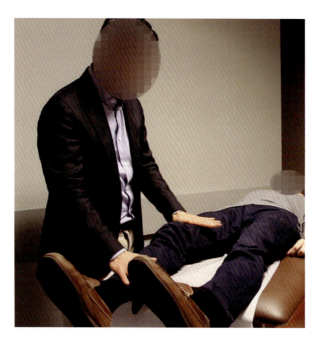

图 8.3 滚动试验 / 拨号试验

    2.   阳性表明关节囊前方松弛或髂股韧带功能不全。

D.   前恐惧试验 / 超伸 – 外旋试验：

    1.   患者仰卧，臀部紧贴检查台的边缘。患者保持单膝，屈曲髋关节，然后将患肢伸展外旋。阳性可表现为髋部疼痛和（或）恐惧。

    2.   手动施加应力于前关节囊。阳性表明前盂唇病变或前盂唇不稳。

E.   后恐惧试验：

    1.   患者仰卧位，患侧髋关节屈曲、内收和内旋 90°，膝关节上施加向后下的力。产生疼痛和（或）恐惧为阳性。

    2.   阳性表明后盂唇损伤或后方不稳。

F.   俯卧外旋试验：

    患者俯卧。患侧髋关节最大限度地外旋，在大转子上施加向前的力，使股骨头前移。出现疼痛则为阳性。

G.   外展 – 伸展 – 外旋试验：

    1.   患者侧卧位，患肢向上外展 30°，外旋。向前的力施加在大转子上，腿慢慢地从前伸 10° 到完全伸展。有症状，则为阳性。

    2.   阳性表明前盂唇病变或前盂唇不稳。

H.   当肌肉试图稳定不稳定的髋关节时，Thomas 髋关节屈曲髂腰肌挛缩试验和 Ober 髂胫束松紧试验也可能是阳性的。

影像学

放射学评估的目的是筛选关节不稳的危险因素：

A.   最初应获得包括骨盆前后位（AP）和髋关节侧位在内的 X 线片，以排除外伤和任何骨异常：

1. 评估髋关节向心复位情况。评估骨折、嵌顿或关节内骨碎片。
2. Wiberg 的外侧中心边缘角应用于评估髋臼对股骨头的覆盖度，排除髋关节发育不良（正常＞ 25°）。
3. 股骨头颈部偏心异常，可能是 FAI。
4. 后壁征和（或）坐骨棘征（骨盆 AP 视图上可见坐骨棘）提示髋臼后倾。
5. 应注意髋关节的退行性变。

B. 计算机断层扫描（CT）可用于评估创伤性不稳和轻微发育不良：

平片可能漏诊髋臼小而不移位的骨折。在外伤性或非外伤性髋关节脱位和复位后，常规行 CT 检查。

C. 磁共振成像可以对软组织异常进行详细的评估，如髋臼盂唇病变、软骨缺损或关节囊复合体缺失或衰退。

关节内注射

局部麻醉剂注射试验可用来确定关节内疼痛的起源。注射通常在放射线引导（如超声、透视）下进行。如果疼痛源于关节内，大多数症状会显著改善。

治疗

Ⅰ. 急性创伤性髋关节脱位应及时复位，以降低软骨损伤或缺血性坏死恶化的风险。复位后立即行影像学检查，对确认同心复位和稳定性非常重要，ROM 对关节的完整性和复发不稳的风险评估很有必要。

Ⅱ. 保守派：

非手术治疗是治疗非创伤性不稳的首选治疗方法：

1. 患者应登记在活动修改模块中。
2. 开始物理治疗：重点应放在加强下背部、腹部核心肌群和髋关节软组织稳定器，主要是髋关节外旋肌和外展肌。
3. 消炎药和关节内注射有助于缓解疼痛和现有的炎症过程。
4. 6 周物理治疗和活动调整后复查患者进展情况。持续的疼痛和症状应该通过手术干预来治疗。

Ⅲ. 外科手术治疗：

A. 如果髋关节脱臼后发现髋臼后壁残留骨碎片，应行急诊手术。

B. 开放的髋关节手术：可直视患处并直接处理。但需要合适的关节囊修复。

C. 髋关节镜：髋关节软组织稳定器的微创评估（盂唇撕裂、关节囊折叠、圆韧带撕裂）和修复对于恢复关节稳定性是必要的。当关节内病理可通过标准手术技术进行时，可作为一线治疗手段。存在几种形式的关节囊管理技术，包括：

1. 关节镜下关节囊小叶闭合术。
2. 关节镜下关节囊重叠折叠术。
3. 关节镜下热囊成形术：利用激光或射频热能减少髋关节囊容积，但在实践中使用较少。

D. 骨重新对位手术：该手术更具侵入性，包括髋臼截骨术和脱位股骨截骨术。严重髋臼发育不良或髋臼后倾的患者通常需行该手术。

Ⅳ. 术后康复治疗：

A. ROM：立即在髋关节支具，防止外旋、伸展超过中立位和外展超过 20°。

B. 4 周时，挂拐下地，患侧负重 30%；在接下来的 2 周内逐渐增加到完全负重。

C. 在 6 周时，取消 ROM 限制，目标是在 3 个月内完成全 ROM。

D. 在 4~6 个月内恢复全部活动。

参考文献

[1] Köhnlein W, Ganz R, Impellizzeri FM, Leunig M. Acetabular morphology: implications for joint-preserving surgery. Clin Orthop Relat Res 2009;467(3):682–691.

[2] Court-Brown C, McQueen M, Swiontkowski MF, Ring D, Friedman SM, Duckworth AD. Musculoskeletal Trauma in the Elderly. 2016.

[3] Toogood PA, Skalak A, Cooperman DR. Proximal femoral anatomy in the normal human population. Clin Orthop Relat Res 2009;467(4):876–885.

[4] Tan V, Seldes RM, Katz MA, Freedhand AM, Klimkiewicz JJ, Fitzgerald RH Jr. Contribution of acetabular labrum to articulating surface area and femoral head coverage in adult hip joints: an anatomic study in cadavera. Am J Orthop 2001;30(11):809–812.

[5] Beighton P, Horan F. Orthopaedic aspects of the Ehlers-Danlos syndrome. J Bone Joint Surg Br 1969;51(3):444–453.

[6] Hananouchi T, Yasui Y, Yamamoto K, Toritsuka Y, Ohzono K. Anterior impingement test for labral lesions has high positive predictive value. Clin Orthop Relat Res 2012;470(12):3524–3529.

[7] Frank RM, Slabaugh MA, Grumet RC, Virkus WW, Bush-Joseph CA, Nho SJ. Posterior hip pain in an athletic population: differential diagnosis and treatment options. Sports Health 2010;2(3):237–246.

[8] Byrd JW. Evaluation of the hip: history and physical examination. N Am J Sports Phys Ther 2007;2(4):231–240.

[9] Shu B, Safran MR. Hip instability: anatomic and clinical considerations of traumatic and atraumatic instability. Clin Sports Med 2011;30(2):349–367.

[10] Kalisvaart MM, Safran MR. Microinstability of the hip-it does exist: etiology, diagnosis and treatment. J Hip Preserv Surg 2015;2(2):123–135.

[11] Kivlan BR, Carroll L, Burfield A, Enseki KR, Martin RL. Length Change of the Iliofemoral Ligament during Tests for Anterior Microinstability of the Hip Joint: A Cadaveric Validity Study. Int J Sports Phys Ther 2019;14(4):613–622.

[12] Mannava S, Geeslin AG, Frangiamore SJ, et al. Comprehensive Clinical Evaluation of Femoroacetabular Impingement: Part 2, Plain Radiography. Arthrosc Tech 2017;6(5):e2003–e2009.

[13] Kraeutler MJ, Garabekyan T, Fioravanti MJ, Young DA, Mei-Dan O. Efficacy of a non-image-guided diagnostic hip injection in patients with clinical and radiographic evidence of intra-articular hip pathology. J Hip Preserv Surg 2018;5(3):220–225.

[14] Malloy P, Gray K, Wolff AB. Rehabilitation After Hip Arthroscopy: A Movement Control-Based Perspective. Clin Sports Med 2016;35(3):503–521.

推荐阅读

[1] Bolia I, Chahla J, Locks R, Briggs K, Philippon MJ. Microinstability of the hip: a previously unrecognized pathology. Muscles Ligaments Tendons J 2016;6(3):354–360.

[2] Boykin RE, Anz AW, Bushnell BD, Kocher MS, Stubbs AJ, Philippon MJ. Hip instability. J Am Acad Orthop Surg 2011;19(6):340–349.

[3] Dangin A, Tardy N, Wettstein M, May O, Bonin N. Microinstability of the hip: a review. Orthop Traumatol Surg Res 2016;102(8S):S301–S309.

[4] Dumont GD. Hip instability: current concepts and treatment options. Clin Sports Med 2016;35(3):435–447.

[5] Kalisvaart MM, Safran MR. Microinstability of the hip-it does exist: etiology, diagnosis and treatment. J Hip Preserv Surg 2015;2(2):123–135.

[6] Kraeutler MJ, Garabekyan T, Pascual-Garrido C, Mei-Dan O. Hip instability: a review of hip dysplasia and other contributing factors. Muscles Ligaments Tendons J 2016;6(3):343–353.

[7] Shu B, Safran MR. Hip instability: anatomic and clinical considerations of traumatic and atraumatic instability. Clin Sports Med 2011;30(2):349–367.

[8] Smith MV, Sekiya JK. Hip instability. Sports Med Arthrosc Rev 2010;18(2):108–112.

[9] Slikker W III, Van Thiel GS, Chahal J, Nho SJ. Hip instability and arthroscopic techniques for complete capsular closure and capsular plication. Oper Tech Sports Med 2011;20(4):301–309.

第二部分

II

第九章　骨盆骨折

Joshua D. Harris, Robert A. Jack II

夏远军 / 译
李宝丰 / 校

介绍

骨盆环骨折

Ⅰ. 损伤机制。高能量钝性创伤：
- A. 摩托车碰撞。
- B. 汽车行人相撞。
- C. 跌落。
- D. 机动车碰撞。
- E. 挤压伤。

Ⅱ. 其他相关高能量损伤：
- A. 胸部 / 胸廓损伤。
- B. 长骨骨折。
- C. 生殖器官损伤。
- D. 头部损伤。
- E. 腹部损伤。
- F. 脊柱骨折。

Ⅲ. 死亡率：
- A. 10%~50%。
- B. 出血是主要原因。
- C. 其他关联：
  1. 出现时收缩压 < 90mmHg。
  2. 年龄 > 60 岁。
  3. 损伤严重程度加重量表（ISS）：一种解剖学评分系统，根据简化损伤量表（AIS）对 6 个身体部位进行评分，为多发性损伤患者提供整体评分，评分范围为 3~75 分。
     - a. 头颈部。
     - b. 面部。
     - c. 胸部。
     - d. 腹部。
     - e. 肢体。
     - f. 外部。
  4. 需要超过 4U 的纯红细胞。

髋臼骨折

Ⅰ. 损伤机制。双峰型：

    A. 年轻患者为高能量损伤。

    B. 老年患者为低能量损伤。

    C. 可能伴有髋关节脱位（图 9.1）。

Ⅱ. 联合损伤（高达 50% 的患者）：

    A. 四肢损伤：35%。

    B. 头部损伤：19%。

    C. 胸部损伤：18%。

    D. 神经麻痹：13%。

    E. 腹部损伤：8%。

    F. 泌尿生殖系统损伤：6%。

    G. 脊柱损伤：4%。

Ⅲ. 骨折模式定义为：

    A. 力的矢量性。

    B. 股骨头的位置（髋关节位置）。

    C. 骨密度。

解剖因素

骨盆环（图 9.2）

Ⅰ. 骨学：

    A. 骶骨和两块无名骨。

    B. 稳定性依赖于周围牢固的韧带结构。

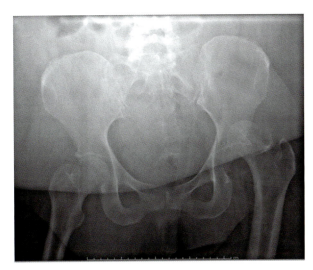

图 9.1　骨盆正位 X 线片显示左侧髋关节后脱位合并髋臼后壁骨折

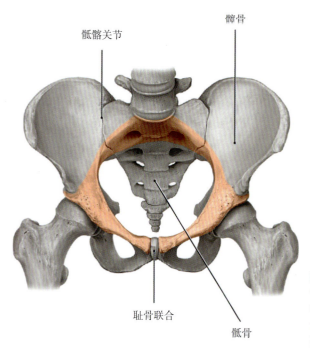

骶髂关节　　　　　髋骨

耻骨联合

骶骨

图 9.2 骨盆带和骨盆环的前上方视图。骨盆带由两块髋骨（臀部骨骼）组成。骶髂关节和软骨性耻骨联合将骨盆带的骨性部分与骶骨结合起来，形成一个稳定的环，称为骨盆环（由带颜色阴影表示）。它几乎不允许活动，因为整个骨盆环的稳定性是将躯干负荷传递到下肢的重要前提

    C. 至少存在两处强制破坏环的位移。

Ⅱ. 韧带（图 9.3）：

    A. 前联合（抵抗外旋）。

    B. 骨盆底：

        1. 骶棘韧带（抵抗外旋）。

        2. 骶结节韧带（抵抗剪切和滑脱）。

    C. 骶髂后复合体：对稳定性最重要：

        1. 骶髂前韧带（抵抗外旋）。

        2. 骶髂间韧带（抵抗前后平移）。

        3. 骶髂后韧带（抵抗头尾平移）。

        4. 髂腰韧带（抵抗内外旋转）。

Ⅲ. 神经血管结构（图 9.4）：

    A. 腰骶丛。

    B. 髂内血管。

    C. 大量神经血管结构与骨盆后韧带密切相关。

髋臼

Ⅰ. 骨学：

    基于双柱理论（图 9.5）：

    1. 髋臼由两根骨柱支撑。

    2. 倒 Y 形轮廓。

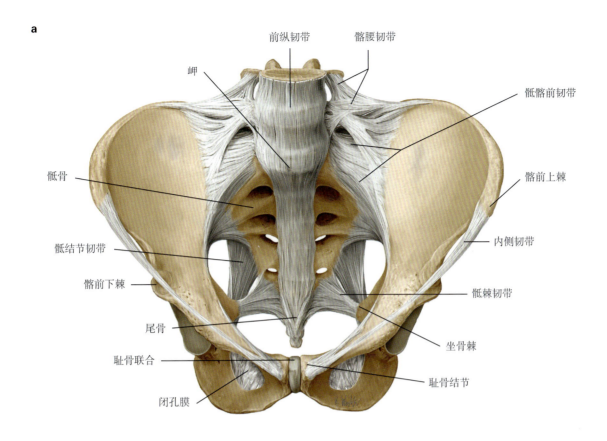

a

前纵韧带　髂腰韧带

岬

骶骨

骶结节韧带

髂前下棘

尾骨

耻骨联合

闭孔膜

骶髂前韧带

髂前上棘

内侧韧带

骶棘韧带

坐骨棘

耻骨结节

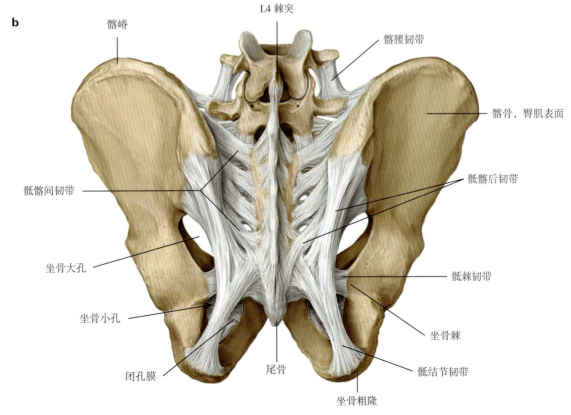

b

髂嵴

L4 棘突

髂腰韧带

髂骨，臀肌表面

骶髂间韧带

骶髂后韧带

坐骨大孔

骶棘韧带

坐骨小孔

坐骨棘

闭孔膜

尾骨

骶结节韧带

坐骨粗隆

图 9.3 （a、b）男性骨盆韧带

a

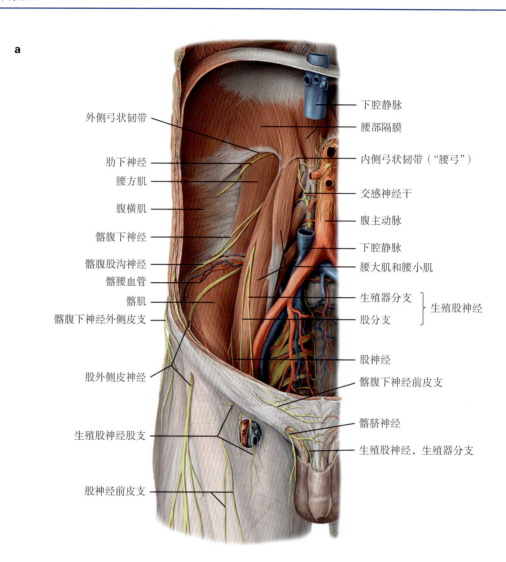

外侧弓状韧带

肋下神经
腰方肌
腹横肌

髂腹下神经

髂腹股沟神经
髂腰血管
髂肌
髂腹下神经外侧皮支

股外侧皮神经

生殖股神经股支

股神经前皮支

下腔静脉
腰部隔膜
内侧弓状韧带（"腰弓"）
交感神经干
腹主动脉
下腔静脉
腰大肌和腰小肌
生殖器分支 ⎫
股分支 ⎬ 生殖股神经
股神经
髂腹下神经前皮支
髂脐神经
生殖股神经，生殖器分支

b

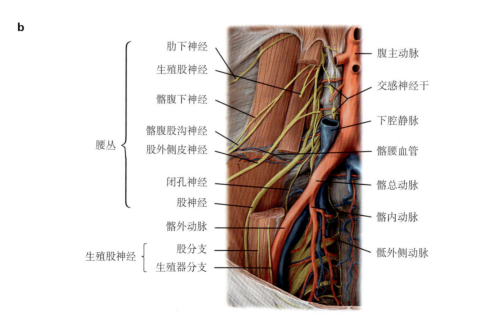

腰丛 ⎧
肋下神经
生殖股神经
髂腹下神经
髂腹股沟神经
股外侧皮神经
闭孔神经
股神经
髂外动脉
⎭

生殖股神经 ⎧ 股分支
⎩ 生殖器分支

腹主动脉
交感神经干
下腔静脉
髂腰血管
髂总动脉
髂内动脉
骶外侧动脉

图 9.4　躯干后壁前侧的神经血管结构。（a）切除躯干前壁和侧壁、腹膜内和腹膜后器官、腹膜以及躯干后壁的所有筋膜后，右侧的腰窝。下腔静脉已部分切除。（b）腰大肌表层切除后，右侧腰丛的腰窝

3. 前柱：
   a. 髂骨前部。
   b. 前壁和穹顶。
   c. 髂骨颈隆起。
   d. 耻骨上外侧支。
4. 后柱：
   a. 四边形曲面。
   b. 后壁和穹顶。
   c. 坐骨结节。
   d. 坐骨大切迹和坐骨小切迹。

Ⅱ. 血管结构：
   A. 闭孔动脉和静脉。
   B. 血管：
      1. 髂外血管和髂内血管的吻合。
      2. 在受伤和手术干预过程中容易受到损伤。

分类

骨盆环

Ⅰ. Young–Burgess 分型（表 9.1，图 9.6）。
Ⅱ. Tile 分型（表 9.2）。

髋臼

Letournel 分型（表 9.3）。

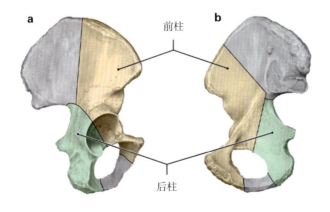

图 9.5 髂骨的柱状原理。（a）外侧视图和（b）内侧视图

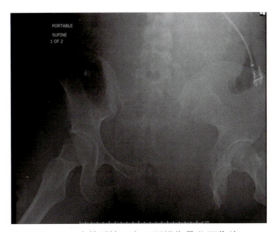

图 9.6 APC（前后挤压）Ⅲ型损伤骨盆正位片

表 9.1 骨盆环损伤的 Young–Burgess 分型

类型	描述
前后挤压型（APC）	
APC Ⅰ 型	耻骨联合分离＜ 2.5cm
APC Ⅱ 型	耻骨联合分离＞ 2.5cm，骶髂关节前部分离，骶髂关节后部韧带完整，骶棘韧带和骶结节韧带断裂
APC Ⅲ 型	骶髂关节前、后韧带断裂，骶棘韧带和骶结节韧带断裂
侧方挤压型（LC）	
LC Ⅰ 型	斜行或横行骨折和同侧骶骨前翼压缩性骨折
LC Ⅱ 型	升支骨折和同侧髂骨后部骨折脱位（新月形骨折）
LC Ⅲ 型	同侧挤压型和对侧前后挤压型（对侧开书式骨折）
垂直剪切型	
垂直剪切型	半骨盆的后部和上部移位

表 9.2 骨盆环损伤的 Tile 分型

类型	描述
A：旋转和垂直稳定型	
A1 型	不累及环部的骨折（撕脱或髂骨翼骨折）
A2 型	稳定或轻微移位的环状骨折
A3 型	骶骨横断性骨折
B：旋转不稳定，垂直稳定型	
B1 型	开书式损伤（外旋）
B2 型	侧方挤压损伤（内旋）
B2–1 型	同侧分支前环移位
B2–2 型	对侧支前环移位
B3 型	双侧均为 B 型损伤
C：旋转和垂直不稳定型	
C1 型	单侧
C1–1 型	髂骨骨折
C1–2 型	骶髂关节骨折脱位
C1–3 型	骶骨骨折
C2 型	双侧，一侧为 B 型，一侧为 C 型
C3 型	双侧均为 C 型

表 9.3　髋臼骨折的 Letournel 分型

类型	特点	发生率
简单型		
后壁骨折	最常见	25%
后柱骨折	坐骨髋臼部与髂骨分离	3%~5%
前壁骨折	少见	1%~2%
前柱骨折	髋骨的前缘从完整的髂骨移位	3%~5%
横行骨折	仅累及两柱的简单骨折	5%~19%
复杂型		
双柱骨折	髋臼与轴骨完全分离，闭孔斜位"马刺征"	23%
横行伴后壁骨折	横断部分可经直肠、直肠旁或直肠下	20%
T 形骨折	为下行垂直骨折	7%
前柱或前壁伴后半横行骨折	75%会累及前柱，不累及壁	7%
后柱伴后壁骨折	不同时累及双柱的联合骨折	3%~4%

历史和记录

急救医疗运输专业人员提供的信息

Ⅰ. 损伤机制。
Ⅱ. 意识水平：
　　　Glasgow 昏迷评分量表（得分范围为 3~15 分；睁眼、言语和运动反应）。
Ⅲ. 初步体格检查。

初步评估

Ⅰ. 气道。
Ⅱ. 呼吸。
Ⅲ. 循环。
Ⅳ. 伤残 / 神经状态。
Ⅴ. 暴露与环境。

症状

Ⅰ. 疼痛。
Ⅱ. 不能负重。

体格检查

Ⅰ. 视诊：

    A. 下肢位置异常：

        1. 一侧或双侧肢体外旋。

        2. 下肢长度缩短。

    B. 皮肤：

        1. 脱套伤（Morel–Lavalée 损伤）。

        2. 侧面血肿。

Ⅱ. 触诊：

    A. 评估有无捻发音。

    B. 用轻柔的侧方压力或旋转力测试骨盆稳定性。

Ⅲ. 神经系统检查：

    A. 下肢运动检查。

    B. 下肢感觉检查。

    C. 直肠检查。

Ⅳ. 血管检查：

    触诊和（或）多普勒超声检查足背动脉和胫后动脉。

Ⅴ. 泌尿生殖系统检查：

    A. 阴囊 / 阴唇或会阴部血肿。

    B. 尿道口出血。

    C. 外伤性会阴撕裂伤。

    D. 血尿。

    E. 开放性骨折的阴道 / 直肠检查。

影像诊断

X 线检查

Ⅰ. 骨盆正位片（图 9.7）。

Ⅱ. 骨盆环损伤：

    A. 入口 X 线片：

        光线指向尾侧 45°。

    B. 出口 X 线片：

        光线指向头侧 45°。

    C. "火烈鸟"视图——在慢性环境中比在急性环境中更有用：

        单腿站立正位观察有助于评估耻骨联合不稳定。

Ⅲ. 髋臼损伤——Judet 的观点：

    A. 髂骨斜位片（图 9.8）：

光束向健侧倾斜 45°。

  B. 闭孔斜位片（图 9.9）：

    光束向患侧倾斜 45°。

计算机断层扫描（图 9.10）

Ⅰ. 评估骨盆环或髋臼骨折的常规方法。

Ⅱ. 明确有无粉碎性骨折、边缘撞击和旋转移位。

Ⅲ. 识别不牢固部位。

Ⅳ. 三维重建。

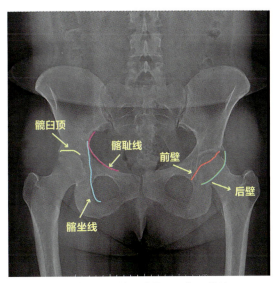

图 9.7 具有放射标记的正常骨盆正位 X 线片

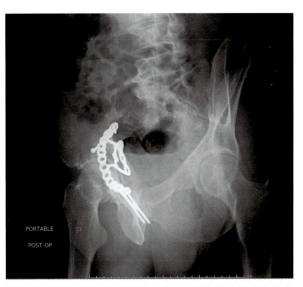

图 9.8 髂斜位 X 线片显示患者接受切开复位内固定治疗右髋臼双柱骨折

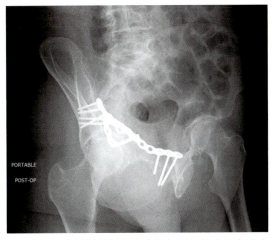

图 9.9 闭孔斜位片显示患者行切开复位内固定治疗右髋臼双柱骨折

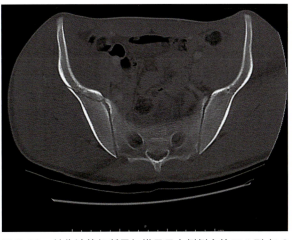

图 9.10 轴位计算机断层扫描显示右侧侧方挤压 Ⅱ 型（LC Ⅱ 型）损伤

治疗

骨盆环损伤

Ⅰ. 初步治疗：
- A. 稳定和复苏：
  1. 脊柱和四肢应进行适当的固定。
  2. 根据需要按 1∶1 比例输注纯红细胞和新鲜冰冻血浆。
  3. 在重症监护病房观察 24~36h，是否可能因内出血迅速恶化。
- B. 骨盆夹板或骨盆带：
  1. 不稳定骨盆环损伤的初步治疗。
  2. 减少骨盆内容积。
  3. 以大转子为中心。
  4. 必要时将脚踝一同固定防止外旋。
  5. 手术固定前可以切割薄片，而无须完全移除。

Ⅱ. 非手术治疗：
  指征：骨盆环机械稳定性损伤。
  1. LC Ⅰ型。
  2. APC Ⅰ型。
  3. 孤立性耻骨支骨折。
  4. 产后耻骨联合增宽 < 4cm。

Ⅲ. 手术治疗：
- A. 外固定：
  1. 指征：
     - a. 外旋部位的骨盆环损伤。
     - b. 不稳定骨折患者持续失血。
  2. 禁忌证：
     - a. 髋臼骨折。
     - b. 髂骨骨折。
- B. 切开复位内固定：
  1. 指征：
     - a. 开放性骨折。
     - b. 半骨盆旋转伴移位。
     - c. 耻骨联合分离 > 2.5cm。
     - d. 骶髂关节分离 > 1cm。
     - e. 骶骨骨折伴移位。
     - f. 产后耻骨联合分离 > 6cm。
  2. 方法：
     - a. 前环稳定（图 9.11，图 9.12）：

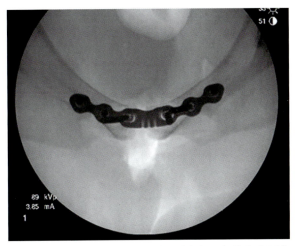 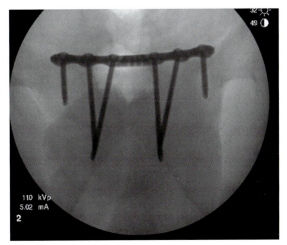

图 9.11 术中透视图像显示耻骨联合切开复位和内固定（1）

图 9.12 术中透视图像显示耻骨联合切开复位和内固定（2）

ⅰ. 上钢板。

ⅱ. Pfannenstiel 切口。

b. 后环稳定：

ⅰ. 髂骶部螺钉：通过 S1 椎体的安全区，利用进 / 出口透视协助放置。

ⅱ. 骶髂关节前路螺钉。

ⅲ. 骶髂关节后路钢板。

髋臼骨折

Ⅰ. 初步治疗：

骨骼牵引：

1. 不稳定骨折。

2. 涉及承重窝顶。

3. 股骨头半脱位或脱位。

Ⅱ. 非手术治疗：

A. 指征：

1. 患者因素：

a. 手术风险高。

b. 病态肥胖。

c. 报告延迟。

2. 骨折特征：

a. 移位小（< 2mm）。

b. 后壁骨折受累 < 20%：

麻醉下检查以确定稳定性。

c. 髋臼关节融合。

B. 拟定方案：

1. 脚趾接触承重：

    比非承重的关节反作用力小。

2. 行人耐受的活动。

Ⅲ. 手术治疗：

A. 切开复位和内固定（图 9.13）：

    指征：

    a. 患者因素：

        ⅰ. 急性损伤。

        ⅱ. 生理方面稳定。

        ⅲ. 无局部感染。

    b. 骨折特点：

        ⅰ. 髋臼顶位移＞2mm。

        ⅱ. 不稳定骨折模式。

        ⅲ. 后壁骨折＞40%。

        ⅳ. 边缘撞击。

        ⅴ. 关节内游离体。

        ⅵ. 不可复位的骨折脱位。

    c. 方法：

        ⅰ. Kocher–Langenbeck 入路：

            （1）后壁骨折。

            （2）后柱骨折。

            （3）横行骨折。

            （4）后柱伴后壁骨折。

            （5）横行伴后壁骨折。

            （6）T 形（直下型或并列型）骨折。

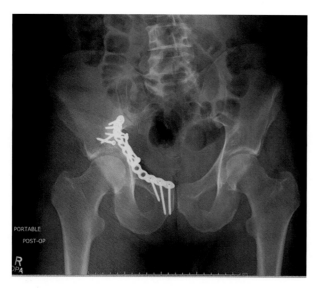

图 9.13 骨盆正位 X 线片显示右髋臼双柱骨折钢板螺钉固定

ⅱ. 髂腹股沟入路：

（1）前壁骨折。

（2）前柱骨折。

（3）横行（直下型或并列型）骨折。

（4）前柱或前壁伴后半横行骨折。

（5）双柱骨折。

ⅲ. 髂股：前壁骨折和前柱骨折。

ⅳ. 髂股延伸：

（1）横行骨折。

（2）横行伴后壁骨折。

（3）双柱骨折。

ⅴ. 联合：T形骨折和双柱骨折。

ⅵ. Stoppa：内侧壁。

B. 柱状螺钉经皮固定：

1. 顺行（髂翼至升支）。

2. 逆行（升支至髂翼）。

3. 后柱螺钉。

C. 全髋关节置换术：

适应证：

a. 老年患者有明显粉碎性或骨密度低者。

b. 既往存在关节炎。

并发症

骨盆环损伤

Ⅰ. 泌尿生殖系统：

A. 后尿道撕裂。

B. 膀胱破裂。

Ⅱ. 长期不稳定：

A. 在非手术病例中少见。

B. 用负重时的疼痛作为不稳定的标志。

C. 机械症状。

Ⅲ. 手术干预后：

A. 神经系统损伤：

1. 骶髂关节螺钉穿透前皮质造成 L5 神经根损伤。

2. 外固定术后股外侧皮神经损伤。

B. 固定失败。

C. 不愈合。

髋臼骨折

Ⅰ. 创伤后关节退行性疾病：
   A. 骨折复位质量是主要决定因素。
   B. 位移＞1mm 的风险更高。

Ⅱ. 异位骨化：
   A. 髋臼骨折术后患者报告的发病率高达 90%。
   B. 髋关节活动度丧失＞20% 者的发病率高达 50%。
   C. 延长入路增加发病率。

Ⅲ. 股骨头坏死：
   A. 与骨折脱位损伤模式相关。
   B. 也可能是骨折复位不良所致。

Ⅳ. 关节内植入物放置。

Ⅴ. 静脉血栓栓塞。

Ⅵ. 外展肌无力。

参考文献

[1] Adams JE, Davis GG, Alexander CB, Alonso JE. Pelvic trauma in rapidly fatal motor vehicle accidents. J Orthop Trauma 2003;17(6):406–410.
[2] Demetriades D, Karaiskakis M, Toutouzas K, Alo K, Velmahos G, Chan L. Pelvic fractures: epidemiology and predictors of associated abdominal injuries and outcomes. J Am Coll Surg 2002;195(1):1–10.
[3] Gillila M, Ward R, Barton R, Miller P, Duke J. Factors affecting mortality in pelvic fractures. J Trauma Inj Infect Crit Care 1982;22(8):691–693</jrn>.
[4] Looser KG, Crombie HD Jr. Pelvic fractures: an anatomic guide to severity of injury. Review of 100 cases. Am J Surg 1976;132(5):638–642.
[5] Monahan PR, Taylor RG. Dislocation and fracture-dislocation of the pelvis. Injury 1975;6(4):325–333.
[6] Reynolds B, Balsano N, Reynolds F. Pelvic fractures. J Trauma Inj Infect Crit Care 1973;13(11):1011–1014</jrn>.
[7] Riska EB, von Bonsdorff H, Hakkinen S, Jaroma H, Kiviluoto O, Paavilainen T. External fixation of unstable pelvic fractures. Int Orthop 1979;3(3):183–188.
[8] Rothenberger D, Velasco R, Strate R, Fischer R, Perry J. Open pelvic fracture. J Trauma: Inj Infect Crit Care 1978;18(3):184–187</jrn>.
[9] Tile M. Acute pelvic fractures: II. Principles of management. J Am Acad Orthop Surg 1996;4(3):152–161.
[10] Karadimas EJ, Nicolson T, Kakagia DD, Matthews SJ, Richards PJ, Giannoudis PV. Angiographic embolisation of pelvic ring injuries. Treatment algorithm and review of the literature. Int Orthop 2011;35(9):1381–1390.
[11] Manson TT, Nascone JW, Sciadini MF, O'Toole RV. Does fracture pattern predict death with lateral compression type 1 pelvic fractures? J Trauma 2010;69(4):876–879.
[12] Smith W, Williams A, Agudelo J, et al. Early predictors of mortality in hemodynamically unstable pelvis fractures. J Orthop Trauma 2007;21(1):31–37.
[13] Rommens PM, Wagner D, Hofmann A. Fragility fractures of the pelvis. JBJS Rev 2017;5(3):1.
[14] Kregor PJ, Templeman D. Associated injuries complicating the management of acetabular fractures: review and case studies. Orthop Clin North Am 2002;33(1):73–95, viii.
[15] Matta J. Fracture of the acetabulum: accuracy of reduction and clinical results in patients managed operatively within three weeks after the injury. Orthop Trauma Dir 2011;9(2):31–36 </jrn>.
[16] Moed BR, WillsonCarr SE, Watson JT. Results of operative treatment of fractures of the posterior wall of the acetabulum. J Bone Joint Surg Am 2002;84(5):752–758.
[17] Moed BR, Yu PH, Gruson KI. Functional outcomes of acetabular fractures. J Bone Joint Surg Am 2003;85(10):1879–1883.
[18] Letournel E, Judet R. Fractures of the Acetabulum. Berlin: Springer-Verlag; 1993.
[19] Burgess AR, Eastridge BJ, Young JW, et al. Pelvic ring disruptions: effective classification system and treatment protocols. J Trauma 1990;30(7):848–856.
[20] Tile M. Acute pelvic fractures: I. Causation and classification. J Am Acad Orthop Surg 1996;4(3):143–151.
[21] Borrelli J Jr, Goldfarb C, Catalano L, Evanoff BA. Assessment of articular fragment displacement in acetabular fractures: a comparison of computerized tomography and plain radiographs. J Orthop Trauma 2002;16(7):449–456, discussion 456–457.

[22]   Bucholz R, Court-Brown C, Green D, Heckman J, Rockwood C, Tornetta P. Rockwood and Green's Fractures In Adults. Philadelphia, PA: Wolters Kluwer Health/Lippincott Williams & Wilkins; 2010.

[23]   Croce MA, Magnotti LJ, Savage SA, Wood GW II, Fabian TC. Emergent pelvic fi xation in patients with exsanguinating pelvic fractures. J Am Coll Surg 2007;204(5):935–939, discussion 940–942.

[24]   Routt ML Jr, Falicov A, Woodhouse E, Schildhauer TA. Circumferential pelvic antishock sheeting: a temporary resuscitation aid. J Orthop Trauma 2002;16(1):45–48.

第十章 髋关节囊内骨折

Carlos J. Meheux, Luis F. Pulido-Sierra

李宝丰 / 译
夏远军 / 校

股骨头骨折

介绍

Ⅰ. 合并髋关节脱位：

    A. 为骨科急诊。

    B. 剪切型骨折。

    C. 压缩或粉碎性。

Ⅱ. 股骨头的解剖和血供：

    A. 旋股内侧动脉（MFCA）。

    B. 股深动脉发出的旋股内侧动脉分支：

             5 个恒定分支：浅支、升支、髋臼支、降支、深支。

    C. 深支向股骨头供血：

        1. 穿透后关节囊。

        2. 上孖肌近端。

        3. 梨状肌腱远端。

    D. 后外侧支持支终止于：

        1. 滑膜覆盖。

        2. 进入股骨头：骨软骨交界处外侧 2~4mm。

    E. 臀下动脉与旋股内侧动脉吻合：

        1. 梨状肌下缘。

        2. 恒定的吻合支。

        3. 手术中必须保留。

机制

高能量机动车碰撞（84%）：

    A. 髋关节后脱位：

        1. 12% 与股骨头骨折相关。

        2. 髋关节屈曲内收的轴向载荷。

        3. 膝关节与仪表板撞击。

    B. 髋关节脱位和股骨头骨折的合并损伤：

        1. 髋臼骨折。

        2. 股骨颈骨折。

3. 股骨干骨折。

4. 同侧膝关节损伤（25%）：
    a. 半月板撕裂（22%）。
    b. 骨髓水肿（33%）。
    c. 膝关节积液（37%）。
    d. 交叉韧带损伤（25%）。
    e. 侧副韧带损伤（21%）。
    f. 膝关节周围骨折（15%）。

5. 坐骨神经损伤（10%~23%）：
    a. 腓总神经损伤。
    b. 恢复率为60%~70%。

6. 骨盆、腹部、胸部、头部和脊柱损伤。

诊断

Ⅰ. 病史：
   A. 有局限性。
   B. 高能量创伤。

Ⅱ. 体格检查：
   高级创伤生命支持（ATLS）：

1. 优先处理（生命、肢体、功能）。

2. 首要检查：
    a. 气道和颈椎控制。
    b. 呼吸和通气。
    c. 循环与出血。
    d. 残疾。
    e. 开放伤。

3. 进一步检查：
    a. 病史。
    b. 从头到脚的检查。
    c. 四肢：
       ⅰ. 后脱位：髋关节位置：屈曲、内收、内旋。
       ⅱ. 前脱位：髋关节位置：外展、外旋、外翻（闭孔脱位：闭孔处或下方；耻骨脱位：耻骨前上方），血管检查。神经病学检查：尝试复位前后检查下肢的运动和感觉。

Ⅲ. 影像学检查：
   A. X线检查：
   1. 仰卧位骨盆正位片：
      a. 多发伤的常规影像学检查。

      b.   对称的股骨头。

      c.   髋臼窝内股骨头碎块。

      d.   股骨颈。

      e.   肢体位置。

      f.   骨盆环损伤：

          ⅰ．骨盆的进、出口位。

          ⅱ．CT 扫描。

      g.   髋臼骨折：

          ⅰ．Judet 位（沿髂骨和闭孔之间斜行拍摄）。

          ⅱ．CT 扫描。

  2.   穿桌侧位片：

          正交成像。

B.   CT：

  1.   常用于检查多发伤患者：

      a.   胸部、腹部、骨盆。

      b.   颈椎、胸椎和腰椎。

  2.   复位前 CT：

      a.   不应延迟髋关节复位。

      b.   适用于难复性脱位。

  3.   复位后评估：

      a.   闭合复位后常规 CT 扫描。

      b.   多层螺旋 CT，高校准，1~2mm 切面。

      c.   评估：

          ⅰ．同心圆复位。

          ⅱ．关节内游离体。

          ⅲ．股骨头骨折：大小和位置。

          ⅳ．髋臼骨折：

               后壁骨折。

          ⅴ．股骨颈。

分类

Ⅰ．Pipkin 分型（图 10.1）：

          股骨头骨折合并髋关节后脱位：

  1.   Ⅰ型：

      a.   股骨头凹下的骨折。

      b.   关节承重区域外的骨折。

  2.   Ⅱ型：

      a.   股骨头凹头部的骨折。

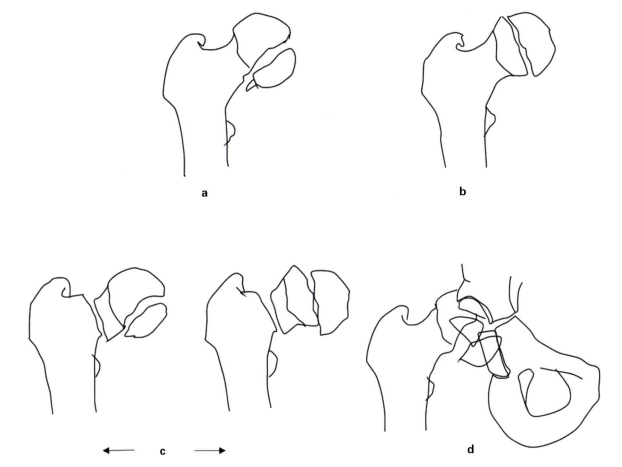

图 10.1　股骨头骨折合并髋关节后脱位的 Pipkin 分型系统。与股骨头凹的关系决定了Ⅰ型和Ⅱ型（a、b）骨折的类型。Ⅰ型骨折位于股骨头中央凹的尾端。Ⅱ型骨折位于股骨头中央凹头端，通常位于承重区。Ⅲ型（c）骨折与股骨颈骨折相关。Ⅳ型（d）骨折合并髋臼骨折

   b. 关节承重区域内的骨折。
  3. Ⅲ型：
    合并同侧股骨颈骨折。
  4. Ⅳ型：
    合并同侧髋臼骨折。
Ⅱ.骨科创伤协会（OTA）分型：
  31-C，股骨头骨折：
  1. 31-C1，劈裂骨折（PipkinⅠ、Ⅱ型）。
  2. 31-C2，伴有凹陷。
  3. 31-C3，合并股骨颈骨折。

治疗

Ⅰ.非手术治疗：
  A. 急诊闭合复位。

B. 4 周接触负重，足在休息时可以触地，行走时禁止触地。

C. 膝关节固定器或髋关节外展支架。

D. 适应证：

    1. 关节不一致性在 1mm 及以内的 Pipkin Ⅰ 型患者。

    2. 无关节不一致性的 Pipkin Ⅱ 型患者。

    3. 无骨折块插入。

    4. 同心短缩骨折。

    5. 不能耐受手术的患者。

Ⅱ. 手术治疗：

A. 切开复位内固定（ORIF）：

    1. 适应证：

        a. 关节面关节不一致性＞1mm 的 Pipkin Ⅰ 型骨折。

        b. 有位移的 Pipkin Ⅱ 型骨折。

        c. Pipkin Ⅲ、Ⅳ 型骨折。

        d. 有骨折块插入。

        f. 非同心短缩骨折。

    2. 手术入路：

        a. Smith-Peterson 入路。

        b. 粗隆前外侧截骨。

        c. 髋关节外科脱位入路。

        d. 经臀部入路。

        e. 关节镜辅助经皮固定。

    3. 固定方法：

        a. 微型或小型螺钉：

            ⅰ. 为松质骨生物可吸收螺钉。

            ⅱ. Herbert 螺钉固定。

            ⅲ. 沉头螺钉。

        b. 骨盆重建钢板。

    4. Pipkin Ⅲ 型骨折：

        a. 股骨头和股骨颈切开复位内固定。

        b. 髋关节置换术：

            ⅰ. 老年患者。

            ⅱ. 粉碎性骨折。

    5. Pipkin Ⅳ 型：

        a. 股骨头与髋臼切开复位内固定。

        b. 恢复髋臼稳定性。

    6. 康复：

        a. 术后立即开展。

        b. 双拐杖接触负重：

ⅰ. 6~8 周：单独股骨头骨折内固定。

ⅱ. 8~12 周：股骨颈或髋臼骨折内固定。

B. 人工关节置换术：

1. 全髋关节置换术：

a. 患者能自由活动。

b. 患者具有更长的预期寿命。

2. 半关节置换术：

a. 老年患者。

b. 行动不便。

3. 适应证：

a. 老年 Pipkin Ⅲ 型骨折。

b. 有进展髋关节炎的迹象。

并发症

Ⅰ. 创伤后关节炎（20%）：

A. 骨软骨病变：

1. 患者体型较大。

2. 骨折位于承重位置。

3. 粉碎性骨折。

B. 髋臼或股骨头骨质丢失。

C. 复位不协调：

1. 软组织嵌入。

2. 骨折块嵌顿。

Ⅱ. 缺血性坏死（12%）：

髋关节脱位合并股骨头骨折：

1. 高能量创伤破坏血供。

2. 延误治疗。

3. 医源性损伤：

a. 闭合复位。

b. 手术入路：

优选前入路或大转子翻转截骨。

Ⅲ. 异位骨化（6%~64%）：

A. 肌肉和软组织损伤：

1. 创伤引起。

2. 手术暴露。

B. 髋臼骨折（Pipkin Ⅳ 型）。

C. 合并股骨头损伤。

Ⅳ. 骨折畸形愈合。

Ⅴ．髋关节不稳。

股骨颈骨折

介绍

Ⅰ．流行病学：

    A. 70 岁以上患者发生率较高。

    B. 老年患者常见。

    C. 在年轻患者中不常见。

    D. 骨质疏松的主要危险因素：

        1. 发生风险随着骨量的减少而增加。

        2. 在女性中更常见。

        3. 股骨近端骨密度随年龄增长而下降。

        4. 骨密度低：

            a. 慢性病：

                ⅰ．甲状腺功能减退。

                ⅱ．类风湿关节炎。

            b. 更年期。

            c. 吸烟。

            d. 饮酒。

            e. 药物治疗史：

                ⅰ．皮质类固醇。

                ⅱ．癫痫药。

Ⅱ．解剖学：

    A. 骨性解剖：

        1. 股骨颈干角约为 $130° \pm 7°$。

        2. 股骨颈前倾角约为 $10° \pm 7°$。

        3. 股骨头直径为 40~60mm。

    B.血运：

        1. 旋股内侧动脉：

            a. 骨骺外侧支。

            b. 股骨头的主要血液供应。

        2. 旋股外侧动脉：

               干骺端下支。

损伤机制

Ⅰ．青壮年患者：

A. 高能量创伤。

B. 轴向载荷。

Ⅱ. 老年患者：

A. 低能量创伤。

B. 高处坠落。

Ⅲ. 股骨颈应力性骨折：

A. 病理性：

1. 类风湿性关节炎。

2. 骨质疏松。

3. 股骨头颈成形术后（关节镜下或开放手术）。

B. 非病理性：

1. 反复亚极量应力导致的过度损伤：

a. 长跑运动员。

b. 入伍新兵。

2. 在所有应力性骨折损伤中占 1%~7.2%。

3. 与髋内翻相关。

4. 低危：

a. 股骨颈的内侧。

b. 压缩类型骨折。

c. 延迟愈合的风险较低。

5. 高危：

a. 股骨颈的上外侧。

b. 张力性骨折。

c. 延迟愈合的风险较高。

d. 长跑运动员。

e. 高达 80% 的 X 线片中是呈阴性的。

诊断

Ⅰ. 病史：

A. 腹股沟处疼痛。

B. 活动受限。

C. 损伤机制：

高能损伤与低能损伤的比较。

D. 损伤前：

1. 运动水平。

2. 步行状态。

3. 认知状态。

E. 既往脆性骨折：

        既往髋部疼痛。

  F. 其他部位疼痛。

  G. 合并症：

        对预后有影响。

Ⅱ. 体格检查：

  A. 肢体：

    1. 缩短。

    2. 外旋。

    3. 髋关节轻度屈曲。

  B. 评估相关损伤。

  C. 神经与血管的检查。

  D. 皮肤。

Ⅲ. 影像学检查：

  A. X 线检查：

    1. 骨盆正位片：

      a. 骨折类型。

      b. 移位情况。

    2. 穿桌侧位片：

        头部后移位。

    3. 不要拍摄蛙式位片：

        有非移位骨折发生移位的风险。

  B. CT：

    1. 多层螺旋 CT，高校准，1~2mm 切面。

    2. 评估头后移位。

    3. 非移位的股骨颈骨折：

      a. MRI 不能检查出。

      b. 高能量股骨干骨折。

  C. MRI：

    1. 隐匿性股骨颈骨折选择检查。

    2. 股骨颈应力性骨折选择检查：

      a. 高敏感性：86%~100%。

      b. 高特异性：100%。

分类系统

Ⅰ. Garden 分型（图 10.2）：

  A. 骨盆正位片。

  B. 观察者之间的一致性不高。

  C. 根据移位程度分为 4 种类型：

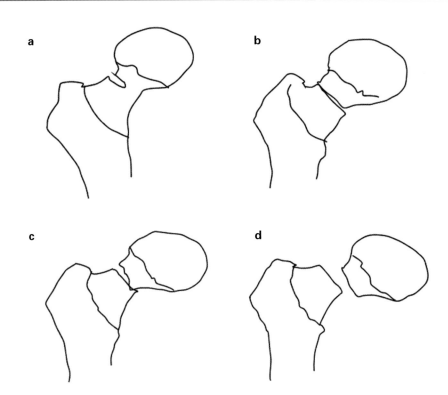

图10.2　股骨颈骨折的 Garden 分型。Ⅰ型（a）为不完全骨折或外翻受累。Ⅱ型（b）为完全骨折无移位。Ⅲ型（c）为完全骨折，部分内翻移位。Ⅳ型（d）为完全移位骨折

    1.　Ⅰ型：
        a.　不完全骨折。
        b.　外翻受影响。
        c.　未移位。
    2.　Ⅱ型：
        a.　完全骨折。
        b.　未移位。
    3.　Ⅲ型：
        a.　完全骨折。
        b.　内翻。
        c.　在功能上被认为是移位的。
    4.　Ⅳ型：
          完全移位。
  D.　出于治疗目的，非移位骨折与移位骨折对比。
Ⅱ. Pauwels 分型（图 10.3）：
  A.　骨盆正位片。
  B.　高能量损伤所致的股骨颈骨折。
  C.　根据水平线与骨折线所成的角度（Pauwels 角）分为 3 种类型：
    1.　骨折部位的剪切与压缩。

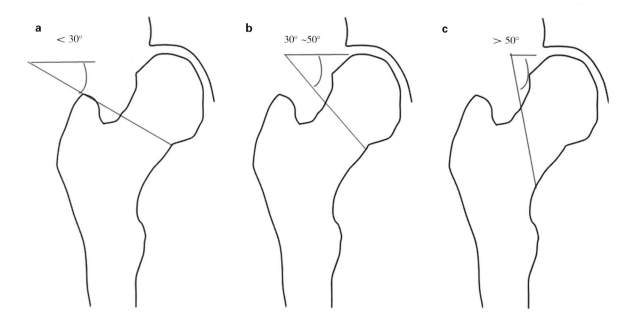

图 10.3 股骨颈骨折 Pauwels 分型。该分型基于骨折线与水平线所成的角度。Ⅰ型（a）较水平，Pauwels 角＜ 30°。Ⅱ型（b），Pauwels 角为 30°~50°。Ⅲ型（c）较垂直，Pauwels 角＞ 50°

    2.   Ⅰ型：

        a.   Pauwels 角＜ 30°。

        b.   压缩力在骨折部位占主导地位。

    3.   Ⅱ型：

            Pauwels 角为 30° ~50°。

    4.   Ⅲ型：

        a.   Pauwels 角＞ 50°。

        b.   剪切力在骨折部位占主导地位。

Ⅲ. OTA：

    A.   研究目的。

    B.   31-B 关节外骨折，颈部：

        1.   31-B1 头下型，轻微移位。

        2.   31-B2 经股骨颈型。

        3.   31-B3 头下型，移位，未受影响。

治疗

Ⅰ. 非手术治疗：

    A.   重病患者。

    B.   不能耐受手术风险。

    C.   低危的非病理性股骨颈应力性骨折：

        1.   压缩性内侧股骨颈骨折。

        2.   8 周后才能趾触负重。

Ⅱ. 手术治疗：

  A. 适用于大多数股骨颈骨折：

    1. 降低发病率和死亡率。

    2. 有助于患者早期活动。

    3. 改善患者预后。

    4. 急诊手术：

        外科急诊：

        ⅰ. 高能量损伤。

        ⅱ. 移位骨折。

        ⅲ. 年轻患者。

  B. 非移位型股骨颈骨折：

    原位内固定：

    a. 空心螺钉：

      ⅰ. 部分螺纹的松质螺钉。

      ⅱ. 6.5mm、7.0mm 和（或）7.3mm 螺钉。

      ⅲ. 倒三角形配置。

      ⅳ. 3 枚螺钉：

        （1）下方的螺钉：

          （a）从小转子近端开始。

          （b）降低转子下骨折的风险。

        （2）前上方的螺钉。

        （3）后上方的螺钉。

      ⅴ. 距软骨下骨 5mm 内。

      ⅵ. 骨质疏松症患者需要垫圈。

      ⅶ. 4 枚螺钉（图 10.4）：

        （1）股骨颈后部粉碎性骨折

        （2）Pauwels Ⅲ型骨折置入水平螺钉：

          抗剪切作用。

    b. 滑动髋螺钉：

      ⅰ. Pauwels Ⅲ型骨折。

      ⅱ. 股骨颈基底部骨折：

        旋转螺钉。

      ⅲ. 顶轴距＜ 25mm。

      ⅳ. 发生股骨头坏死的风险较高。

  C. 移位的股骨颈骨折：

    1. 手术治疗取决于以下因素：

    a. 患者：

      ⅰ. 年龄。

      ⅱ. 活动水平。

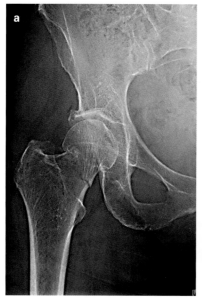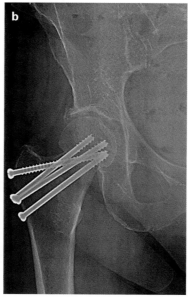

图 10.4 （a）为垂直方向和非移位的股骨颈骨折，骨折角度 > 50°（Pauwels Ⅲ 型）。（b）原位空心螺钉固定后骨折愈合，使用了第 4 枚水平螺钉

      ⅲ. 预期寿命。

      ⅳ. 内科合并症。

   b. 骨折的性质：

      ⅰ. 位置。

      ⅱ. 方向。

      ⅲ. 粉碎性骨折。

2. 治疗选择：

   a. 闭合复位切开内固定：

      ⅰ. 青壮年。

      ⅱ. 无活动能力且不适合关节置换术的老年患者。

      ⅲ. 可接受的复位标准：

         （1）颈干角 130° ~150°。

         （2）前倾 0° ~15°。

         （3）外翻角度达 15°。

      ⅳ. 不满意的复位：

         （1）内翻成角。

         （2）后倾。

         （3）高风险发生——骨折不愈合、股骨头坏死和固定失败。

      ⅴ. 切开复位入路：

         （1）Heuter 前入路，Smith–Peterson 入路以及分离切口固定。

         （2）前外侧入路。

   b. 半髋关节置换术（图 10.5）：

      ⅰ. 适应证：

         （1）老年患者。

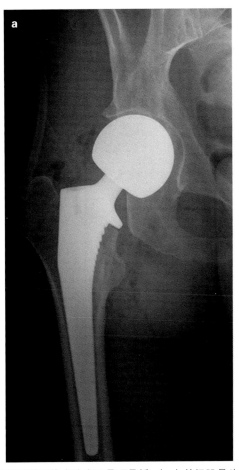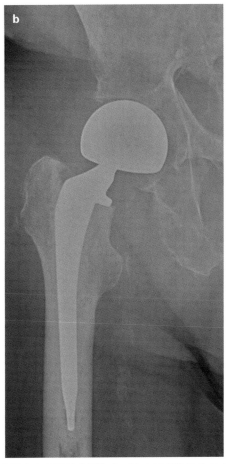

图 10.5　半髋关节置换术治疗股骨颈骨折。（a）单极股骨头非骨水泥半髋关节置换术。（b）双极股骨头骨水泥半髋关节置换术

（2）低需求。

（3）痴呆。

ⅱ. 入路：

（1）前入路。

（2）前外侧入路。

（3）后入路——髋关节脱位率较高。

ⅲ. 固定方法：

（1）骨水泥固定——具有脂肪 / 水泥栓塞的风险。

（2）非骨水泥固定——具有骨折的风险。

ⅳ. 单极与双极股骨头：

（1）髋关节脱位率无差异。

（2）双极头部成本较高。

c. 全髋关节置换术（THA）（图 10.6）：

ⅰ. 适应证：

（1）老年患者。

（2）活动和高需求。

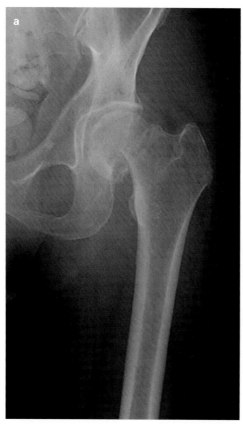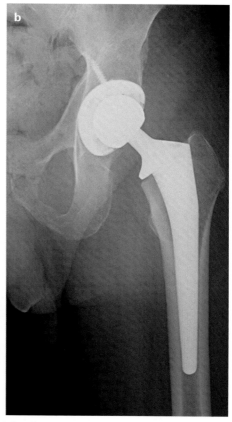

图 10.6 （a）股骨颈完全移位骨折。（b）左侧非骨水泥全髋关节置换术

（3）在髋关节疼痛和关节炎发生之前。

 ⅱ．全髋关节置换术多于半髋关节置换术。

 ⅲ．与半髋关节置换术相比的优点：

  （1）更好的疼痛评分。

  （2）更好的功能评分。

 ⅳ．与半髋关节置换术相比的缺点：

  （1）脱位风险较高。

  （2）手术时间较长。

  （3）出血量增加。

 ⅴ．入路：与半关节置换术相同。

 ⅵ．骨水泥和非骨水泥型股骨固定。

d. 髋关节切除"Girdlestone 手术"：

 ⅰ．手术治疗失败。

 ⅱ．髋部疼痛：

  （1）需求低的患者。

  （2）重建差的候选患者。

并发症

Ⅰ. 股骨头坏死：
  A. 受伤后 6 个月。
  B. 术后 1~2 年塌陷：
    1. 移位骨折（20%~30%）。
    2. 非移位骨折（15%）。
Ⅱ. 骨折不愈合：
  A. 较年轻、高能量和移位的骨折（10%~30%）：
    1. 垂直骨折。
    2. 内翻塌陷。
  B. 非移位的老年患者（5%）。
Ⅲ. 活动能力受损：
    老年患者，髋部骨折后 1 年：
    1. 50% 的患者未能恢复受伤前的活动能力。
    2. 身心状况。
    3. 丧失独立生活能力。
Ⅳ. 医疗并发症：
  A. 深静脉血栓形成。
  B. 肺栓塞。
  C. 精神错乱。
  D. 肺部并发症。
Ⅴ. 死亡率：
  A. 老年患者：1 年死亡率为 20%~30%。
  B. 危险因素：
    1. 全身麻醉。
    2. 延迟手术干预：
        伤后 72h 以上。
    3. 贫血。
    4. 既往股骨颈骨折。
    5. 多种合并症。
Ⅵ. 关节置换术并发症：
  A. 与切开复位内固定相比再手术率低。
  B. 脱位。
  C. 假体周围骨折。
  D. 死亡率：
    1. 30 天死亡率为 2.4%。
    2. 比择期全髋关节置换术高 6 倍。

参考文献

[1]   Asghar FA, Karunakar MA. Femoral head fractures: diagnosis, management, and complications. Orthop Clin North Am 2004;35(4):463–472.

[2]   Upadhyay SS, Moulton A, Burwell RG. Biological factors predisposing to traumatic posterior dislocation of the hip. A selection process in the mechanism of injury. J Bone Joint Surg Br 1985;67(2):232–236.

[3]   Kozin SH, Kolessar DJ, Guanche CA, et al. Bilateral femoral head fracture with posterior hip dislocation. Orthop Rev Suppl 1994;20–24.

[4]   Meislin RJ, Zuckerman JD. Case report: bilateral posterior hip dislocations with femoral head fractures. J Orthop Trauma 1989;3:353–361.

[5]   Brumback RJ, Kenzora JE, Levitt LE, et al. Fractures of the femoral head. Proceedings of the Hip Society, 1986. St. Louis, MO: C.V. Mosby; 1987:181–206.

[6]   Seeley MA, Georgiadis AG, Sankar WN. Hip vascularity: a review of the anatomy and clinical implications. J Am Acad Orthop Surg 2016;24(8):515–526.

[7]   Christopher F. Fractures of the head of the femur. Arch Surg 1926;12:1049–1061.

[8]   Schmidt GL, Sciulli R, Altman GT. Knee injury in patients experiencing a high-energy traumatic ipsilateral hip dislocation. J Bone Joint Surg Am 2005;87(6):1200–1204.

[9]   Roeder LF Jr, DeLee JC. Femoral head fractures associated with posterior hip dislocation. Clin Orthop Relat Res 1980;147:121–130.

[10]   Epstein HC. Posterior fracture-dislocations of the hip, long-term follow-up. J Bone Joint Surg Am 1974;56(6):1103 1127.

[11]   Marchetti ME, Steinberg GG, Coumas JM. Intermediate-term experience of Pipkin fracture-dislocations of the hip. J Orthop Trauma 1996;10(7):455–461.

[12]   Kloen P, Siebenrock KA, Raaymakers E, Marti RK, Ganz R. Femoral head fractures revisited. Eur J Trauma 2002;28:221–233.

[13]   Cornwall R, Radomisli TE. Nerve injury in traumatic dislocation of the hip. Clin Orthop Relat Res 2000;377:84–91.

[14]   Funsten RV, Kinser P, Frankel CJ. Dashboard dislocation of the hip: a report of twenty cases of traumatic dislocation. J Bone Joint Surg 1938;20:124–132.

[15]   Foulk DM, Mullis BH. Hip dislocation: evaluation and management. J Am Acad Orthop Surg 2010;18(4):199–209.

[16]   Dussault RG, Beauregard G, Fauteaux P, Laurin C, Boisjoly A. Femoral head defect following anterior hip dislocation. Radiology 1980;135(3):627–629.

[17]   Pipkin G. Treatment of grade IV fracture-dislocation of the hip. J Bone Joint Surg Am 1957;39-A(5):1027–1042, passim.

[18]   Marsh JL, Slongo TF, Agel J, et al. Fracture and dislocation classifi cation compendium - 2007: Orthopaedic Trauma Association classifi cation, database and outcomes committee. J Orthop Trauma 2007;21(10, Suppl):S1–S133.

[19]   Droll KP, Broekhuyse H, O'Brien P. Fracture of the femoral head. J Am Acad Orthop Surg 2007;15(12):716–727.

[20]   Prokop A, Helling HJ, Hahn U, Udomkaewkanjana C, Rehm KE. Biodegradable implants for Pipkin fractures. Clin Orthop Relat Res 2005;(432):226–233.

[21]   Paus B. Traumatic dislocations of the hip; late results in 76 cases. Acta Orthop Scand 1951;21(2):99–112.

[22]   Dreinhöfer KE, Schwarzkopf SR, Haas NP, Tscherne H. Isolated traumatic dislocation of the hip. Long-term results in 50 patients. J Bone Joint Surg Br 1994;76(1):6–12.

[23]   Swiontkowski MF, Thorpe M, Seiler JG, Hansen ST. Operative management of displaced femoral head fractures: case-matched comparison of anterior versus posterior approaches for Pipkin I and Pipkin II fractures. J Orthop Trauma 1992;6(4):437–442.

[24]   Hougaard K, Thomsen PB. Traumatic posterior fracture-dislocation of the hip with fracture of the femoral head or neck, or both. J Bone Joint Surg Am 1988;70(2):233–239.

[25]   Lang-Stevenson A, Getty CJ. The Pipkin fracture-dislocation of the hip. Injury 1987;18(4):264–269.

[26]   Sontich JK, Cannada LK. Femoral head avulsion fracture with malunion to the acetabulum: a case report. J Orthop Trauma 2002;16(1):49–51.

[27]   American Academy of Orthopaedic Surgeons. Management of Hip Fractures in the Elderly. 2014. Available at: http://www.aaos. org/research/guidelines/HipFxGuideline.pdf. Accessed August 21, 2017.

[28]   Reikerås O, Høiseth A. Femoral neck angles in osteoarthritis of the hip. Acta Orthop Scand 1982;53(5):781–784.

[29]   Reikerås O, Bjerkreim I, Kolbenstvedt A. Anteversion of the acetabulum and femoral neck in normals and in patients with osteoarthritis of the hip. Acta Orthop Scand 1983;54(1):18–23.

[30]   Robertson GAJ, Wood AM. Lower limb stress fractures in sport: optimising their management and outcome. World J Orthop 2017;8(3):242–255.

[31]   Greaney RB, Gerber FH, Laughlin RL, et al. Distribution and natural history of stress fractures in U.S. Marine recruits. Radiology 1983;146(2):339–346.

[32]   Roberts KC, Brox WT, Jevsevar DS, Sevarino K. Management of hip fractures in the elderly. J Am Acad Orthop Surg 2015;23(2):131–137.

[33]   National Clinical Guideline Centre. The Management of Hip Fracture in Adults. London: National Clinical Guideline Centre; 2011. Available from: https://www.nice.org.uk/guidance/cg124. Accessed August 21, 2017.

[34]   Barnes R, Brown JT, Garden RS, Nicoll EA. Subcapital fractures of the femur. A prospective review. J Bone Joint Surg Br 1976;58(1):2–24.

[35]   Probe R, Ward R. Internal fi xation of femoral neck fractures. J Am Acad Orthop Surg 2006;14(9):565–571.

[36]   Ye CY, Liu A, Xu MY, Nonso NS, He RX. Arthroplasty versus internal fi xation for displaced intracapsular femoral neck fracture in the elderly: systematic review and meta-analysis of short- and long-term eff ectiveness. Chin Med J (Engl) 2016;129(21):2630–2638.

[37]   Florschutz AV, Langford JR, Haidukewych GJ, Koval KJ. Femoral neck fractures: current management. J Orthop Trauma 2015;29(3):121–129.

[38]   Rogmark C, Leonardsson O. Hip arthroplasty for the treatment of displaced fractures of the femoral neck in elderly patients. Bone Joint J 2016;98-B(3):291–297.

[39]   Carpintero P, Caeiro JR, Carpintero R, Morales A, Silva S, Mesa M. Complications of hip fractures: a review. World J Orthop 2014;5(4):402–411.

[40]   Lu-Yao GL, Keller RB, Littenberg B, Wennberg JE. Outcomes after displaced fractures of the femoral neck. A meta-analysis of one hundred and six published reports. J Bone Joint Surg Am 1994;76(1):15–25.

[41]   Sciard D, Cattano D, Hussain M, Rosenstein A. Perioperative management of proximal hip fractures in the elderly: the surgeon and the anesthesiologist. Minerva Anestesiol 2011;77(7):715–722.

[42]   Orwig DL, Chan J, Magaziner J. Hip fracture and its consequences: diff erences between men and women. Orthop Clin North Am 2006;37(4):611–622.

[43]   Blomfeldt R, Törnkvist H, Ponzer S, Söderqvist A, Tidermark J. Comparison of internal fi xation with total hip replacement for displaced femoral neck fractures. Randomized, controlled trial performed at four years. J Bone Joint Surg Am 2005;87(8):1680–1688.

[44]   Brauer CA, Coca-Perraillon M, Cutler DM, Rosen AB. Incidence and mortality of hip fractures in the United States. JAMA 2009;302(14):1573–1579.

[45]   Zuckerman JD. Hip fracture. N Engl J Med 1996;334(23):1519–1525.

[46]   Le Manach Y, Collins G, Bhandari M, et al. Outcomes after hip fracture surgery compared with elective total hip replacement. JAMA 2015;314(11):1159–1166.

第十一章　髋关节囊外骨折

Carlos J. Meheux, Luis F. Pulido-Sierra

李宝丰 / 译
夏远军 / 校

引言

发病率和病因

Ⅰ. 股骨转子间骨折：

A. 发病率增加，到 2040 年，美国每年发病者可能接近 50 万。

B. 多见于 65 岁以上老年女性。

C. 在 90 岁以上的女性中，约有 1/3 会遭受髋部骨折。

D. 伴骨质疏松症患者遭受股骨转子间骨折的风险增加。

E. 老年人跌倒发生率增加：

多因素：

a. 姿势和步态异常。

b. 视力和听力下降。

c. 服用一种（或多种）致幻类药物。

F. 相关骨折包括：

1. 桡骨远端骨折。

2. 肱骨近端骨折。

3. 脊柱骨折。

4. 肋骨骨折。

5. 耻骨支骨折。

G. 青年患者：

高能量损伤机制：

a. 骨折常严重移位。

b. 骨折线反向。

c. 转子下延伸。

H. 肿瘤转移引起的病理性骨折。

Ⅱ. 股骨转子下骨折：

A. 与年龄和性别相关的非对称双峰分布：

1. 高能量损伤机制：

a. 年轻的患者。

b. 大多是男性。

c. 通常是机动车事故。

d. 高处坠落。

e. 穿透性创伤。

2. 低能量损伤机制：

  a. 老年患者。

  b. 大多是女性。

  c. 跌倒。

  d. 病理性骨折：

    ⅰ. 不典型骨折。

    ⅱ. 双膦酸盐使用 3~5 年以上。

B. 涉及其他肢体的相关损伤：

  常见于高能损伤机制。

C. 股骨转子下骨折可由先前的手术造成：

1. 同侧股骨颈骨折螺钉固定：

  螺钉起点远至小转子。

2. 股骨头缺血性坏死的髓芯减压术和带血管蒂自体腓骨移植术：

  外侧皮质缺损位于小转子下方。

D. 双膦酸盐使用或肿瘤转移引起的病理性骨折。

解剖

骨小梁支架支撑股骨头和股骨颈（图 11.1）

Ⅰ. 主要抗压力组：

  致密松质骨。

Ⅱ. 次要抗压力、抗张力和大转子组：

A. 沿股骨颈外侧应力线定向。

B. 股骨颈中央小梁相对贫乏区域也称为 Ward 三角。

Ⅲ. 骨小梁的改变影响骨密度。

转子间区域有大量的肌肉附着

Ⅰ. 提供丰富的血供。

Ⅱ. 有利于骨折愈合。

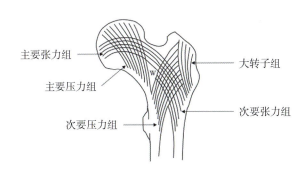

图 11.1 股骨近端骨小梁组和 Ward 三角

肌肉力量影响移位方向

Ⅰ. 髂腰肌：

在小转子插入时拉动。

Ⅱ. 外展肌和外旋肌：

A. 通过附着大转子运动。

B. 移位骨折导致所在肢端缩短和外旋，特别是股骨转子间骨折伴股骨转子下延伸或股骨转子下骨折。

分类系统

股骨转子间骨折

Ⅰ. 稳定性骨折：

A. 后内侧皮质：

仅有一处骨折。

B. 外侧皮质：完整。

C. 骨折线倾斜方向：标准。

D. 承受轴向载荷：

解剖复位后无移位。

Ⅱ. 不稳定性骨折：

A. 后内侧皮质：

大骨折片或粉碎性骨折。

B. 外侧皮质：

骨折线位于股外侧肌嵴下。

C. 骨折线倾斜方向：

可能是标准的或相反的。

D. 骨折复位后由于轴向载荷导致塌陷。

股骨转子下骨折

Russel–Taylor 分型（图 11.2）：

A. ⅠA 型：

1. 不涉及梨状窝。

2. 不涉及小转子。

B. ⅠB 型：

1. 不涉及梨状窝。

2. 涉及小转子。

C. ⅡA 型：

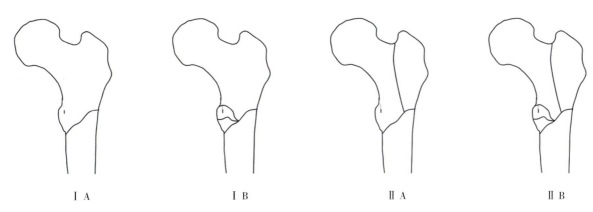

ⅠA　　　　　　　　　ⅠB　　　　　　　　　ⅡA　　　　　　　　　ⅡB

图 11.2 股骨转子下骨折 Russell-Taylor 分型。在Ⅰ型骨折中，梨状窝保持完整；在Ⅱ型骨折中，梨状窝受累。在 A 亚型骨折中，小转子不受累；在 B 亚型骨折中，小转子受累

　　　　1. 涉及梨状窝。

　　　　2. 不涉及小转子。

　　D.　ⅡB 型：

　　　　1.　涉及梨状窝。

　　　　2.　涉及小转子。

诊断

Ⅰ. 病史：

　　A.　老年患者：

　　　　1.　最常见病因是跌倒或高处坠落：

　　　　　　　先前的疼痛可能是病理性损害或关节炎的表现。

　　　　2.　评估其他伤害，包括以下内容：

　　　　　　a.　股骨干。

　　　　　　b.　肱骨近端。

　　　　　　c.　桡骨远端。

　　　　　　d.　踝关节。

　　　　　　e.　膝关节。

　　　　3.　评估先前的医疗状况：

　　　　　　　受伤前功能状态。

　　B.　青年患者：

　　　　　高暴力损伤机制：

　　　　　　　骨折可能涉及转子下区域。

Ⅱ. 体格检查：

　　A.　四肢：

　　　　1.　短缩和外旋。

　　　　2.　局部皮下瘀斑：

转子区后外侧。

B. 检查压力点是否有可能皮肤破裂：

1. 骶骨。

2. 臀部。

3. 足跟。

C. 检查其他四肢是否有隐匿性损伤。

D. 检查四肢神经血管。

Ⅲ. 影像学检查：

A. X线检查：

1. 骨盆前后位（AP）X线片：

对患肢施加轻柔的牵引和内旋。

2. 髋关节侧位片。

3. 股骨正位片（前后位和侧位X线片）：

a. 股骨转子下骨折评估。

b. 股骨转子间骨折延长。

c. 其他股骨骨折。

d. 股骨内有植入物。

4. 对侧髋关节和股骨的X线片：

可辅助术前规划。

5. 评估X线片：

a. 骨质疏松症。

b. 肿瘤转移。

c. 皮质不规则。

B. CT：

1. 常见于多发伤患者：

a. 胸部，腹部，骨盆。

b. 颈椎、胸椎和腰椎。

2. 区分更复杂的骨折。

C. 磁共振成像（MRI）：

1. 高度怀疑隐匿性骨折。

2. 平片未见异常。

治疗

Ⅰ. 非手术治疗：

A. 控制疼痛：

适应证：

a. 因身体状况不能耐受手术。

b. 股骨转子间和转子下骨折。

B. 骨或皮肤牵引：

    1. 适应证：

        a. 因身体状况不能耐受手术。

        b. 股骨转子间和转子下骨折。

    2. 治疗：

        a. 骨牵引：

            ⅰ. Steinmann 钢钉固定在股骨远端或胫骨近端。

        b. 皮肤牵引：

            ⅰ. 在踝关节处垫上软垫。

        c. 施加 10~15lb（1lb ≈ 0.454kg）的牵引力。

Ⅱ. 手术治疗：

A. 动力髋螺钉（图 11.3）：

    1. 适应证：

        股骨转子间稳定骨折。

    2. 治疗：

        a. 仰卧于骨科手术台上。

        b. 采用透视下轻柔的牵引与内旋来复位骨折。

        c. 股骨近端外侧入路。

        d. 从小转子水平开始：

            ⅰ. 将导针插入股骨颈和股骨头。

            ⅱ. 瞄准股骨头顶点。

            ⅲ. 顶轴距。

        e. 测量长度并适当调整。

        f. 插入拉力螺钉：

            顶轴距（图 11.4）：

            （1）目标：< 25mm。

            （2）> 25mm：具有高失败率。

        g. 用钢板固定，将螺钉固定在钢板上。

B. 短髓内钉：

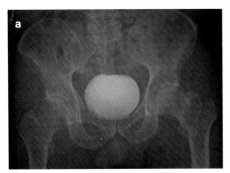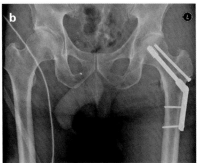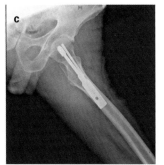

图 11.3（a）68 岁男子骨盆前后位（AP）X 线片示左股骨转子间骨折。（b、c）同一患者动力髋螺钉固定后的骨盆正位和左髋关节侧位 X 线片

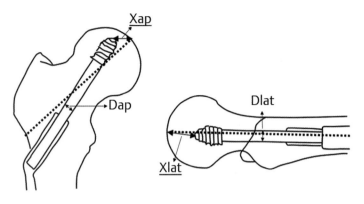

$$TAD = (\underline{Xap} \times \{Dtrue/ Dap\}) + (\underline{Xlat} \times \{Dtrue / Dlat\})$$

$$TAD = \underline{Xap} + \underline{Xlat} \text{（经过放大率校正）}$$

图 11.4 顶轴距（TAD）是指经过放大校正后，股骨头前后视图（Xap）和髋关节侧位视图（Xlat）上从拉力螺钉尖端到股骨头顶端之和。放大校正可以使用已知的拉力螺钉直径（Dtrue）来进行。Dap 和 Dlat 为正位片和侧位片螺钉与骨皮质的距离

1. 适应证：

   股骨转子间骨折。

2. 治疗：

   a. 患者仰卧于骨科手术台上。

   b. 采用透视下轻柔的牵引与内旋来复位骨折。

   c. 经皮股骨近端髓内钉入路。

   d. 在透视下确定适当起点：

   ⅰ. 大转子顶端在髋关节的正位片上。

   ⅱ. 与股骨颈侧位片一致。

   e. 将导针插入股骨近端，并从导针上扩大。

   f. 插入螺钉。

   g. 用导向器插入拉力螺钉和远端锁定螺钉：

   ⅰ. 插入拉力螺钉，使顶轴距 ≤ 25mm。

   ⅱ. 透视下引导。

C. 长髓内钉：

1. 适应证：

   a. 股骨转子间骨折（图 11.5）：

   ⅰ. 稳定性骨折。

   ⅱ. 不稳定性骨折。

   b. 股骨转子下骨折（图 11.6）。

   c. 病理性股骨转子周围骨折。

2. 治疗：

   a. 患者仰卧于骨科手术台上。

   b. 可以把身体侧面放置于透视仪器上：

   ⅰ. 股骨转子下骨折移位。

   ⅱ. 侧位有助于骨折复位。

   c. 透视下缓解骨折：

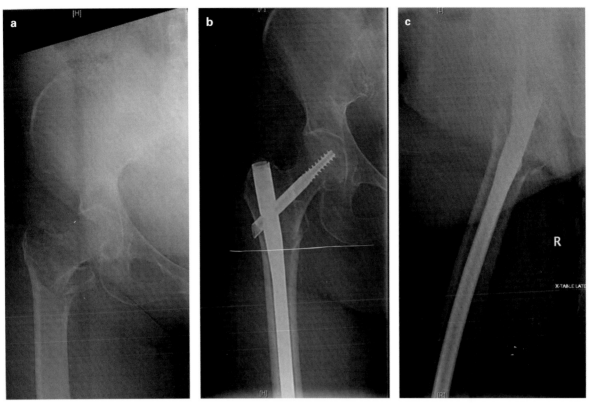

图 11.5 （a）一名 63 岁妇女跌倒后右髋关节前后位 X 线片示股骨转子间骨折。（b）髓内钉置入术后右髋关节的前后位 X 线片。（c）髓内钉置入术后右髋关节的侧位 X 线片

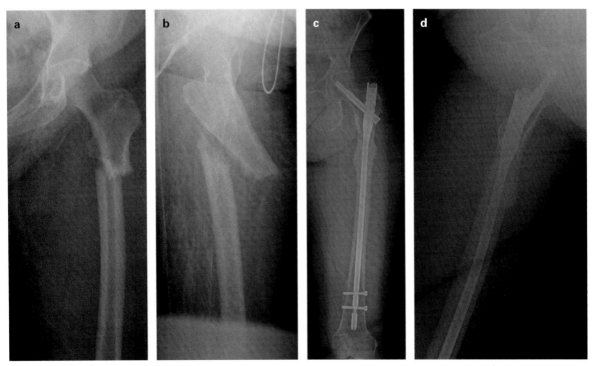

图 11.6 （a）一名 59 岁妇女的与双膦酸盐使用相关的非典型右股骨粗隆下骨折的手术前的前后位（AP）和侧位（b）X 线片。患者通过左长头髓内钉固定成功治愈。手术治疗 3 个月后术后股骨 AP（c）和侧位（d）X 线片。患者也接受了 Teriparid 注射并服用钙剂和维生素 D

ⅰ. 可能需要用螺钉、夹板、线或其他设备进行临时复位。

ⅱ. 根据骨折的复杂程度，可能需要进行切开复位：

股骨近端外侧入路。

    d. 经皮股骨近端髓内钉入路。

    e. 在透视下确定适当起点：

ⅰ. 大转子顶端在髋关节的正位片上。

ⅱ. 与股骨颈侧位片一致。

    f. 将导针插入股骨近端，并从导针上扩大。

    g. 将球头导丝插入股骨管，瞄准股骨远端：

测量股骨导丝的长度来确定螺钉长度。

    h. 通过球头导丝进行管道准备：

扩至超过 1.5~2mm，使螺钉易插入。

    i. 插入螺钉。

    j. 用导向器插入拉力螺钉：

ⅰ. 插入拉力螺钉，使顶轴距 ≤ 25mm。

ⅱ. 透视下指导。

    k. 透视引导下使用远端锁定螺钉。

D. 假体置换：

  1. 不是髋关节囊外骨折首要的治疗选择：

    a. 大转子：

ⅰ. 大转子固定困难。

ⅱ. 内置假体的成功率和稳定性取决于大转子。

    b. 首次切开复位内固定术失败后，换成髋关节置换术是成功的。

  2. 适应证：

    a. 老年患者：

ⅰ. 早先有症状的退行性关节炎。

ⅱ. 病理性骨折。

ⅲ. 手术切开复位内固定（ORIF）可能失败：

复杂骨折。

    b. 假体类型：

骨水泥半髋关节置换：

（1）股骨距假体置换。

（2）股骨近端置换。

并发症

Ⅰ. 固定失败和植入失败：

螺钉切出：

顶轴距＞25mm：

发病率较高和累计发病率较高。

Ⅱ. 骨折不愈合：

移位骨折发生率较高。

Ⅲ. 畸形愈合：

A. 固定时非解剖复位。

B. 固定不充分。

Ⅳ. 感染。

Ⅴ. 移植体周围骨折：

短头髓内钉的发生率较高。

Ⅵ. 股骨远端前穿孔：

移植体（较长）和股骨（较短）曲率半径不匹配。

参考文献

[1] Cummings SR, Phillips SL, Wheat ME, et al. Recovery of function after hip fracture. The role of social supports. J Am Geriatr Soc 1988;36(9):801–806.

[2] Cummings SR, Kelsey JL, Nevitt MC, O'Dowd KJ. Epidemiology of osteoporosis and osteoporotic fractures. Epidemiol Rev 1985;7:178–208.

[3] Bergman GD, Winquist RA, Mayo KA, Hansen ST Jr. Subtrochanteric fracture of the femur. Fixation using the Zickel nail. J Bone Joint Surg Am 1987;69(7):1032–1040.

[4] Griffin JB. The calcar femorale redefined. Clin Orthop Relat Res 1982; (164):211–214.

[5] Koval K, Zuckerman J. Intertrochanteric fractures. In: Buchholz R, Heckman J, eds. Rockwood and Green's Fractures in Adults. 6th ed. Philadelphia, PA: Lippincott Williams & Wilkins; 2005.

[6] Russell TA. Subtrochanteric fractures of the femur. In: Browner B, Jupiter J, Levine A, et al., eds. Skeletal Trauma: Basic Science, Management and Reconstruction. 3rd ed. Philadelphia, PA: Elsevier Science; 2002:1832–1878.

[7] Kaplan K, Miyamoto R, Levine BR, Egol KA, Zuckerman JD. Surgical management of hip fractures: an evidence-based review of the literature. II: intertrochanteric fractures. J Am Acad Orthop Surg 2008;16(11):665–673.

[8] Baumgaertner MR, Curtin SL, Lindskog DM. Intramedullary versus extramedullary fixation for the treatment of intertrochanteric hip fractures. Clin Orthop Relat Res 1998;(348):87–94.

[9] Lundy DW. Subtrochanteric femoral fractures. J Am Acad Orthop Surg 2007;15(11):663–671.

第十二章 小儿髋关节骨折

Joshua D. Harris, Robert A. Jack II

夏远军 / 译
李宝丰 / 校

引言

股骨近端骨折

Ⅰ. 髋关节骨折在所有儿童骨折中所占比例不到 1%。
Ⅱ. 受伤机制：
    A. 高能量创伤（75%~80%）。
    B. 臀位分娩。
Ⅲ. 与年龄相关，血液供应面临挑战，并发症发生率高。

髋臼骨折

Ⅰ. 占儿童骨盆骨折的 1%~5%。
Ⅱ. Y 形软骨损伤（12~14 岁以下）会导致髋臼发育停滞和畸形。
Ⅲ. 通常比成人骨折创伤能量低。
Ⅳ. 与股骨头骨折和脱位相关。

骨盆环骨折

Ⅰ. 高能量创伤的结果。
Ⅱ. 常见的有机动车相撞或车与行人相撞。
Ⅲ. 与成人骨折的不同之处：
    A. 侧方压力损伤大于前后方压力损伤。
    B. 单环破裂发生率高于成人。
    C. 可塑性增强。
    D. 软骨更结实，吸收能力更强。
    E. 骶髂关节和耻骨联合更具弹性：
        1. 不同的损伤模式。
        2. Y 形软骨闭合之前：骨比韧带脆弱，导致孤立的耻骨支或髂骨翼骨折，而非骨盆环破裂。
    F. 增厚的骨膜使骨折稳定。
    G. 出血率较低：
        1. 血管较细小。
        2. 具有较强的血管收缩能力。

3.　"开书"样损伤的可能性较低。

骨盆撕脱骨折

Ⅰ.　低能量创伤的结果。

Ⅱ.　肌腱在爆发性运动中从起点或止点处断裂：

　　A.　肌肉偏心收缩导致软骨突起的牵引损伤。

　　B.　冲刺。

　　C.　跳跃。

Ⅲ.　各种肌肉起点 / 止点（图 12.1）：

　　A.　坐骨结节撕脱：腘绳肌（上外侧半膜肌和下内侧半腱肌 / 股二头肌联合）或内收肌。

　　B.　髂前下棘（AIIS）撕脱：股直肌直头。

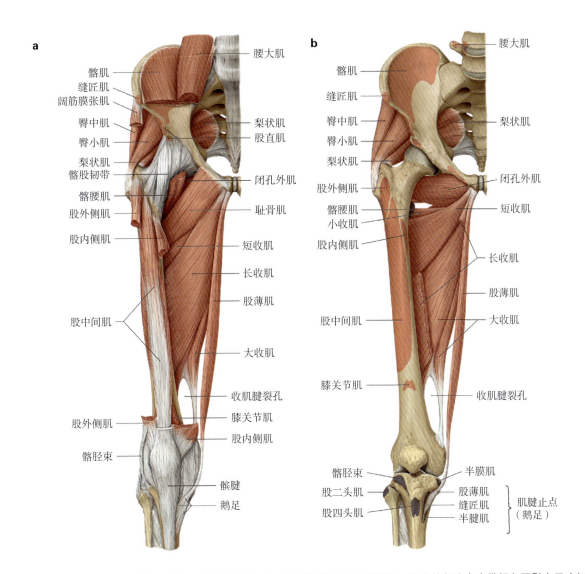

图 12.1（a、b）1. 大腿、髋部、臀部的肌肉。（a）前浅层和（b）前深层。肌肉的起止点由带颜色阴影表示（红色为起点；蓝色为止点）

C. 髂前上棘（ASIS）撕脱：缝匠肌、阔筋膜张肌和腹股沟韧带。

D. 小粗隆撕脱：髂腰肌。

E. 耻骨联合。

F. 髂嵴撕脱：腹部肌肉组织；也叫髂嵴隆突炎，是一种反复过度使用的牵引性损伤。根据 Risser 分期（美国系统）可分为：

   1. 0 期：无骨性隆突。

   2. 1 期：隆突最前 1/4 骨化。

   3. 2 期：隆突最前半部分骨化。

   4. 3 期：隆突最前 3/4 骨化。

   5. 4 期：隆突骨化，但尚未与髂骨翼融合。

   6. 5 期：完全骨化的隆突与髂骨翼融合。

G. 大转子撕脱：髋部外展。

解剖因素

I. 股骨近端独特的血液供应（图 12.2）：

   A. 婴幼儿：

      1. 起源于旋股内、外侧动脉的干骺端血管：

         横穿股骨骨骺并供应近端骨骺。

      2. 圆韧带动脉。

   B. 年龄＞ 2 岁：

      1. 股骨近端的软骨骺是股骨头血流的障碍。

      2. 主要血液供应来自旋股内侧动脉的骨骺外侧血管：

         a. 骨骺后上和后下血管。

         b. 贴行于股骨颈。

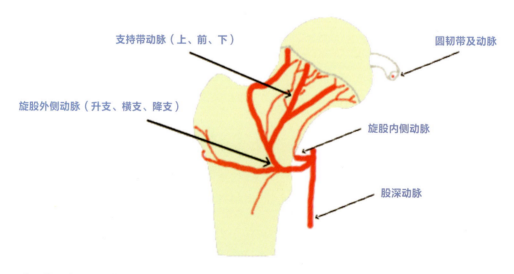

图 12.2 右股骨近端显示动脉血供的前视图

  c. 骨折容易损伤。

 C. 年龄＞4岁：

  1. 圆韧带动脉变小。

  2. 旋股外侧动脉在儿童后期退化。

Ⅱ. 股骨近端：

 A. 股骨近端骨骺：

  1. 占腿长的13%~15%。

  2. 占股骨长度的30%。

  3. 每年生长3mm。

 B. 股骨粗隆隆起：

  1. 有助于股骨颈生长。

  2. 损伤会导致髋内翻或外翻。

Ⅲ. 骨盆骨化：

 A. 初级骨化中心（Y形软骨）。软骨内骨化：

  1. 3周时X线片上可见髂骨。

  2. 16周时X线片上可见坐骨。

  3. 20周时X线片上可见耻骨。

  4. 骨化中心融合女性发生在12岁，男性发生在14岁。

 B. 髋臼的次级骨化中心：

  1. 髋臼（前壁）。

  2. 髋臼骨骺（髋臼上段）。

  3. 坐骨的次级骨化中心（后壁）。

  4. 在8岁时出现。

  5. 17~18岁时融合。

 C. 骨盆的次级骨化中心：

  1. 髂嵴：在13岁时出现并且在17~18岁时融合。

  2. 坐骨突起：在15岁时出现并且在19~25岁时融合。

  3. 髂前下棘：在14岁时出现并且在16岁时融合。

  4. 耻骨结节。

  5. 耻骨角。

  6. 坐骨棘。

  7. 骶骨侧翼。

分型

Ⅰ. 小儿股骨近端骨折的Delbet分型（表12.1）。

Ⅱ. 小儿髋臼骨折的Bucholz分型（表12.2）。

Ⅲ. 髋臼骨折的Letournel分型（表12.3）。

Ⅳ. 小儿骨盆环损伤的Torode-Zieg分型（表12.4）。

表 12.1 小儿股骨近端骨折的 Delbet 分型

分型	说明	发生率 / %	AVN 概率 / %
Ⅰ	经骺板骨折	8	80
Ⅰ A	不伴股骨头从髋臼脱出		
Ⅰ B	伴股骨头从髋臼脱出		
Ⅱ	经颈型骨折	40~50	50
Ⅲ	颈 – 粗隆部（基底部）骨折	30~35	25
Ⅳ	粗隆间骨折	10~20	< 10

缩写：AVN，缺血性坏死

表 12.2 小儿髋臼骨折的 Bucholz 分型

分型	骨折模式
剪切型损伤	Salter Harris Ⅰ 或 Ⅱ
挤压或压缩型损伤	Salter Harris Ⅴ

表 12.3 骨龄成熟患者髋臼骨折的 Letournel 分型

分型	备注	发生率 / %
简单型		
后壁骨折	最常见	25
后柱骨折	坐骨髋臼部与髋骨分离	3~5
前壁骨折	少见	1~2
前柱骨折	髋骨的前缘从完整的髂骨移位	3~5
横行骨折	仅累及两柱的简单骨折	5~19
复杂型		
双柱骨折	髋臼与轴骨完全分离，闭孔斜位"马刺征"	23
横行伴后壁骨折	横断部分可经直肠、直肠旁或直肠下	20
T 形骨折	为下行垂直骨折	7
前柱或前壁伴后半横行骨折	75% 会累及前柱，不累及壁	7
后柱伴后壁骨折	不同时累及双柱的联合骨折	3~4

病史与体格检查

Ⅰ. 急救医疗运送专业人员提供的信息：

A. 受伤机制。

表 12.4 小儿骨盆环损伤的 Torode−Zieg 分型

分型	说明
Ⅰ	撕脱骨折
Ⅱ	髂骨翼骨折
Ⅲ	无节段性不稳定的骨盆环骨折
Ⅳ	伴节段性不稳定的骨盆环骨折

  B. 意识水平。

  C. 初步体格检查。

Ⅱ. 初步评估：

  A. 气道。

  B. 呼吸。

  C. 循环。

  D. 功能障碍 / 神经状态。

  E. 暴露状态和环境。

Ⅲ. 症状：

  A. 疼痛。

  B. 无法承重。

  C. 运动时听到"砰"的一声。

Ⅳ. 体格检查：

  A. 视诊：

    1. 下肢位置异常：

      a. 一侧或双侧肢体外旋。

      b. 患肢短缩。

    2. 皮肤：

      a. 脱套伤（Morel−Lavallée 损伤）。

      b. 侧翼血肿。

  B. 触诊：

    1. 评估有无捻发音与压痛感。

    2. 用轻柔的侧向压力或旋转力测试骨盆稳定性。

    3. 撕脱损伤压痛点。

  C. 神经学检查：

    1. 下肢运动检查。

    2. 下肢感觉检查。

    3. 直肠检查。

  D. 血管检查：

    触摸和（或）多普勒超声检查足背动脉和胫后动脉。

  E. 泌尿生殖系统检查：

  1. 阴囊 / 阴唇部或会阴血肿。

  2. 尿道口出血。

  3. 外伤性会阴撕裂。

  4. 血尿。

  5. 开放性骨折的阴道 / 直肠检查。

 F. 特殊检查:

  1. 对于低能量机制损伤,应怀疑撕脱骨折。

  2. 牵连的受累肌群抵抗激活。

影像学检查

Ⅰ. X 线检查:

 A. 骨盆前后位片(图 12.3)。

 B. 患侧髋部的前后位片和水平方向外侧位片。

 C. 骨盆环损伤:

  1. 入口位 X 线片:

   X 线束 45°斜向尾部。

  2. 出口位 X 线片:

   X 线束 45°斜向头部。

 D. 髋臼损伤:Judet 位:

  1. 髂骨斜位片:

   X 线束向健侧倾斜 45°。

  2. 闭孔斜位片:

   X 线束向患侧倾斜 45°。

 E. 平片会漏掉大约一半的儿童骨盆骨折。

Ⅱ. 计算机断层扫描(CT):

 A. 评估骨盆环或髋臼骨折的常规方法。

 B. 明确有无粉碎性骨折、边缘撞击和旋转移位。

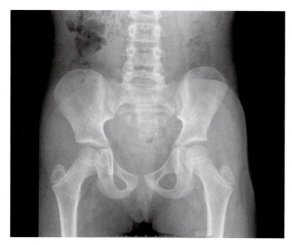

图 12.3 一名骨骼未成熟的 8 岁女孩前后位 X 线片

C.　识别不稳定部位。

D.　三维重建。

Ⅲ.　磁共振成像（MRI）：

A.　隐匿性骨折。

B.　压缩性骨折。

C.　病理性骨折。

鉴别诊断

Ⅰ.　创伤性：

A.　股骨近端骨折。

B.　股骨干骨折。

C.　骨盆骨折。

D.　髋臼骨折。

E.　创伤性髋关节脱位。

F.　骨突撕脱。

G.　股骨头骨骺滑脱。

Ⅱ.　非创伤性：

A.　发育性髋关节发育不良。

B.　Legg–Calvé–Perthes 病。

C.　发育性髋内翻。

D.　压缩性骨折。

E.　髋关节一过性滑膜炎。

F.　髋关节化脓性关节炎。

G.　膝关节化脓性关节炎。

H.　Lyme 病。

I.　骨髓炎。

治疗

Ⅰ.　股骨近端骨折：

A.　非手术治疗：

1.　适应证：

a.　无移位的ⅠA、Ⅱ、Ⅲ和Ⅳ型。

b.　年龄＜ 4 岁。

2.　人字形绷带外展位固定。

3.　每周拍摄一次 X 线片。

B.　手术治疗：

1.　适应证：

        a.   开放性骨折。

        b.   血管损伤需要修复。

        c.   继发髋关节脱位。

        d.   骨折移位明显。

2.   急诊切开复位内固定及关节囊切开术：

        ⅠB 型。

3.   闭合复位内固定术：

        Ⅱ型、Ⅲ型和Ⅳ型移位者。

4.   经皮穿针固定：

        Ⅱ型、Ⅲ型和Ⅳ型移位者。

5.   切开复位内固定：

        ⅠB 型。

6.   小儿动力髋螺钉：

        Ⅳ型。

Ⅱ. 髋臼骨折

  A.   非手术治疗：

    1.   适应证：

           稳定型骨折，移位＜ 2mm。

    2.   保护患肢，2~4 周内避免负重。

    3.   物理治疗。

    4.   密切观察 X 线片，评估 Y 形软骨移位和提前闭合情况。

  B.   手术治疗：

    1.   适应证：

        a.   开放性骨折。

        b.   不稳定型骨折，移位＞ 2mm。

        c.   粉碎性骨折。

        d.   中央型骨折伴脱位。

        e.   关节不协调。

        f.   关节不稳。

        g.   关节内骨折块。

    2.   切开复位内固定：

        a.   尽可能保护骨骺。

        b.   必要时用平滑的钉子横穿骨骺。

        c.   4~6 周内移除螺钉。

Ⅲ. 骨盆环骨折：

  A.   非手术治疗：

    1.   适应证：

        a.   耻骨联合或骶髂关节脱位伴最小移位：

            厚骨膜完整有愈合的可能。

　　b.　Ⅰ型和Ⅱ型骨折，伴移位＜2cm。

　　c.　Ⅲ型骨折，无节段性不稳。

2.　保护患肢，2~4 周内避免负重。

3.　物理治疗。

B.　手术治疗：

1.　适应证：

　　a.　Ⅰ型和Ⅲ型骨折伴移位＞2~3cm。

　　b.　Ⅲ型骨折伴髋臼骨折移位＞2mm。

　　c.　Ⅳ型骨折伴不稳定，且骨盆环移位＞2cm。

2.　外固定后，再进行最后的切开复位内固定。

3.　切开复位内固定。

Ⅳ.　骨盆撕脱损伤：

A.　非手术治疗：

1.　适应证：

　　　　移位＜2cm。

2.　在负重可容忍的范围内早期保护性承重。

3.　物理治疗。

B.　手术治疗：

1.　适应证：

　　a.　移位＞2cm。

　　b.　非手术治疗失败。

2.　切开复位内固定。

并发症

Ⅰ.　股骨近端骨折：

A.　总体并发症发生率为 60%。

B.　缺血性坏死率为 50%：

1.　Delbet 分型Ⅰ B 最高（100%）。

2.　治疗方法是髓芯减压术或带血管蒂游离腓骨移植术。

C.　30% 的畸形愈合率：

1.　髋内翻：

　　a.　最常见于Ⅲ型。

　　b.　治疗：

　　　　ⅰ.　0~3 岁：非手术治疗（将会进行重塑）。

　　　　ⅱ.　6~8 岁：粗隆骨骺固定术。

　　　　ⅲ.　8 岁以上：粗隆下 / 粗隆间外翻截骨术。

2.　髋外翻：

　　　　最常见于Ⅳ型。

D. 骨折不愈合。

E. 骨骺早闭。

F. 肢体长度不一致。

G. 感染。

Ⅱ. 髋臼骨折：

A. Y 形软骨过早闭合：

1. 导致髋臼浅层发育不良。

2. 髋关节半脱位。

3. 治疗：

骨盆截骨术。

B. 骨骺软骨损伤：

1. 具体地说属 Bucholz 分型的挤压损伤。

2. 可导致髋臼浅层和髋关节半脱位。

3. 下肢长度不一致。

4. 治疗：

a. 骺板骨桥切除术。

b. 骨盆截骨术。

C. 创伤后骨关节病。

D. 股骨头缺血性坏死。

E. 畸形愈合 / 不愈合。

F. 异位骨化。

Ⅲ. 骨盆坏骨折：

A. 出血：少见。

B. 死亡：少见。

最常伴有头部和内脏损伤。

C. 骨盆不对称：

< 1~2cm 可导致脊柱侧弯，腰背痛和骶髂关节痛。

D. 神经血管损伤。

Ⅳ. 骨盆撕脱损伤：

A. 症状性骨不连。

B. 肌肉痉挛 / 无力。

参考文献

[1]　Canale ST, Bourland WL. Fracture of the neck and intertrochanteric region of the femur in children. J Bone Joint Surg Am 1977;59(4):431–443.

[2]　Flynn JM, Wong KL, Yeh GL, Meyer JS, Davidson RS. Displaced fractures of the hip in children. Management by early operation and immobilisation in a hip spica cast. J Bone Joint Surg Br 2002;84(1):108–112.

[3]　Holden CP, Holman J, Herman MJ. Pediatric pelvic fractures. J Am Acad Orthop Surg 2007;15(3):172–177.

[4]　Banerjee S, Barry MJ, Paterson JM. Paediatric pelvic fractures: 10 years experience in a trauma centre. Injury 2009;40(4):410–413.

[5]　Reina N, Accadbled F, de Gauzy JS. Anterior inferior iliac spine avulsion fracture: a case report in soccer playing adolescent twins. J Pediatr Orthop B 2010;19(2):158–160.

[6]　Rossi F, Dragoni S. Acute avulsion fractures of the pelvis in adolescent competitive athletes: prevalence, location and sports distribution of 203 cases collected. Skeletal Radiol 2001;30(3):127–131.

[7]　Metzmaker JN, Pappas AM. Avulsion fractures of the pelvis. Am J Sports Med 1985;13(5):349–358.

[8]　Chung SM. The arterial supply of the developing proximal end of the human femur. J Bone Joint Surg Am 1976;58(7):961–970.

[9]　Gautier E, Ganz K, Krügel N, Gill T, Ganz R. Anatomy of the medial femoral circumfl exartery and its surgical implications. J Bone Joint Surg Br 2000;82(5):679–683.

[10]　Dormans J. Pediatric Orthopaedics. Philadelphia, PA: Elsevier Mosby; 2005.

[11]　Trueta J. The normal vascular anatomy of the human femoral head during growth. J Bone Joint Surg Brit 1957;39-B(2):358–394.

[12]　Boardman MJ, Herman MJ, Buck B, Pizzutillo PD. Hip fractures in children. J Am Acad Orthop Surg 2009;17(3):162–173.

[13]　Ponseti IV. Growth and development of the acetabulum in the normal child. Anatomical, histological, and roentgenographic studies. J Bone Joint Surg Am 1978;60(5):575–585.

[14]　Lindstrom JR, Ponseti IV, Wenger DR. Acetabular development after reduction in congenital dislocation of the hip. J Bone Joint Surg Am 1979;61(1):112–118.

[15]　Scoles PV, Boyd A, Jones PK. Roentgenographic parameters of the normal infant hip. J Pediatr Orthop 1987;7(6):656–663.

[16]　Kahle WK, Coleman SS. The value of the acetabular teardrop fi gure in assessing pediatric hip disorders. J Pediatr Orthop 1992;12(5):586–591.

[17]　Hughes LO, Beaty JH. Fractures of the head and neck of the femur in children. J Bone Joint Surg Am 1994;76(2):283–292.

[18]　Bucholz RW, Ezaki M, Ogden JA. Injury to the acetabular triradiate physeal cartilage. J Pediatr Orthop 1982;2(3):336.

[19]　Matta JM. Fracture of the acetabulum: accuracy of reduction and clinical results in patients managed operatively within three weeks after the injury. Orthop Trauma Dir 2011;9(2):31–36.

[20]　Moed BR, WillsonCarr SE, Watson JT. Results of operative treatment of fractures of the posterior wall of the acetabulum. J Bone Joint Surg Am 2002;84(5):752–758.

[21]　Letournel E, Judet R. Fractures of the Acetabulum. Berlin: Springer-Verlag; 1993.

[22]　Borrelli J Jr, Goldfarb C, Catalano L, Evanoff BA. Assessment of articular fragment displacement in acetabular fractures: a comparison of computerized tomography and plain radiographs. J Orthop Trauma 2002;16(7):449–456, discussion 456–457.

[23]　Bucholz R, Court-Brown C, Green D, Heckman J, Rockwood C, Tornetta P. Rockwood and Green's Fractures in Adults. Philadelphia, PA: Wolters Kluwer Health/Lippincott Williams & Wilkins; 2010.

[24]　Torode I, Zieg D. Pelvic fractures in children. J Pediatr Orthop 1985;5(1):76–84.

[25]　Song KS. Displaced fracture of the femoral neck in children: open versus closed reduction. J Bone Joint Surg Br 2010;92(8):1148–1151.

[26]　Hajdu S, Oberleitner G, Schwendenwein E, Ringl H, Vécsei V. Fractures of the head and neck of the femur in children: an outcome study. Int Orthop 2011;35(6):883–888.

[27]　Moon ES, Mehlman CT. Risk factors for avascular necrosis after femoral neck fractures in children: 25 Cincinnati cases and meta-analysis of 360 cases. J Orthop Trauma 2006;20(5):323–329.

[28]　Beaty JH. Fractures of the hip in children. Orthop Clin North Am 2006;37(2):223–232, vii.

第十三章　成人髋关节发育不良

Luis F. Pulido-Sierra, Carlos J. Meheux

贾震宇 / 译
区永亮 / 校

引言

Ⅰ. 常见的髋关节结构性疾病：

  A. 髋臼覆盖不足是成人髋关节发育不良的主要部分。

  B. 股骨头的前外侧覆盖范围减少。

  C. 症状与活动水平及发育不良的严重程度相关。

  D. 髋臼缘综合征：

    1. 髋臼前外侧缘的峰值应力增高。

    2. 盂唇功能早期失效。

    3. 股骨头半脱位。

    4. 早期骨性关节炎。

  E. 髋关节骨性关节炎的确定病因：

    1. Tönnis 分级：

      a. 0 级：正常。

      b. 1 级：轻度骨性关节炎。

      c. 2 级：中度骨性关节炎。

      d. 3 级：重度骨性关节炎。

    2. 继发于髋关节发育不良的终末期髋关节骨性关节炎：

      a. 成人髋关节发育不良。

      b. 低度脱位。

      c. 高度脱位。

Ⅱ. 成人髋关节发育不良的流行病学研究：

  A. 成人髋关节发育不良的发病率为 2%~20%。

  B. 由多种基因及环境因素共同作用的多因素疾病。

  C. 成人髋关节发育不良的危险因素：

    1. 其他先天性髋关节发育不良因素：

      a. 女性。

      b. 臀先露。

      c. 羊水过少。

      d. 初次分娩。

    2. 家族史。

    3. 发育性髋关节发育不良（Developmental Dysplasia of the Hip，DDH）的 1 级亲属：

      a. 患 DDH 的风险增加 12 倍。

      b. 患成人髋关节发育不良的风险增加 27 倍。

4. 基因：

    a. 多个易感基因。

    b. 基因 *CX3CR1*（变种 rs3732378 和 rs3732379）：

        ⅰ. 调整过性别差异后计算风险增加 2.25 倍。

        ⅱ. 不同种族中结果一致（犹他州和中国）。

        ⅲ. 影响软骨细胞的成熟及骨形成。

    c. GDF5（生长分化因子）。

    d. *ASP*（Asporin 基因）。

5. 患病率更高的族群：

    a. 亚洲人：

        ⅰ. 日本人。

        ⅱ. 中国人。

    b. 挪威人。

    c. 意大利人。

    d. 美洲原住民。

Ⅲ. 骨性关节炎常见病因：

A. 髋臼缘载荷应力。

B. 髋臼缘综合征。

C. 多项研究证实发育不良与骨性关节炎存在关联性。

D. 50 岁以下行全髋关节置换术（Total Hip Arthroplasty，THA）的患者中髋关节发育不良的发病率高达 25%~50%。

解剖特征

Ⅰ. 髋臼发育不良：

A. 典型的髋臼发育不良：

1. 股骨头前方覆盖范围减少。

2. 股骨头外侧覆盖范围减少。

3. 股骨头外移。

4. 髋臼尺寸偏小。

B. 髋臼后倾：

1. 病理机制不同。

2. 对于有症状的髋关节，髋臼后倾发生率为 1/6~1/3。

3. 股骨头前方过度覆盖，后方覆盖范围不足。

4. 髋关节撞击综合征（FAIS）的病因：

    a. 撞击引起前方盂唇病变。

    b. 半侧骨盆外旋。

    c. 前方覆盖范围增加。

    d. 后方覆盖范围减少。

Ⅱ. 股骨解剖结构异常：

    A. 股骨颈干角：

        1. 颈干角增大：

            a. 成人髋关节发育不良更为常见（44%）。

            b. 髋外翻：颈干角 > 135°：

                ⅰ. 股骨头覆盖范围减少。

                ⅱ. 股骨外侧偏心距减小。

                ⅲ. 外展肌力臂减小。

                ⅳ. 外展肌肌力增加。

                ⅴ. 关节接触应力增加。

        2. 颈干角减小：

            a. 成人髋关节发育不良较为少见（4%）。

            b. 髋内翻：颈干角 < 120°：

                ⅰ. 股骨头覆盖范围增加。

                ⅱ. 髋关节前撞击风险增加。

                ⅲ. 股骨外侧偏心距增加。

                ⅳ. 外展肌力臂增加。

                ⅴ. 外展肌肌力减少。

    B. 股骨前倾角：

        1. 正常股骨前倾角：5° ~20°。

        2. 对于成人髋关节发育不良的患者差异大：前倾角为 0° ~80°。

        3. 股骨前倾角增大：超过 20°。

            成人髋关节发育不良更为常见：

                ⅰ. 外展肌力臂减小。

                ⅱ. 外展肌肌力增加。

                ⅲ. 关节接触应力增加。

        4. 股骨前倾角减小或后倾：< 5°。

            a. 成人髋关节发育不良较为少见。

            b. 髋关节前撞击风险增加。

    C. 股骨头及股骨颈畸形：

        1. 髋关节发育不良中股骨头颈部交界处凸轮样畸形发生率为 10%~42%。

        2. 椭圆形股骨头。

病史及体格检查

Ⅰ. 成人髋关节发育不良症状：

    A. 疼痛发作：

        1. 隐匿性的（97%）。

        2. 急性的（1%）。

3. 创伤性的（1%）。

B. 疼痛程度：

1. 重度（26%）。

2. 中度（51%）。

3. 轻度（23%）。

C. 疼痛位置：

1. 腹股沟（72%）。

2. 髋部外侧（66%）。

3. 大腿前侧（29%）。

4. 臀部及腹股沟（18%）。

5. 单独臀部（0）。

6. 1个以上部位（63%）。

D. 疼痛性质：

1. 活动相关的（87%）。

2. 钝性疼痛（78%）。

3. 刺痛（72%）。

4. 间歇性发作（53%）。

5. 持续发作（42%）。

6. 夜间痛（59%）。

E. 疼痛持续时间：

1. 通常不能及时诊断。

2. 从出现症状到确诊平均时长为5年。

F. 其他相关症状：

1. 关节弹响（67%）。

2. 交锁（23%）。

3. 半脱位（22%）。

4. 跛行（85%）：

    a. 轻度跛行（54%）。

    b. 中度跛行（25%）。

    c. 重度跛行（6%）。

G. 加重疼痛因素：

1. 步行（81%）。

2. 跑步（80%）。

3. 站立（70%）。

4. 撞击（55%）。

5. 旋转（45%）。

6. 坐（44%）。

7. 从坐姿到站姿（31%）。

H. 缓解疼痛因素：

1. 休息（75%）。

2. 口服非甾体类抗炎药（NSAIDs）（56%）。

3. 口服麻醉性镇痛药（8%）。

Ⅱ. 体格检查：

A. 视诊：

1. 畸形。

2. 步态：

a. 跛行（85%）。

b. 脚尖朝内。

3. 脚板前进线夹角为负值。

4. 单腿站立：Trendelenburg 征（+）。

B. 活动度检查：

1. 不受限制。

2. 髋关节屈曲 90° 并内旋：

a. 受限：与 FAI 凸轮样畸形相关。

b. 过度：股骨前倾角增加（俯卧位评估）。

C. 肌力测试：外展肌无力及疲劳。

D. 特殊查体：

1. 撞击实验（屈曲、内收、内旋）。

2. 恐惧试验（伸直、外展、外旋）。

3. 髋关节内收和轴向负荷。

4. Stinchfield 试验（直腿抬高时抵抗髋关节屈曲）。

影像学检查

Ⅰ. X 线检查：

A. 负重位骨盆前后位片和假斜位片：更好地评估髋臼的形态。

B. 侧位片和 Dunn 位片：更好地评估股骨颈及股骨头形态。

C. 骨盆正位片（图 13.1）：

1. 技术：

a. 光束准心位于骨盆中心。

b. 双侧足内旋 15°。

c. X 线像管垂直于感光胶片。

d. X 线像管垂到感光胶片距离为 120cm。

ⅰ. 站立：

（1）更好地评估关节间隙。

（2）功能位：脊柱骨盆。

ⅱ. 平躺：

低估：髋关节间隙及骨性关节炎。

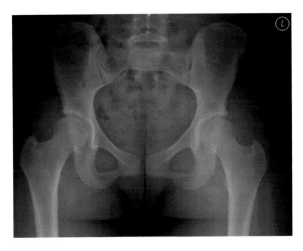

图 13.1 骨盆负重位前后位片显示双侧髋关节轻度发育不良

2. 评估：

    a. 关节间隙。

    b. 骨性关节炎程度：Tönnis 分级。

    c. 髋臼倾斜角：Tönnis 角。

    d. 髋臼外侧壁覆盖范围：Wiberg 外侧中心边缘角（LCEA）。

    e. 髋关节匹配度。

    f. 冠状位股骨头半脱位：Shenton 线。

    g. 股骨头外移距离：

       i. 股骨头相对于泪滴外侧缘程度。

       ii. 距离 > 10mm。

    h. 髋臼深度：

       i. 髋臼内陷：股骨头内侧缘突破髂坐线。

       ii. 髋臼过深。

    i. 髋臼倾斜：

       髋臼前后壁：

          髋臼后倾：

          （a）交叉征（可能是突出的髂前下棘而不是局部的后倾）。

          （b）后壁征。

          （c）坐骨棘突出征。

    j. 股骨头及股骨颈：

       i. 形态畸形：

         （1）头颈交界处枪柄样畸形。

         （2）股骨头球形度。

       ii. 角度：

         （1）髋内翻。

         （2）髋外翻。

D. 假斜位片（图 13.2）：

    1. 技术：

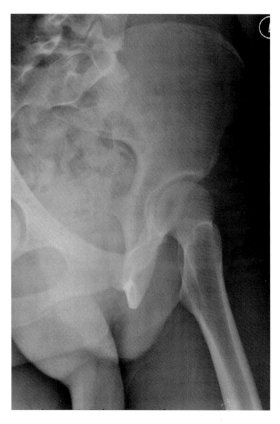

图 13.2 站立位骨盆假斜位片示髋关节前方发育不良及轻度的髋关节不匹配

  a. 站立位。

  b. 患侧髋关节靠在盒式胶片上。

  c. 骨盆相对于胶片向后旋转 65°。

  d. X 线像管到胶片的距离为 102cm。

 2. 评估：

  a. 前方覆盖：前侧中心边缘角（Lequesne 角）。

  b. 前方关节间隙。

  c. 骨性关节炎程度。

  d. 髂前下棘。

  e. 髋关节匹配度。

E. 穿桌侧位片：

 1. 技术：

  a. 平卧位。

  b. 被检查侧髋关节中立伸直并 15° 内旋。

  c. 对侧屈髋至 90°。

  d. X 线束与被检查侧肢体成 45° 夹角。

 2. 评估：

  a. 后方关节间隙。

  b. 骨性关节炎程度。

  c. 前方凸轮样改变。

F. 蛙式位片：

    1. 技术：

        a. 平卧位。

        b. 被检查侧髋关节外展 45°，屈曲 30° ~40°。

        c. 患侧足跟靠在对侧膝内侧。

        d. 光束准心对准骨盆中心。

        e. X 线像管到胶片的距离为 102cm。

    2. 评估：

        a. 股骨头及股骨颈。

        b. 髋关节外展复位。

G. Dunn 45°位片：

    1. 技术：

        a. 平卧位。

        b. 被检查侧髋关节外展 20°，屈曲 45°，中立旋转。

        c. 光束准心对准骨盆中心。

        d. X 线像管到胶片的距离为 102cm。

    2. 评估：

        a. 股骨头及股骨颈。

        b. 对前外侧凸轮样改变检查敏感。

H. Dunn 90°位片：

    1. 技术：

        同 Dunn 45°位，屈髋角度变为 90°。

    2. 评估：

        股骨头及股骨颈。

Ⅱ. X 线片解读：

A. 骨性关节炎分级：

    Tönnis 分级：

    a. 0 级：正常。

    b. 1 级：轻度。

        ⅰ. 关节骨硬化。

        ⅱ. 轻度关节间隙变窄。

    c. 2 级：中度。

        ⅰ. 小骨囊肿形成。

        ⅱ. 中度关节间隙变窄。

        ⅲ. 股骨头球形度中度缺失。

    d. 3 级：重度。

        ⅰ. 巨大骨囊肿形成。

        ⅱ. 重度关节间隙狭窄。

        ⅲ. 关节间隙消失。

ⅳ. 股骨头严重畸形。

B. 髋关节发育不良评估：

1. Tönnis 角（图 13.3）：

    a. 髋臼顶 Tönnis 角。

    b. 评估髋臼倾斜度。

    c. Tönnis 角的测量方法：

      ⅰ. 骨盆正位片。

      ⅱ. 1 号线：

        （1）泪滴下缘的水平连线。

        （2）上移 1 号线至承重硬化区的最低点。

        （3）纠正骨盆的倾斜。

      ⅲ. 2 号线：

        （1）髋臼顶承重硬化区的最低点。

        （2）髋臼顶承重硬化区的外侧缘。

        （3）连接外侧缘及最低点的连线。

      ⅳ. Tönnis 角为 1 号线与 2 号线的夹角。

    d. 正常角度为 0° ~10°。

    e. Tönnis 角＞10°提示髋关节发育不良。

2. LCEA（图 13.4）：

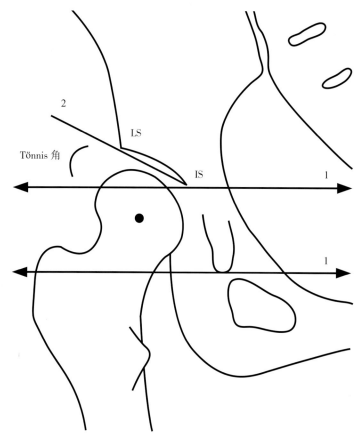

图 13.3 图示如何通过骨盆正位片测量 Tönnis 角，以评估髋臼的倾斜程度。画一条泪滴下缘连线的水平线（1 号线）纠正骨盆的倾斜，水平上移 1 号线至承重硬化区的最低点。确定髋臼顶承重硬化区的外侧缘，与承重硬化区的最低点的连线为 2 号线。Tönnis 角为 1 号线与 2 号线的夹角

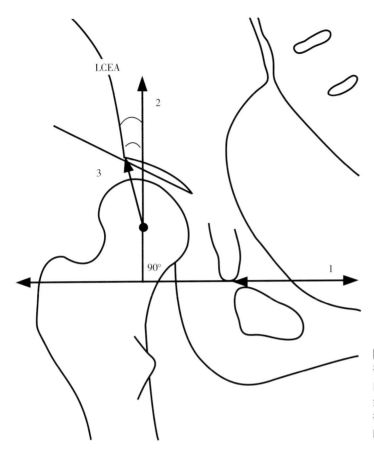

图 13.4　图示如何通过骨盆正位片测量 LCEA。确定并标记股骨头中心。画一条泪滴下缘连线的水平线（1 号线）纠正骨盆的倾斜。2 号线经过股骨头中心垂直于 1 号线。髋臼顶承重硬化区的外侧缘与股骨头中心连线为 3 号线。LCEA 为 2 号线与 3 号线的夹角

a.　评估股骨头外侧覆盖程度。

b.　Wiberg 外侧中心边缘角（LCEA）。

c.　测量方法：

　　ⅰ．骨盆正位片。

　　ⅱ．标记股骨头中心点。

　　ⅲ．1 号线：泪滴下缘的水平连线。

　　ⅳ．2 号线：经过股骨头中心垂直于 1 号线。

　　ⅴ．3 号线：

　　　　（1）股骨头中心点。

　　　　（2）髋臼顶承重硬化区的外侧缘。

　　ⅵ．LCEA 为 2 号线与 3 号线的夹角。

d.　正常角度为 25°~45°。

e.　LCEA < 25°提示髋关节发育不良：

　　ⅰ．20°~25°：临界性髋关节发育不良。

　　ⅱ．< 20°：

　　　　（1）15°~20°：轻度。

　　　　（2）5°~15°：中度。

　　　　（3）< 5°：重度。

f.　LCEA > 45°提示髋臼过度覆盖（钳夹样改变）。

3. 髋关节匹配度：

   a. 股骨头与髋臼轮廓的关系。

   b. 髋关节匹配：股骨头与髋臼弓相匹配。

   c. 髋关节不匹配：股骨头与髋臼弓不匹配。

      ⅰ. 股骨头形态。

      ⅱ. 髋臼形态。

      ⅲ. 髋臼发育不良的严重程度。

      ⅳ. 手术治疗的预后因素。

      ⅴ. 骨骼发育不成熟：挽救性截骨术或髋臼加盖术。

4. 前侧中心边缘角（ACEA）（图 13.5）：

   a. 评估股骨头前侧覆盖程度。

   b. Lequesne 和 de Seze 提出的 ACEA。

   c. 受到脊柱骨盆位置的影响。

   d. 测量方法：

      ⅰ. 假斜位片。

      ⅱ. 标记股骨头中心点。

      ⅲ. 1 号线：经过股骨头中心的垂直线。

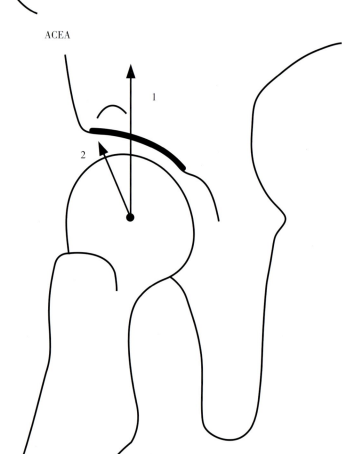

图 13.5 图示如何通过骨盆假斜位片测量 ACEA。确定并标记股骨头中心。画一条经过股骨头中心的垂直线（1 号线）。髋臼顶承重硬化区的前侧缘与股骨头中心连线为 2 号线。LCEA 为 1 号线与 2 号线的夹角

ⅳ．2 号线：髋臼顶承重硬化区的前侧缘。

ⅴ．前侧中心边缘角为 1 号线与 2 号线的夹角。

    e.　正常角度＞ 20°。

    f.　＜ 20°提示前方不稳定或发育不良。

Ⅲ．CT：

    A.　补充的诊断性测试：不常规使用。

    B.　在特定情况下有用：

      1.　股骨扭转畸形。

      2.　轻度髋关节发育不良。

    C.　可以获取骨盆及股骨远端的成像：

      1.　股骨倾斜角。

      2.　髋臼倾斜角。

    D.　三维重建。

Ⅳ．磁共振成像（MRI）：

    A.　补充的诊断性测试：不常规使用。

    B.　在特定情况下有用：

      1.　机械性髋关节症状。

      2.　与凸轮样改变相关。

    C.　3.0T MRI。

    D.　磁共振造影（MRA）：更好地评估盂唇。

    E.　生化 MRI：

      1.　软骨延迟增强磁共振成像（DGEMRIC）。

      2.　限制性：在临床中不常规使用。

      3.　测量软骨中氨基葡聚糖成分。

      4.　生化指标的降低可能发生在结构性软骨损伤之前。

治疗

Ⅰ．需考虑的因素：

    A.　年龄。

    B.　髋关节发育不良的严重程度。

    C.　髋关节骨性关节炎的严重程度。

    D.　肥胖。

    E.　体力活动水平。

Ⅱ．保守治疗：

    A.　限制活动。

    B.　物理治疗：

      1.　肌力训练：

        a.　外展肌。

       b.　核心力量。

  2.　增加腰骶前弯：改善髋臼前外侧的覆盖。

C.　药物治疗：口服非甾体类抗炎药。

Ⅲ.　手术治疗：

A.　髋关节镜：

  1.　不能证实髋关节发育不良的病理机制。

  2.　失败风险高，主要为髋关节不稳。

  3.　截骨时的潜在作用：与股骨凸轮样改变及盂唇损伤相关。

  4.　适应证为临界性髋关节发育不良（LCEA 为 20°~25°）：

       a.　主要为凸轮样改变。

       b.　髋关节撞击导致的盂唇损伤。

B.　髋臼周围截骨术（Periacetabular Osteotomy，PAO）：

  1.　Ganz 或 Bernese 截骨：

       a.　R. Ganz 和 JW Mast 首次提出。

       b.　1982 年首次开展。

  2.　成人髋关节发育不良骨盆截骨技术前沿：年轻患者，Y 形软骨闭合。

  3.　优势：

       a.　新的保髋治疗。

       b.　可以纠正髋臼的几个主要发育不良的特征：

           ⅰ.　前方覆盖：避免后倾。

           ⅱ.　外侧覆盖。

           ⅲ.　髋臼内移。

       c.　减轻髋臼环的负荷。

       d.　完整的后侧柱：

           ⅰ.　早期下地活动及康复。

           ⅱ.　稳定的截骨：2~3 枚螺钉固定。

       e.　没有改变骨盆的形态：可以正常分娩。

       f.　单切口。

       g.　外展肌完整。

       h.　保留了髋臼骨折片的血供。

       i.　从前方关节囊进入。

       j.　不影响 THA 的结果。

       k.　临床结果持久可靠。

  4.　适应证：

       a.　有症状的髋关节发育不良。

       b.　轻度或没有关节炎（Tönnis 0 级或 1 级）。

  5.　手术技术（图 13.6）：

       a.　患者仰卧于可透视手术床。

       b.　术前检查髋关节活动度：髋关节屈曲 90° 内旋。

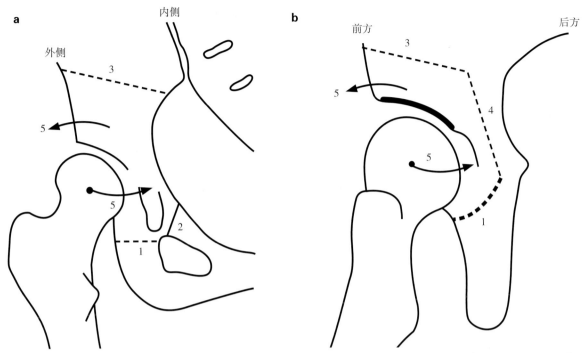

图 13.6（a）骨盆正位。（b）骨盆假斜位。髋臼周围截骨包括了 4 个部分的截骨：（1）坐骨截骨；（2）耻骨上肢截骨；（3）髂骨截骨；（4）髋臼后截骨。（5）骨块的移动及纠正髋关节发育不良，改善髋臼外侧覆盖、前方覆盖，并且内移髋臼

 c.　改良 Smith–Petersen 入路：

   切口长 10~12cm：

   （1）自髂前上棘做 C 形切口。

   （2）髂前上棘远端为一斜形切口。

 d.　透视：骨盆正位片及平卧位假侧位片。

 e.　截骨：

   4 处截骨：

   （1）坐骨截骨。

   （2）耻骨上肢截骨。

   （3）髂骨截骨。

   （4）髋臼后截骨。

 f.　纠正髋关节发育不良：

  i.　髋臼块移动和纠正：

   （1）外侧覆盖。

   （2）前方覆盖。

   （3）骨块内移。

  ii.　透视评估纠正效果（目标）（图 13.7）：

   （1）承重区变平：Tönnis 角为 0°~10°。

   （2）前方覆盖：LCEA 为 25°~35°。

   （3）骨块内移。

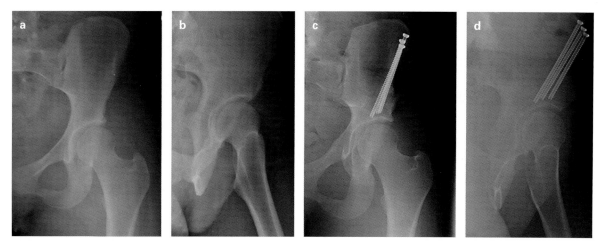

图 13.7 一名 16 岁青少年女性，左髋关节发育不良，症状明显，成功接受髋臼周围截骨术（PAO）。（a）术前骨盆正位片显示 Tönnis 角为 20°，LCEA 为 17°；（b）术前骨盆假斜位片显示 ACEA 为 17°；（c）PAO 术后 2 年骨盆正位片显示骨愈合，Tönnis 角为 4°，LCEA 为 30°；（d）PAO 术后 2 年骨盆假斜位片显示 ACEA 为 28°

    （4）避免撞击：后倾及过度覆盖。

  g. 纠正后检查髋关节活动度：髋关节屈曲 90° 后内旋。

  h. 移动骨块的固定：

    2~3 枚螺钉：

    （1）4.0~4.5mm。

    （2）长螺钉（60~110mm）。

    （3）从稳定的髂骨至移动的骨块。

  i. 前方关节囊的显露：

    ⅰ．最初在所有情况下均已描述。

    ⅱ．具有争议性。

    ⅲ．股直肌剥离。

    ⅳ．更长的切口。

 6. PAO 术后治疗：

  a. 临床及影像学评估：

    ⅰ．3 周：伤口愈合情况。

    ⅱ．6 周：固定牢靠，无骨折，在忍受范围内逐步负重。

    ⅲ．12 周：截骨处骨愈合，进行运动及物理治疗。

  b. 康复治疗：

    ⅰ．保护性负重：最初的 4~6 周。

    （1）双拐。

    （2）部分负重（25lb）（1lb ≈ 0.454kg）前 4 周。

    （3）部分负重（50lb）4~6 周。

    （4）在忍受范围内负重，6 周后。

    ⅱ．无辅助行走：8~10 周。

  c. 康复周期：

    ⅰ．12 周：回归到低强度活动中。

    ⅱ．24 周：回归到较高强度活动中。

7. 临床结果：

  a. Ⅳ级证据：

    ⅰ．回顾性。

    ⅱ．单中心。

    ⅲ．单机构。

  b. 并发症：

    ⅰ．神经损伤：

      （1）坐骨神经损伤（2%，其中 50% 可恢复）。

      （2）股外侧皮神经麻痹（5%）。

    ⅱ．浅表及深层手术区域感染（1%）。

    ⅲ．血肿。

    ⅳ．失血：

      （1）输血（20%）。

      （2）使用氨甲环酸降低出血。

      （3）自体血回输：术中自体血回输，失血量 0.2~4L。

    ⅴ．关节内延长：术中透视可避免此并发症。

    ⅵ．髋臼后柱不连续：

      （1）术中透视可避免此并发症。

      （2）早期康复过于激进：早期完全负重与坐骨骨折相关。

    ⅶ．髋臼畸形过度矫正：

      （1）医源性的撞击。

      （2）失败的成因。

    ⅷ．髋臼畸形矫正不足：残留的发育不良存在。

    ⅸ．耻骨上支截骨术后骨不连。

  c. 关节生存曲线：

    ⅰ．所有患者：

      （1）10 年 73%。

      （2）20 年 60%。

      （3）30 年 44%：

          70% 患者 30 年随访会出现：疼痛增加，髋关节骨性关节炎，转为 THA。

    ⅱ．术前无髋关节骨性关节炎患者：

      （1）更高的生存曲线。

      （2）10 年 88%。

      （3）20 年 75%。

    ⅲ．预后不良的因素：

      （1）术前：髋关节不匹配；肥胖。

（2）术后：髋臼过度矫正（髋臼后倾、前撞击）。

（3）髋关节骨性关节炎：Tönnis 2 级或 3 级；年龄＞40 岁。

  d. 运动功能：

    PAO 术后功能评分提高：

    （1）加利福尼亚大学洛杉矶分校功能评分（UCLA 评分）。

    （2）WOMAC 评分。

    （3）Harris 髋关节评分。

    （4）外展肌肌力。

    （5）步态改善，但未达到正常水平。

8. 前瞻性 II 级证据：

  a. 前瞻性多中心队列研究。

  b. 保髋治疗临床疗效学术网络（ANCHOR）。

  c. 423 个髋关节和 391 例患者。

  d. 早期临床疗效：最短 2 年随访时间。

  e. 93% 对疗效满意。

  f. 功能评分提高：

    i. Harris 评分。

    ii. UCLA 活动评分。

    iii. 髋关节伤残和骨性关节炎（HOOS）评分：

      （1）症状。

      （2）疼痛。

      （3）日常活动能力。

      （4）体育与娱乐。

      （5）生活质量。

    iv. 12 项生活质量量表（SF-12）评分：

      （1）精神。

      （2）体质。

  g. 再次手术：

    i. THA（0.8%）。

    ii. 因持续性疼痛行髋关节镜手术（2%）。

C. 全髋关节置换术：

  1. 适应证：

    有症状的髋关节发育不良：

      i. 保守治疗失败。

      ii. 中度及重度的骨性关节炎（Tönnis 2 级、3 级）。

  2. 分级：

    a. Hartofilakidis 分级：

      i. 成人髋关节发育不良：股骨头包含在髋臼内。

      ii. 低位髋关节脱位：假臼与真臼存在部分重叠。

iii. 高位髋关节脱位：假臼与真臼没有关联。

b. Crowe 和 Ranawat 分级：

ⅰ. 根据 X 线片测量股骨头移位距离（头颈交界处至泪滴下缘的距离）与骨盆高度的比值：

（1）Ⅰ型：＞ 0.10。

（2）Ⅱ型：0.10~0.15。

（3）Ⅲ型：0.15~0.20。

（4）Ⅳ型：＞ 0.20。

ⅱ. 股骨头相对于真臼的位移：

（1）Ⅰ型：＜ 50%。

（2）Ⅱ型：50%~75%。

（3）Ⅲ型：75%~100%。

3. 解剖相关的注意点：

a. 软组织：

ⅰ. 外展肌短缩。

ⅱ. 腘绳肌短缩。

iii. 关节囊肥大。

b. 髋臼：

ⅰ. 小。

ⅱ. 高位髋关节中心。

iii. 延长。

ⅳ. 浅。

ⅴ. 前上及外侧缺失。

ⅵ. 新臼形成。

c. 股骨：

ⅰ. 股骨头小。

ⅱ. 前倾角增大。

iii. 髓腔狭窄。

d. 同位置手术史：

ⅰ. 先前手术切口。

ⅱ. 畸形。

iii. 内植物保留。

e. THA 技术技巧：

ⅰ. 模板：准备小尺寸的髋臼杯。

ⅱ. 髋臼：

（1）真髋关节旋转中心：避免高位旋转中心。

（2）增加外侧覆盖范围：

（a）髋臼内移：避免髋臼内陷。

（b）股骨头自体移植。

（3）螺钉加强固定。

iii. 股骨：

（1）生物型：

（a）股骨前倾：Wagner 柄 /S–ROM 柄。

（b）短缩截骨：Wagner 柄 /S–ROM 柄 / 圆柱形全涂层柄。

（2）骨水泥型：

（a）股骨前倾。

（b）Charnley 大转子截骨术。

iv. 下肢长度延长不超过 2cm：

（1）避免神经牵拉损伤。

（2）股骨颈截骨位置下移：避免大转子撞击。

（3）考虑股骨短缩截骨。

参考文献

[1] Engesæter IO, Laborie LB, Lehmann TG, et al. Prevalence of radiographic findings associated with hip dysplasia in a population-based cohort of 2081 19-year-old Norwegians. Bone Joint J 2013;95-B(2):279–285.

[2] Klaue K, Durnin CW, Ganz R. The acetabular rim syndrome. A clinical presentation of dysplasia of the hip. J Bone Joint Surg Br 1991;73(3):423–429.

[3] Thomas GE, Palmer AJ, Batra RN, et al. Subclinical deformities of the hip are significant predictors of radiographic osteoarthritis and joint replacement in women. A 20 year longitudinal cohort study. Osteoarthritis Cartilage 2014;22(10):1504–1510.

[4] Hartofilakidis G, Stamos K, Karachalios T. Treatment of high dislocation of the hip in adults with total hip arthroplasty. Operative technique and long-term clinical results. J Bone Joint Surg Am 1998;80(4):510–517.

[5] Feldman GJ, Parvizi J, Levenstien M, et al. Developmental dysplasia of the hip: linkage mapping and whole exome sequencing identify a shared variant in CX3CR1 in all affected members of a large multigeneration family. J Bone Miner Res 2013;28(12):2540–2549.

[6] Li L, Wang X, Zhao Q, et al. CX3CR1 polymorphisms associated with an increased risk of developmental dysplasia of the hip in human. J Orthop Res 2017;35(2):377–380.

[7] van Bosse H, Wedge JH, Babyn P. How are dysplastic hips different? A three-dimensional CT study. Clin Orthop Relat Res 2015;473(5):1712–1723.

[8] Sankar WN, Beaulé PE, Clohisy JC, et al. Labral morphologic characteristics in patients with symptomatic acetabular dysplasia. Am J Sports Med 2015;43(9):2152–2156.

[9] Ganz R, Leunig M. Morphological variations of residual hip dysplasia in the adult. Hip Int 2007;17(Suppl 5):S22–S28.

[10] Argenson JN, Flecher X, Parratte S, Aubaniac JM. Anatomy of the dysplastic hip and consequences for total hip arthroplasty. Clin Orthop Relat Res 2007;465(465):40–45.

[11] Fabricant PD, Sankar WN, Seeley MA, et al. Femoral deformity may be more predictive of hip range of motion than severity of acetabular disease in patients with acetabular dysplasia: an analysis of the ANCHOR cohort. J Am Acad Orthop Surg 2016;24(7):465–474.

[12] Steppacher SD, Tannast M, Werlen S, Siebenrock KA. Femoral morphology differs between deficient and excessive acetabular coverage. Clin Orthop Relat Res 2008;466(4):782–790.

[13] Anderson LA, Erickson JA, Swann RP, et al. Femoral morphology in patients undergoing periacetabular osteotomy for classic or borderline acetabular dysplasia: are cam deformities common? J Arthroplasty 2016;31(9, Suppl):259–263.

[14] Nunley RM, Prather H, Hunt D, Schoenecker PL, Clohisy JC. Clinical presentation of symptomatic acetabular dysplasia in skeletally mature patients. J Bone Joint Surg Am 2011;93(Suppl 2):17–21.

[15] Clohisy JC, Carlisle JC, Beaulé PE, et al. A systematic approach to the plain radiographic evaluation of the young adult hip. J Bone Joint Surg Am 2008;90(Suppl 4):47–66.

[16] Jessel RH, Zurakowski D, Zilkens C, Burstein D, Gray ML, Kim YJ. Radiographic and patient factors associated with pre-radiographic osteoarthritis in hip dysplasia. J Bone Joint Surg Am 2009;91(5):1120–1129.

[17] Ganz R, Klaue K, Vinh TS, Mast JW. A new periacetabular osteotomy for the treatment of hip dysplasias. Technique and preliminary results. Clin Orthop Relat Res 1988;(232):26–36.

[18] Hempfing A, Leunig M, Nötzli HP, Beck M, Ganz R. Acetabular blood flow during Bernese periacetabular osteotomy: an intraoperative study using laser Doppler flowmetry. J Orthop Res 2003;21(6):1145–1150.

[19] Amanatullah DF, Stryker L, Schoenecker P, et al. Similar clinical outcomes for THAs with and without prior periacetabular osteotomy. Clin Orthop Relat Res 2015;473(2):685–691.

[20] Thawrani D, Sucato DJ, Podeszwa DA, DeLaRocha A. Complications associated with the Bernese periacetabular osteotomy for hip

dysplasia in adolescents. J Bone Joint Surg Am 2010;92(8):1707–1714.

[21]　Sierra RJ, Beaule P, Zaltz I, Millis MB, Clohisy JC, Trousdale RT; ANCHOR group. Prevention of nerve injury after periacetabular osteotomy. Clin Orthop Relat Res 2012;470(8):2209–2219.

[22]　Pulido LF, Babis GC, Trousdale RT. Rate and risk factors for blood transfusion in patients undergoing periacetabular osteotomy. J Surg Orthop Adv 2008;17(3):185–187.

[23]　Lee CB, Kalish LA, Millis MB, Kim YJ. Predictors of blood loss and haematocrit after periacetabular osteotomy. Hip Int 2013;23(Suppl 9):S8–S13.

[24]　Steppacher SD, Tannast M, Ganz R, Siebenrock KA. Mean 20-year followup of Bernese periacetabular osteotomy. Clin Orthop Relat Res 2008;466(7):1633–1644.

[25]　Lerch TD, Steppacher SD, Liechti EF, Tannast M, Siebenrock KA. One-third of hips after periacetabular osteotomy survive 30 years with good clinical results, no progression of arthritis, or conversion to THA. Clin Orthop Relat Res 2017;475(4):1154–1168.

[26]　Novais EN, Potter GD, Clohisy JC, et al. Obesity is a major risk factor for the development of complications after peri-acetabular osteotomy. Bone Joint J 2015;97-B(1):29–34.

[27]　Millis MB, Kain M, Sierra R, et al. Periacetabular osteotomy for acetabular dysplasia in patients older than 40 years: a preliminary study. Clin Orthop Relat Res 2009;467(9):2228–2234.

[28]　Novais EN, Heyworth B, Murray K, Johnson VM, Kim YJ, Millis MB. Physical activity level improves after periacetabular osteotomy for the treatment of symptomatic hip dysplasia. Clin Orthop Relat Res 2013;471(3):981–988.

[29]　Clohisy JC, Ackerman J, Baca G, et al. Patient-reported outcomes of periacetabular osteotomy from the prospective ANCHOR cohort study. J Bone Joint Surg Am 2017;99(1):33–41.

[30]　Crowe JF, Mani VJ, Ranawat CS. Total hip replacement in congenital dislocation and dysplasia of the hip. J Bone Joint Surg Am 1979;61(1):15–23.

第十四章　扁平髋

Brian D. Lewis, Robert C. Kollmorgen

贾震宇 / 译
区永亮 / 校

引言

Ⅰ. 病理生理：

A. 目前的主流观点是股骨头的血运中断是主要的致病原因。

B. 病理过程影响了关节软骨及骨骺，在某些病例中，影响至干骺端和骺生长板：

1. 关节软骨改变主要体现在深层软骨。

2. 关节软骨 – 软骨下骨结合处的软骨内骨化停止。

3. 骨骺端的改变包括以下几点：

a. 骨髓隙和骨小梁的坏死。

b. 骨小梁的压缩性骨折。

c. 破骨细胞重吸收。

d. 血管性纤维肉芽组织浸润坏死部分。

4. 骺生长板的改变最常见于股骨头前部，软骨区域一直延续到软骨内骨化线以下。

Ⅱ. 股骨头畸形的发病机制：

A. 机械性：当施加的外力大于抵抗变形的能力时，股骨头形态发生改变。

B. 年幼儿童的治愈潜力更好：发病年龄 < 6 岁的儿童与 > 8 岁的儿童相比，其治疗效果更好。

Ⅲ. 疾病自然史：

A. 受小样本量限制。

B. 球形股骨头患者的长期预后较好。

C. 骨骼成熟个体股骨头畸形的程度与骨性关节炎的发作相关。

Ⅳ. 流行病学：

A. 男性患病概率更高，相比女性高达 5 倍。

B. 北欧人群发病率最高。

C. 相比较于白种人，非裔美国人的发病率更低。

D. 大量研究表明同一国家的不同区域之间存在差异。

E. 甚至在小范围内也存在显著差异（英国默西塞德郡不同社会阶层的儿童之间存在差异）。

F. 变异的模式提示环境对疾病的成因存在影响。

影像

Ⅰ. X 线片包括负重正位片及双侧髋关节蛙式位侧位片。

Ⅱ. 在疾病初始的 3~6 个月内，影像学结果可能是阴性的。

Ⅲ. 分级：

A. Waldenstrom 分级：定义不同的阶段，与预后无关（图 14.1）。

    1. Ⅰ期：骨骺硬化期。

    2. Ⅱ期：碎裂期。

    3. Ⅲ期：早期愈合期。

    4. Ⅳ期：完全愈合期。

B. Salter–Thompson 分级：依据软骨下骨骨折的程度（新月征）评估预后。

    1. A 型：少于 50% 的股骨头累及。

    2. B 型：超过 50% 的股骨头累及。

C. Catterall 分级：在碎裂期判断，依据骨骺累及的程度评估预后（图 14.2）。

    1. Ⅰ度：25% 骨骺累及——预后较好。

    2. Ⅱ度：50% 骨骺累及——预后较好。

    3. Ⅲ度：75% 骨骺累及——预后较差。

    4. Ⅳ度：100% 骨骺累及——预后较差。

    5. 简化为Ⅰ、Ⅱ、Ⅲ、Ⅳ度可以提高观察者的可靠性。

D. 外侧柱分类：基于碎裂期影像中股骨头外侧柱受累情况（外侧 15%~30%）（图 14.3）。

    1. A 型：外侧柱未受累。

    2. B 型：外侧柱受累，压缩程度小于正常高度 50%。

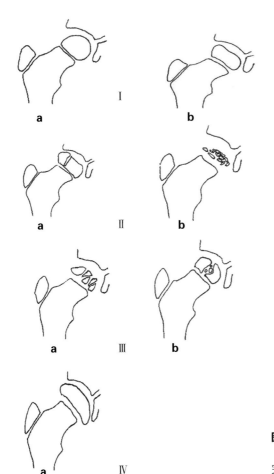

图 14.1 Waldenstrom 按时间顺序对扁平髋的分级：Ⅰ，骨骺硬化期；Ⅱ，碎裂期；Ⅲ，早期愈合期；Ⅳ，完全愈合期

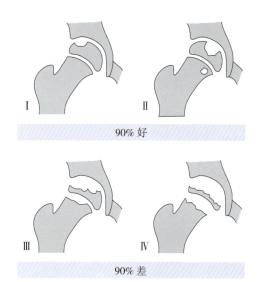

图 14.2 Catterall 分级中股骨头受累的示意图

90% 好

90% 差

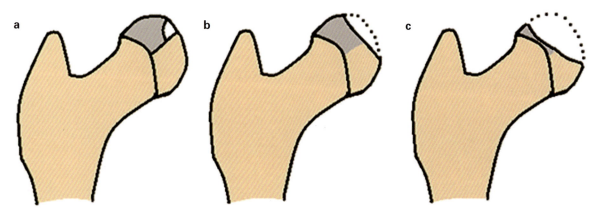

图 14.3 （a~c）碎裂期外侧柱受累情况示意图

3. B/C 型：外侧柱受累，压缩程度约为正常高度 50%。

4. C 型：外侧柱受累，压缩程度＞正常高度 50%。

E. Stulberg 分级：应用于骨骼成熟个体，评估长期预后。

1. I 度：正常髋关节。

2. II 度：股骨头球形，并有股骨头膨大，股骨颈短缩，或髋臼陡峭。

3. III 度：股骨头非球形，非球形匹配关节。

4. IV 度：股骨头扁平，非球形匹配关节。

5. V 度：股骨头扁平，关节不匹配。

6. 简化建议：I 度和 II 度球形股骨头预后较好，III ~ V 度非球形股骨头更有可能进展为骨性关节炎。

F. 所有放射线 / 预后分类系统的问题是它们直到碎裂期才能得以应用，尽管改良 Waldenstrom 分类提出可能会改变这种状况：

对于需要接受治疗的患者，在碎裂期之前得以诊断预后会更好。

IV. Conway 分级在诊断及之后的 4~5 个月内应用放射性核素骨显像：比影像学改变提前 3 个月。

A. A 型：早期快速的再血管化。

B. B 型：
1. 5 个月后，骨骺位于中央的活动或者无活动。
2. 较高风险预后不良。
C. C 型：从 A 型到 B 型的退化，非常罕见。

V. MRI：能提供良好的解剖影像。
A. 扁平或椭圆形股骨头。
B. 股骨头挤压程度。
C. 坏死程度。
D. 无法准确描述愈合的情况。
E. 当怀疑进展性的股骨头半脱位，MRI 可以替代关节造影。
F. 动态钆增强 MRI 可以早期发现局部缺血和血运重建模式，并与放射性核素骨显像结果高度一致，以判断是否预后良好。

VI. 关节造影术：在控制性治疗前，直视下评估股骨头的覆盖程度和活动范围。
VII. 超声成像：
A. 更易于发现关节积液。
B. 无特异性。

预后影响因素

I. 症状发作的年龄：强相关预后因素，发病年龄＜5 岁的儿童预后最好。
II. 性别：关于女性的预后是否更差的结果存在争议。
III. Salter–Thompson 分级中新月征的大小：强相关预后因素，但是只出现在 1/3 的平片中。
IV. 骨骺累及程度（Catterall 分级）：强相关预后因素，可重复性一般。
V. 外侧柱累及程度：强相关预后因素，可重复性高。
VI. 干骺端异常（骨质疏松、囊肿、增宽），预后不良。
VII. 髋臼形态改变，预后不良。
VIII. Catterall "股骨头危险征象"：
A. 弥漫性的干骺端反应。
B. 骨骺外侧钙化：存疑。
C. Gage 征：外侧骨骺出现 V 形透亮区。
D. 骨骺生长板水平扩张：存疑。
E. 骨骺突出。
IX. 股骨头骨骺突出。最重要的预后因素：
A. 包容度丢失。
B. 外侧半脱位。
C. 容易导致股骨头畸形。
D. 当骨骺突出的比例＞20%，股骨头发生畸形的可能性高。
E. 在大龄儿童中更加显著，骨骺累及更多。
F. 唯一可改变的影响因素。

Ⅹ. 与成年骨性关节炎不良结果相关的长期影响因素：

A. 股骨头球形度。

B. 髋臼顶斜度。

早期干预

Ⅰ. 自限性疾病，不过可能进展为长期的畸形。

Ⅱ. 早期治疗的目的是阻止长期的股骨头畸形。

Ⅲ. 突出：

A. 重要，因为如果超过 20% 的骨骺突出髋臼外侧缘，股骨头不可逆变形的风险非常高。

B. 最脆弱的时期的是分裂晚期和重建早期。

C. 防止畸形的处理应该在碎裂后期前开始：如果在碎裂早期而不是后期进行包容性治疗，风险比高达 16.6 倍。

Ⅳ. ＞8 岁的儿童总是发展为骨骺突出，需要干预以覆盖包容股骨头；对于＜8 岁的儿童，必须严密监测骨骺突出的发展进程。

Ⅴ. 进行包容性治疗方式之前必须确保足够的髋关节活动度，如有必要可以先行牵引及石膏固定。

Ⅵ. 防止股骨头畸形的选择：

A. 预防 / 逆转骨骺突出（包容性治疗）：

1. 股骨手术：股骨近端内翻截骨。

   a. 疗效与髋臼截骨相同。

   b. 由于股骨重塑的可靠性较差，不太适用于＞9 岁的儿童。

   c. 缺点：肢体短缩，髋关节短缩大转子过度生长。

   d. 可以结合髋臼手术。

2. 髋臼手术：

   a. Salter 截骨：

      ⅰ. 截骨从坐骨切迹到髂前下棘。

      ⅱ. 增加髋臼前方及外侧覆盖程度。

      ⅲ. 增加外展肌群的力臂。

   b. 髋臼加盖术：

      ⅰ. 增加髋臼负重区域。

      ⅱ. 不改变方向。

   c. 三联截骨术：

      ⅰ. 对病情较重的患者可能适用。

      ⅱ. 提供更大程度的包容。

      ⅲ. 如果可以避免外展的铰链运动，可以用于更复杂的病例。

3. 所有的手术后患者都可以在 8 周时负重并恢复轻度活动。

B. 支具 / 见效负重是有争议性的：没有得到文献支持。

1. Petrie 石膏或支具固定，包括大腿和小腿，使髋关节保持外展和内旋位。

2. 必须一直持续到碎裂期结束为止。

3. 可能是 12~18 个月。

4. 社区流动性使治疗具有挑战性。

碎裂早期后的干预

Ⅰ. 股骨头畸形和塌陷已经存在。

Ⅱ. 外展铰链运动：

A. 股骨头外侧突出的部分撞击髋臼外侧缘形成的异常活动模式。

B. 可以恢复：

1. 将下肢位于外展位，股骨头中心将重新位于髋臼中央。

2. 尽管获得球形头的概率比早期治疗的概率低，但仍可能适合包容性治疗。

3. 最好的对象是具有更大重塑潜力的年幼儿童。

C. 不可以恢复（残缺）：

1. 髋关节外展后影像学结果没有改善，关节造影显示了内侧造影剂聚集和外侧盂唇畸形。

2. 股骨外翻截骨术：可以将股骨头和髋臼调整成最佳适配（恢复负重下的臼 – 头适配度）。

a. 适用于当髋关节内收时臼 – 头适配，但逐渐外展时不适配的情况。

b. 在一定功能范围内恢复臼 – 头适配的运动。

c. 改善外展肌力臂。

d. 可同期或分期结合髋臼截骨术。

e. 股骨头应处于愈合或已愈合阶段。

3. 髋臼加强：通过增加髋臼外侧缘来消除撞击（Chiari 或 Shelf 截骨术）。

4. 关节式髋关节牵引：

a. 尝试抵消骨骺端的变形应力并防止股骨头进一步形变。

b. 一直保持到观察到股骨外侧柱充分骨化为止（4~5 个月）。

c. 研究样本少，随访时间短。

扁平髋愈后的后遗症

Ⅰ. 在其他年轻人中表现出类似于髋关节疼痛的症状：

A. 活动或久坐腹股沟疼痛。

B. 走路或跑步等活中出现不稳。

C. 交锁或卡住等机械症状。

Ⅱ. 髋膨大 / 撞击（图 14.4）：可能是凸轮样改变或者合并撞击。可以单独治疗，也可以联合其他治疗手段治疗其他畸形改变。

Ⅲ. 髋关节短缩：

A. 转子畸形。

B. 主要原因为大转子过度生长或因增加包容度行股骨内翻截骨术引起的并发症。

C. 相应的股骨颈延长 / 大粗隆推移术（图 14.5）：

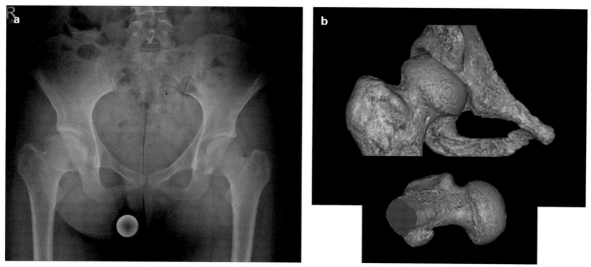

图 14.4 正位 X 线片（a）和 CT（b）显示 Stulberg II 型右侧扁平髋愈合后合并髋膨大和髋短缩。该患者显示对侧同样存在髋短缩，步态正常。右髋可通过开放手术或者髋关节镜单独治疗髋关节撞击

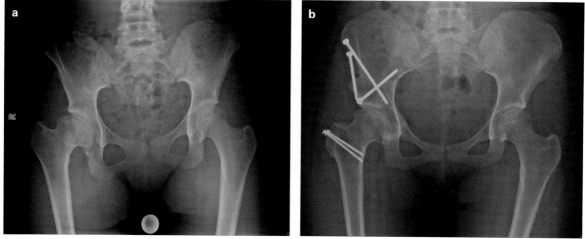

图 14.5 术前 X 线片（a）和术后 X 线片（b）显示 Stulberg II 型右侧扁平髋行相应的股骨颈延长，开放的股骨截骨术、盂唇修复术及髋臼周围截骨术治疗相应的髋关节发育不良

1. 解决大转子撞击。
2. 改进外展肌力臂。
3. 不会改善存在的双下肢不等长问题：
    a. 一项包含 38 例患者（39 个髋）平均 8 年的随访研究。
    b. 全部包括开放骨软骨成形术。
    c. 4 例髋接受全髋关节置换术。
    d. 活动度得到改善。
    e. 跛行比例从 76% 下降至 9%。
    f. 正常外展肌力从 17% 增加到 91%。
    g. 10% 并发症导致再次手术。
    h. 40% 进展为骨性关节炎。

D. 纠正髋短缩及双下肢不等长：

    1. 股骨外翻截骨术结合大粗隆推移术（Wagner 截骨术）：当髋关节内收时臼 – 头适配度更高时适用。

    2. Morcher 截骨术：髋短缩，关节适配，双下肢长度差异为 2~3cm。

Ⅳ. 股骨头畸形：

A. 股骨头中心部分未累及的，适合开放性或关节镜下股骨骨软骨成形术：

    1. 22 例接受髋关节镜手术的 2 年随访结果。

    2. 改良的 Harris 髋关节评分（mHHS 评分）平均提高 28 分（范围：56.7~82 分）。

    3. 无并发症。

    4. Stulberg Ⅰ ~ Ⅳ型，mHHS 评分没有统计学差异。

B. 股骨头中心部分畸形或缺损的，适合股骨头复位截骨术（图 14.6）。

Ⅴ. 盂唇撕裂：可与其他手术（开放或者关节镜手术）一起治疗。

Ⅵ. 髋臼发育不良：髋臼周围截骨术治疗。

Ⅶ. 髋臼后倾：可以通过髋臼缘的修整或者髋臼重新调整（关节镜或者开放手术）纠正。

Ⅷ. 剥脱性骨软骨损伤：关节镜或者开放手术治疗。

骨性关节炎进展

Ⅰ. 与愈合后股骨头的形态相关（Stulberg 分型，图 14.7）。

Ⅱ. 髋关节表面置换术：

A. 短期及中期临床结果好。

B. 鉴于股骨头 / 股骨颈的畸形，技术需求更高。

C. 可以结合股骨转子推移术纠正股骨转子畸形及改善外展肌功能。

Ⅲ. 全髋关节置换术：

A. 文献报告临床结果良好，翻修率可能会略高于标准队列。

B. 由于先前的截骨术或畸形的解剖结构可能在技术上更具挑战性：

    1. 使用标准股骨柄出现骨折的比例为 11%。

    2. 使用组配式或定制的股骨柄可能会降低术中骨折的可能性。

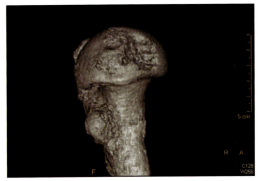

图 14.6 三维重建模型显示一例股骨头中心有巨大缺损

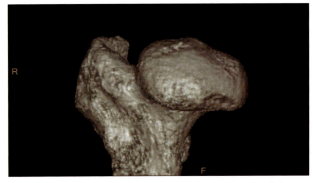

图 14.7 Stulberg Ⅴ型有更高的可能性进展为骨性关节炎

C. 可以纠正可能存在的双下肢不等长等问题：

    1. 坐骨神经麻痹的发生率高于标准队列。

    2. 所有出现坐骨神经麻痹患者均有相同部位的手术史。

D. 对于先前有手术史的患者可能在技术上更具挑战性。

参考文献

[1] Legg AT. An obscure aff ection of the hip joint. 1910. Clin Orthop Relat Res 2006;451 (451):11–13.

[2] Calvé J. On a particular form of pseudo-coxalgia associated with a characteristic deformity of the upper end of the femur. 1910. Clin Orthop Relat Res 2006;451(451):14–16.

[3] Perthes G. The classic: on juvenile arthritis deformans. 1910. Clin Orthop Relat Res 2012;470(9):2349–2368.

[4] Kim HK, Herring JA. Pathophysiology, classifi cations, and natural history of Perthes disease. Orthop Clin North Am 2011;42(3):285–295, v.

[5] Ibrahim T, Little DG. The pathogenesis and treatment of Legg-Calvé-Perthes disease. JBJS Rev 2016;4(7): pii:01874474-201607000-00003.

[6] Koob TJ, Pringle D, Gedbaw E, Meredith J, Berrios R, Kim HK. Biomechanical properties of bone and cartilage in growing femoral head following ischemic osteonecrosis. J Orthop Res 2007;25(6):750–757.

[7] Rosenfeld SB, Herring JA, Chao JC. Legg-Calve-Perthes disease: a review of cases with onset before six years of age. J Bone Joint Surg Am 2007;89(12):2712–2722.

[8] Stulberg SD, Cooperman DR, Wallensten R. The natural history of Legg-Calvé-Perthes disease. J Bone Joint Surg Am 1981;63(7):1095–1108.

[9] Perry DC, Hall AJ. The epidemiology and etiology of Perthes disease. Orthop Clin North Am 2011;42(3):279–283, v.

[10] Hall AJ, Barker DJ, Dangerfi eld PH, Taylor JF. Perthes' disease of the hip in Liverpool. Br Med J (Clin Res Ed) 1983;287(6407):1757–1759.

[11] Perry DC, Bruce CE, Pope D, Dangerfi eld P, Platt MJ, Hall AJ. Perthes' disease of the hip: socioeconomic inequalities and the urban environment. Arch Dis Child 2012;97(12):1053–1057.

[12] Bahmanyar S, Montgomery SM, Weiss RJ, Ekbom A. Maternal smoking during pregnancy, other prenatal and perinatal factors, and the risk of Legg-Calvé-Perthes disease. Pediatrics 2008;122(2):e459–e464.

[13] Dimeglio A, Canavese F. Imaging in Legg-Calvé-Perthes disease. Orthop Clin North Am 2011;42(3):297–302.

[14] Waldenstrom H. The classic. The fi rst stages of coxa plana by Henning Waldenström. 1938. Clin Orthop Relat Res 1984;(191):4–7.

[15] Salter RB, Thompson GH. Legg-Calvé-Perthes disease. The prognostic signifi cance of the subchondral fracture and a two-group classifi cation of the femoral head involvement. J Bone Joint Surg Am 1984;66(4):479–489.

[16] Catterall A. The natural history of Perthes' disease. J Bone Joint Surg Br 1971;53(1):37–53.

[17] Wiig O, Terjesen T, Svenningsen S. Inter-observer reliability of radiographic classifi cations and measurements in the assessment of Perthes' disease. Acta Orthop Scand 2002;73(5):523–530.

[18] Herring JA, Neustadt JB, Williams JJ, Early JS, Browne RH. The lateral pillar classifi cation of Legg-Calvé-Perthes disease. J Pediatr Orthop 1992;12(2):143–150.

[19] Neyt JG, Weinstein SL, Spratt KF, et al. Stulberg classifi cation system for evaluation of Legg-Calvé-Perthes disease: intra-rater and inter-rater reliability. J Bone Joint Surg Am 1999;81(9):1209–1216.

[20] Hyman JE, Trupia EP, Wright ML, et al; International Perthes Study Group Members. Interobserver and intraobserver reliability of the modifi ed Waldenström classifi cation system for staging of Legg-Calvé-Perthes disease. J Bone Joint Surg Am 2015;97(8):643–650.

[21] Conway JJ. A scintigraphic classifi cation of Legg-Calvé-Perthes disease. Semin Nucl Med 1993;23(4):274–295.

[22] Joseph B. Prognostic factors and outcome measures in Perthes disease. Orthop Clin North Am 2011;42(3):303–315, v–vi.

[23] Rampal V, Clément JL, Solla F. Legg-Calvé-Perthes disease: classifi cations and prognostic factors. Clin Cases Miner Bone Metab 2017;14(1):74–82.

[24] Wiig O, Terjesen T, Svenningsen S. Prognostic factors and outcome of treatment in Perthes' disease: a prospective study of 368 patients with fi ve-year follow-up. J Bone Joint Surg Br 2008;90(10):1364–1371.

[25] Joseph B, Price CT. Principles of containment treatment aimed at preventing femoral head deformation in Perthes disease. Orthop Clin North Am 2011;42(3):317–327, vi.

[26] Joseph B, Varghese G, Mulpuri K, Narasimha Rao K, Nair NS. Natural evolution of Perthes disease: a study of 610 children under 12 years of age at disease onset. J Pediatr Orthop 2003;23(5):590–600.

[27] Joseph B, Nair NS, Narasimha Rao K, Mulpuri K, Varghese G. Optimal timing for containment surgery for Perthes disease. J Pediatr Orthop 2003;23(5):601–606.

[28] Nguyen NA, Klein G, Dogbey G, McCourt JB, Mehlman CT. Operative versus nonoperative treatments for Legg-Calvé-Perthes disease: a meta-analysis. J Pediatr Orthop 2012;32(7):697–705.

[29] Price CT, Thompson GH, Wenger DR. Containment methods for treatment of Legg-Calvé-Perthes disease. Orthop Clin North Am 2011;42(3):329–340, vi.

[30] Choi IH, Yoo WJ, Cho TJ, Moon HJ. Principles of treatment in late stages of Perthes disease. Orthop Clin North Am 2011;42(3):341–348, vi.

[31]　Grossbard GD. Hip pain during adolescence after Perthes' disease. J Bone Joint Surg Br 1981;63B(4):572–574.

[32]　Quain S, Catterall A. Hinge abduction of the hip. Diagnosis and treatment. J Bone Joint Surg Br 1986;68(1):61–64.

[33]　Yoo WJ, Choi IH, Moon HJ, et al. Valgus femoral osteotomy for noncontainable Perthes hips: prognostic factors of remodeling. J Pediatr Orthop 2013;33(6):650–655.

[34]　Hosny GA, El-Deeb K, Fadel M, Laklouk M. Arthrodiastasis of the hip. J Pediatr Orthop 2011;31(2, Suppl):S229–S234.

[35]　Standard SC. Treatment of coxa brevis. Orthop Clin North Am 2011;42(3):373–387, vii.

[36]　Albers CE, Steppacher SD, Schwab JM, Tannast M, Siebenrock KA. Relative femoral neck lengthening improves pain and hip function in proximal femoral deformities with a high-riding trochanter. Clin Orthop Relat Res 2015;473(4):1378–1387.

[37]　Eidelman M, Keshet D, Nelson S, Bor N. Intermediate to long-term results of femoral neck lengthening (Morscher osteotomy). J Pediatr Orthop 2019;39(4):181–186.

[38]　Freeman CR, Jones K, Byrd JW. Hip arthroscopy for Legg-Calvè-Perthes disease: minimum 2-year follow-up. Arthroscopy 2013;29(4):666–674.

[39]　Siebenrock KA, Anwander H, Zurmühle CA, Tannast M, Slongo T, Steppacher SD. Head reduction osteotomy with additional containment surgery improves sphericity and containment and reduces pain in Legg-Calvé-Perthes disease. Clin Orthop Relat Res 2015;473(4):1274–1283.

[40]　Paley D. The treatment of femoral head deformity and coxa magna by the Ganz femoral head reduction osteotomy. Orthop Clin North Am 2011;42(3):389–399, viii.

[41]　Ross JR, Nepple JJ, Baca G, Schoenecker PL, Clohisy JC. Intraarticular abnormalities in residual Perthes and Perthes-like hip deformities. Clin Orthop Relat Res 2012;470(11):2968–2977.

[42]　Boyd HS, Ulrich SD, Seyler TM, Marulanda GA, Mont MA. Resurfacing for Perthes disease: an alternative to standard hip arthroplasty. Clin Orthop Relat Res 2007;465(465):80–85.

[43]　Hanna SA, Sarraf KM, Ramachandran M, Achan P. Systematic review of the outcome of total hip arthroplasty in patients with sequelae of Legg-Calvé-Perthes disease. Arch Orthop Trauma Surg 2017;137(8):1149–1154.

第十五章　股骨头骨骺滑脱

Robert C. Kollmorgen, Brian D. Lewis

张　涛　洪嘉颖 / 译
王　庆 / 校

引言

I. 股骨头骨骺滑脱：

　　A. 病因：

　　　　青少年最常见的髋关节疾病：

　　　　a. 男女比例为 1.5∶1：

　　　　　　不稳定滑脱：男女比例为 1∶1。

　　　　b. 与社会经济水平和肥胖密切相关。

　　　　c. 双侧 20%~80%：

　　　　　　第 2 次股骨头骨骺滑脱（Second Slipped Capital Femoral Epiphysis，SCFE）通常发生在股骨头滑脱后的第 1 年内。

　　　　d. 族群差异：

　　　　　　非裔美国人、印第安人、西班牙裔和波利尼西亚人的发病率较高。

　　　　e. 发病年龄：

　　　　　　ⅰ. 男孩：12.7~13.5 岁。

　　　　　　ⅱ. 女孩：11.2~12.1 岁。

　　　　f. 发病率：

　　　　　　4.8/100 000（0~16 岁）。

　　B. 发病机制：

　　　　多因素、病因不明：

　　　　a. 继发于青春期胶原蛋白紊乱的滑脱：在骺板肥大的区域。

　　　　b. 引起 SCFE 的代谢、内分泌和机械因素：

　　　　　　ⅰ. 代谢：

　　　　　　　　血清瘦素水平：

　　　　　　　　（a）在肥胖患者中升高。

　　　　　　　　（b）根据 Halverson 等的研究，无论体重指数（BMI）如何，瘦素＞4.9 都会增加 SCFE 的优势比。

　　　　　　ⅱ. 内分泌失调。

　　　　　　ⅲ. 机械因素：

　　　　　　（1）肥胖：

　　　　　　　　（a）80% 的 SCFE 患者。

　　　　　　　　（b）可能是由于肥胖患者的骨骺负荷增加、形态异常及内分泌紊乱所致。

　　　　　　（2）形态学：

（a）股骨相对后倾。

（b）髋臼后倾。

（c）方向更垂直的骺板。

C. 组织病理学和病理形态学：

1. 近端股骨头溶解。

2. 损伤发生在临时钙化（肥厚）区。

3. 畸形：

   a. 股骨颈（干骺端）向前移位，朝外旋。

   b. 股骨头（骨骺）向后下位移。

   c. 股骨骨骺后倾畸形。

   d. 股骨颈内翻，外展，外旋畸形。

   e. 罕见的"外翻滑脱"：

      ⅰ. 颈部前内侧移位。

      ⅱ. 股骨头后外翻倾斜。

D. 自然病史：

1. 与滑脱程度和治疗持续时间直接相关：

   根据 Loder 等对 328 例"稳定"SCFE 患者的回顾性研究：

      ⅰ. 患儿年龄越大，滑脱越严重（年龄）：

         （1）轻度：12.3 岁。

         （2）中度：13 岁。

         （3）重度：13.8 岁。

      ⅱ. 症状持续时间：

         （1）轻度：3.5 个月。

         （2）中度：7.7 个月。

         （3）重度：8.8 个月。

      ⅲ. 回归分析：

            稳定的 SCFE：

         （a）如果年龄＞ 12.5 岁，中度或重度滑倒的可能性增加 2 倍。

         （b）如果持续时间＞ 2 个月，中度或重度滑倒的可能性增加 4.1 倍。

2. 股骨头骨骺滑脱后髋关节撞击综合征（FAIS）：

   a. 头颈交界处发生不同程度的重塑：

      ⅰ. 变异程度。

      ⅱ. 凸轮样改变。

      ⅲ. 不管有没有重塑，前方的盂唇都会有损伤。

   b. 多项研究报告，即使在轻度滑脱后，软骨也会受到损伤。

   c. 在固定后的前 10 年里，臀部疼痛的比例为 31%。

   d. 头颈偏心距 100% 减少 =100% 凸轮样改变：

      ⅰ. 重塑后选择对身体要求较低的生活方式可能会改善症状。

      ⅱ. 建议密切监测成年 SCFE 患者的髋关节撞击综合征症状。

iii. 导致前方软骨损伤：

（1）损害的严重程度取决于：

（a）滑脱的持续时间。

（b）畸形的严重程度。

（c）活动水平。

（2）损坏发生早：

（a）Basheer 等对 18 例患者进行了平均 29 个月的随访：SCFE 术后结果评分与关节镜检查时间显著相关；建议在出现疼痛后早期进行 FAI 治疗。

（b）Leunig 等在连续 13 例青少年 SCFE 髋关节中发现，当干骺端延伸到骨骺之外时，都伴有 FAI 引起的盂唇损伤。

iv. FAIS 可能是骨性关节炎的危险因素。

3. 股骨头缺血性坏死：

a. 破坏性强，可导致骨性关节炎。

b. 与骨骺稳定性有关。

c. 不稳定滑脱的风险是普通人的 9.4 倍。

4. 骨性关节炎：

SCFE 畸形在骨性关节炎中的作用：

Castaneda 等：

（1）121 例稳定性滑脱，随访 20 年。

（2）100% 有骨性关节炎征象。

II. 分类系统：

A. Southwick 分级系统：

1. 基于头部（骨骺）– 轴（骨干）角度（图 15.1）。

2. 前滑脱（骨骺增宽；无移位）。

3. 轻度：< 30°，最多移位 1/3。

4. 中度：30°~60°，移位 1/3~1/2。

5. 重度：> 60°；移位超过 1/2。

B. Loder 分级系统：负重状态。

1. 不稳定：

a. 剧烈疼痛。

b. 挂拐无法负重：

30 个不稳定的髋关节中 14 个（47%）发生缺血性坏死（Avascular Necrosis，AVN）。

2. 稳定：

有无拐杖都能负重：

在稳定性滑脱中发生 AVN 的概率为 0。

C. 病程：

1. 急性：症状 < 3 周。

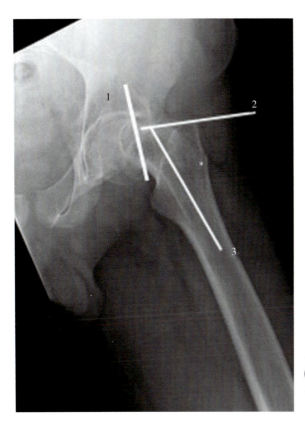

图15.1 男性，9.7岁，左髋蛙式位X线片，主诉左膝稍疼痛3周，摔倒后出现负重受限。Southwick角是由骨骺线（1）、骨骺线的垂直线（2）与平行于股骨干中心的线（3）相交形成的。* 代表要测量的角度。图像被归类为 > 60°的严重滑脱

    2.   慢性：症状 > 3 周。

    3.   慢性病程急性加重：有慢性滑脱的病史，近期症状急性加重。

  D. 预后：

    1.   轻度：预后良好。

    2.   中、重度：发生骨性关节炎的概率增加。

Ⅲ. 骨骺稳定性：

    标准是无法负重：

        Ziebarth 等对此提出质疑：

            对 82 例患者进行回顾性分析：

                ⅰ. 术中观察到 28/82 例（34%）完全性髋关节骨骺断裂。

                ⅱ. 对急性和慢性分类：敏感性为 82%，特异性为 44%。

                ⅲ. 对稳定和不稳定分类：敏感性为 39%，特异性为 76%。

                ⅳ. 对目前的 SCFE 分类系统提出了质疑，根据负重能力诊断，髋关节不稳定的概率比预期的要高。

解剖学因素

Ⅰ. 股骨近端骨骺：

  A. 临时钙化带（肥厚区）受损。

  B. 股骨近端每年生长 3mm。

Ⅱ. 血液供应：

旋股内侧动脉深支：

1. 股骨头 / 骨骺最重要的血液供应。

2. 旋股外侧动脉、圆韧带动脉的供血较少。

病史和体格检查

Ⅰ. 病史：

A. 症状：

1. 隐痛：

a. 腹股沟、臀部和膝关节疼痛。

b. 严重时可影响行走。

2. 跛行：

膝关节疼痛的患儿比髋关节疼痛的患儿延误诊断的时间更长。

B. 既往病史。内分泌疾病评估：

与 SCFE 密切相关。

C. 肥胖：

对所有有疼痛症状的青少年要提高诊断意识。

Ⅱ. 体格检查：

A. 无对 SCFE 的病因学检查。

B. 步态：

跛行步态。

C. 坐位或仰卧位：

屈曲、内旋受限（最常见）。

诊断

影像学检查：

A. X 线检查：

骨盆前后位（AP）片和蛙式位片（图 15.2）：

a. 正位片：诊断的金标准。

Southwick 角（SA）：

（1）也称为滑脱角，骨骺 – 干骺角。

（2）在蛙式位测量。

（3）股骨头骺基底与股骨干轴线之间的夹角。

（4）患侧和对侧比较。

（5）当双侧均受累时，测量的角度应减去 12°。

b. 侧位头颈指数（LVHNI）：

ⅰ. 用于估量剩余头颈的畸形程度。

ⅱ. 45°屈曲 /45°外展 /30°外旋。

ⅲ. 阈值为 9%：

指数＞ 9%，对检测枪柄样畸形的敏感度为 89%，特异度为 82%。

B. 超声：

1. 可检测初始滑移的影响，并量化滑移的程度。

2. 适用于中度和重度 SCFE 检测。

3. 随着时间的推移，X 线片最适用于随访。

C. CT：

1. 作用有限。

2. 在慢性滑脱时可能有用，因为骨骺或骨折的融合是有问题的（图 15.3）。

D. MRI：

可以显示滑脱前期的异常影像。

鉴别诊断

Ⅰ. 早期诊断：

A. 疗效好的基础。

B. 延迟很常见，原因是：

1. 缺乏认知。

2. 疼痛主诉模糊，不局限于髋关节。

3. 肥胖本身就可能是下肢疼痛的原因。

Ⅱ. 鉴别诊断：

A. Legg–Calvé–Perthes 病。

B. 股骨头缺血性坏死。

C. 感染。

D. FAI。

E. 发育不良。

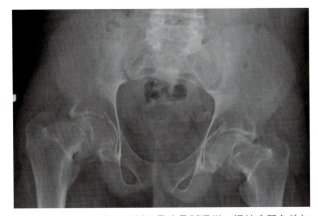

图 15.2 男，16 岁，双侧股骨头骨骺滑脱，慢性病程急性加重期，骨盆 X 线片

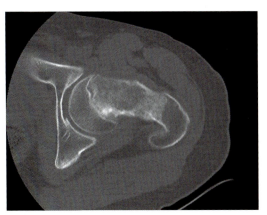

图 15.3 男，16 岁，股骨头骨骺滑脱，慢性期，髋关节轴位 CT

非手术治疗

仅适用于无症状的患者：

A. 关于预防性固定存在争议。

B. 密切监测：

1. 没有既定的随访标准。

2. 作者建议，如无疼痛，每 3~6 个月随访 1 次。

外科治疗：急性

Ⅰ. 稳定型：

A. 常用原位固定治疗。

B. 目的是稳定股骨头，降低软骨溶解和缺血性坏死（AVN）的风险。

C. 双侧（预防性）固定：

1. 有争议。

2. 相对适应证：

a. 发病年龄小。

b. 不稳定型 SCFE。

c. 内分泌失调。

d. 依从性差的患者。

D. 经皮单螺钉固定：

1. 推荐螺钉位置（图 15.4）：

a. 骨骺中心。

b. 垂直于骨骺。

c. 对择期取钉未达成共识：

外科医生基于临床经验的偏好：

（1）临床经验＜ 10 年：取螺钉率为 16%。

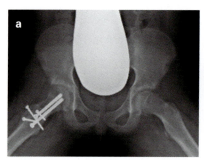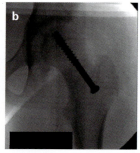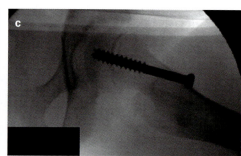

图 15.4 女，11 岁，蛙式位 X 线片（a），行右侧改良 Dunn 术后 4 周出现左髋疼痛，伴负重受限。左侧示轻度股骨头骨骺滑脱。正位 X 线片（b）和蛙式位 X 线片（c）显示放置单螺钉

（2）临床经验 ≥ 10 年：取螺钉率为 7%。

（3）我们目前的建议是取出螺钉：担心继发 FAI。

2. 允许股骨颈成形术的斜螺钉放置技术。

Ⅱ. 不稳定型：

A. 紧急复位内固定。

B. 早期切开复位内固定。

C. 改良 Dunn 截骨术。

Ⅲ. 截骨术：

几种改善股骨头功能障碍和位置不良的截骨术：

1. Southwick 经小粗隆截骨术。

2. Imhauser 股骨粗隆间截骨术：

    a. 目的是减少撞击。

    b. 结合粗隆间截骨术和骨骺固定术。

3. Dunn 截骨术：

    头下截骨术。

4. 改良 Dunn 截骨术（图 15.5）：

    a. 将外科脱位大转子截骨术（SDO）与 Dunn 截骨术结合：

        允许解剖复位。

    b. 目标是保留血液供应，降低 AVN 的风险，并增加偏心距：

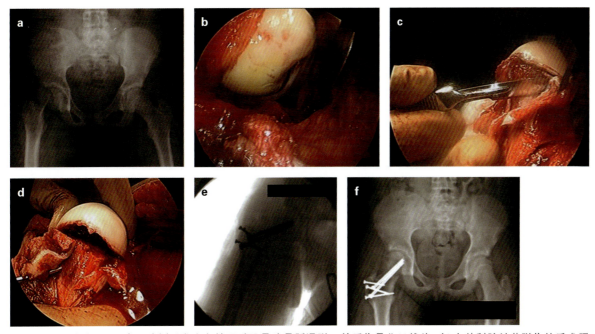

图 15.5（a）女，9.7 岁，跌倒后发生急性严重股骨头骨骺滑脱，前后位骨盆 X 线片。（b）外科髋关节脱位的手术照片。（c）创建骨膜下皮瓣，以保护股骨头的血液供应。（d）头部缩小。（e）显示头部复位、骨骺固定和粗隆截骨术的透视图像。（f）术后骨盆 X 线片显示骨骺和粗隆愈合

步骤：

（1）标准 SDO。

（2）股骨头与颈部沿着骨骺分离。

（3）去除股骨颈骨痂，不要过度缩短。

（4）用刮匙取出残余的骨骺。

（5）头部缩小，暂时用骨针通过凹部固定。

（6）第 2 针放置在近端末梢。

（7）针切，固定粗隆间骨块。

Ⅳ. 吻合血管的游离腓骨移植：

有 AVN 的 SCFE 患者的保髋方案。

手术治疗：慢性

目标是尽可能保髋：

A. 如果骨骺开放且关节间隙＞ 2mm：

行截骨术以纠正力线和髋臼包容度（图 15.6）。

B. SCFE 治疗后的 FAI：

SDO 或髋关节镜检查用以纠正 FAI：

对关节镜治疗 FAI 的短期随访显示，所有患者报告的结果均有显著改善。

C. 继发于 SCFE 的骨性关节炎：

全髋关节置换术（THA）：

a. 疼痛缓解的可靠选择。

b. 据报道在 11 年的随访中，使用非骨水泥假体的翻修率比非 SCFE 组更高（19%~50%）。

c. 我们建议在高交联聚乙烯髋臼表面使用陶瓷界面假体，以降低长久磨损率。

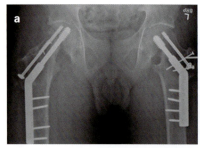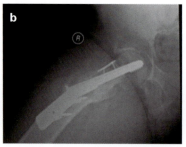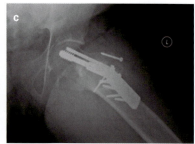

图 15.6 （a）一名 16 岁青少年男性（同图 15.2），骨盆 X 线片，双侧改良 Dunn 术和粗隆下截骨术后 2 年（18 岁）随访结果。右 Dunn 45°平片（b）和左 Dunn 45°平片（c）。可脱离辅助装置行走，疼痛程度为 0/10

结果

Ⅰ. 原位固定：

    A.　可降低头颈偏心距。

    B.　长期的随访研究显示骨重塑存在。

    C.　内旋角度下降，但与临床不相关：

        1.　平均随访 19.6 年。

        2.　72% 患者均肥胖。

        3.　初始滑移角与结果无关联。

        4.　男性和较低的 BMI 预示着较好的长期随访结果。

    D.　严重滑脱的患者远期预后明显更差（18 年随访）：

        1.　严重 SCFE：75% 发生关节炎。

        2.　中度 SCFE：11% 发生关节炎。

        3.　轻度 SCFE：1% 发生关节炎。

Ⅱ. 截骨术：

    Imhauser 截骨术与改良 Dunn 截骨术治疗中重度稳定型 SCFE 的比较：

    1.　改良 Dunn 截骨术后 AVN 发生率较高（29%：0）。

    2.　相近的并发症发生率（Imhause 术 33%：改良 Dunn 术 36%）。

    3.　相近的再次手术率（Imhause 术 33%：改良 Dunn 术 21%）。

Ⅲ. 带血管的游离腓骨移植：

    SCFE 术后 AVN 的保髋选择：

    1.　短期随访，8% 转为全髋置换术，2% 转为髋关节融合术。

    2.　未经二次手术患者的预后改善不明显。

Ⅳ. 股骨头骨骺滑脱后的髋臼撞击：

    系统回顾比较关节镜，外科脱位，开放性截骨术对 SCFE 致 FAI 患者的疗效（150 项Ⅳ级研究，266 个髋）：

    1.　治疗组：

        a.　关节镜下骨软骨成形术。

        b.　手术髋关节脱位。

        c.　传统的开放性截骨术。

    2.　关节镜检查后主要并发症发生率最低（1.6%），其次是截骨术（6.7%）和手术脱位（11%）。

    3.　关节镜术后（32°）和手术脱位（41°）α 角明显改善，截骨（6°）后 α 角无明显改善。

未来方向

Ⅰ. 早期诊断和增强联合运动保健康复师的意识。

Ⅱ. 美国肥胖流行与 SCFE 有关。

Ⅲ. 关于 FAI 术后矫正以改变关节炎自然病史的长期研究是必要的。

致谢

感谢 Steven A. Olson 博士和 Robert Lark 博士为本章提供图片。

推荐阅读

[1] Alves C, Steele M, Narayanan U, Howard A, Alman B, Wright JG. Open reduction and internal fixation of unstable slipped capital femoral epiphysis by means of surgical dislocation does not decrease the rate of avascular necrosis: a preliminary study. J Child Orthop 2012;6(4):277–283.

[2] Aronsson DD, Loder RT, Breur GJ, Weinstein SL. Slipped capital femoral epiphysis: current concepts. J Am Acad Orthop Surg 2006;14(12):666–679.

[3] Basheer SZ, Cooper AP, Maheshwari R, Balakumar B, Madan S. Arthroscopic treatment of femoroacetabular impingement following slipped capital femoral epiphysis. Bone Joint J 2016;98-B(1):21–27.

[4] Bertrand T, Urbaniak JR, Lark RK. Vascularized fibular grafts for avascular necrosis after slipped capital femoral epiphysis: is hip preservation possible? Clin Orthop Relat Res 2013;471(7):2206–2211.

[5] Carney BT, Weinstein SL, Noble J. Long-term follow-up of slipped capital femoral epiphysis. J Bone Joint Surg Am 1991;73(5):667–674.

[6] Castañeda P, Ponce C, Villareal G, Vidal C. The natural history of osteoarthritis after a slipped capital femoral epiphysis/the pistol grip deformity. J Pediatr Orthop 2013;33(Suppl 1):S76–S82.

[7] Castriota-Scanderbeg A, Orsi E. Slipped capital femoral epiphysis: ultrasonographic findings. Skeletal Radiol 1993;22(3):191–193.

[8] Chahla J, Lapradre RF, Mardones R, Huard J, Phillippon MJ, Mei-Dan O, Garirido CP. Biological therapies for cartilage lesions in the hip: a new horizon. Orthopedics 2016;39(4):e715–e723.

[9] de Poorter JJ, Beunder TJ, Gareb B, et al. Long-term outcomes of slipped capital femoral epiphysis treated with in situ pinning. J Child Orthop 2016;10(5):371–379.

[10] Davis RL II, Samora WP III, Persinger F, Klingele KE. Treatment of unstable versus stable slipped capital femoral epiphysis using the modified Dunn procedure. J Pediatr Orthop 2017.

[11] Dodds MK, McCormack D, Mulhall KJ. Femoroacetabular impingement after slipped capital femoral epiphysis: does slip severity predict clinical symptoms? J Pediatr Orthop 2009;29(6):535–539.

[12] Dunn DM. The treatment of adolescent slipping of the upper femoral epiphysis. J Bone Joint Surg Br 1964;46:621–629.

[13] Escott BG, De La Rocha A, Jo CH, Sucato DJ, Karol LA. Patient-reported health outcomes after in situ percutaneous fixation for slipped capital femoral epiphysis: an average twenty-year follow-up study. J Bone Joint Surg Am 2015;97(23):1929–1934.

[14] Ganz R, Parvizi J, Beck M, Leunig M, Nötzli H, Siebenrock KA. Femoroacetabular impingement: a cause for osteoarthritis of the hip. Clin Orthop Relat Res 2003;(417):112–120.

[15] Gourineni P. Oblique in situ screw fixation of stable slipped capital femoral epiphysis. J Pediatr Orthop 2013;33(2):135–138.

[16] Halverson SJ, Warhoover T, Mencio GA, Lovejoy SA, Martus JE, Schoenecker JG. Leptin elevation as a risk factor for slipped capital femoral epiphysis independent of obesity status. J Bone Joint Surg Am 2017;99(10):865–872.

[17] Leunig M, Casillas MM, Hamlet M, et al. Slipped capital femoral epiphysis: early mechanical damage to the acetabular cartilage by a prominent femoral metaphysis. Acta Orthop Scand 2000;71(4):370–375.

[18] Loder RT, Richards BS, Shapiro PS, Reznick LR, Aronson DD. Acute slipped capital femoral epiphysis: the importance of physeal stability. J Bone Joint Surg Am 1993;75(8):1134–1140.

[19] Loder RT, Starnes T, Dikos G, Aronsson DD. Demographic predictors of severity of stable slipped capital femoral epiphyses. J Bone Joint Surg Am 2006;88(1):97–105.

[20] Makhni EC, Stone AV, Ukwuani GC, et al. A critical review: management and surgical options for articular defects in the hip. Clin Sports Med 2017;36(3):573–586.

[21] Morlock MM, Bishop N, Huber G. Biomechanics of Hip Arthroplasty. In: Knahr K, eds. Tribology in Total Hip Arthroplasty. Berlin: Springer; 2011.

[22] Millis MB. SCFE: clinical aspects, diagnosis, and classification. J Child Orthop 2017;11(2):93–98.

[23] Murgier J, Chiron P, Cavaignac E, Espié A, Bayle-Iniguez X, Lepage B. The lateral view headneck index (LVHNI): a diagnostic tool for the sequelae of slipped capital femoral epiphysis. Orthop Traumatol Surg Res 2013;99 (5):501–508.

[24] Novais EN, Millis MB. Slipped capital femoral epiphysis: prevalence, pathogenesis, and natural history. Clin Orthop Relat Res 2012;470(12):3432–3438.

[25] Oduwole KO, de Sa D, Kay J, et al. Surgical treatment of femoroacetabular impingement following slipped capital femoral epiphysis: a systematic review. Bone Joint Res 2017;6(8):472–480.

[26] Perry DC, Metcalfe D, Costa ML, Van Staa T. A nationwide cohort study of slipped capital femoral epiphysis. Arch Dis Child 2017;102(12):1132–1136.

[27] Schoof B, Citak M, O'Loughlin PF, et al. Eleven year results of total hip arthroplasty in patients with secondary osteoarthritis due to slipped capital femoral epiphysis. Open Orthop J 2013;7:158–162.

[28] Sikora-Klak J, Bomar JD, Paik CN, Wenger DR, Upasani V. Comparison of surgical outcomes between a triplane proximal femoral osteotomy and the modified Dunn procedure for stable, moderate to severe slipped capital femoral epiphysis. J Pediatr Orthop 2019;39(7):338–346.

[29] Southwick WO. Osteotomy through the lesser trochanter for slipped capital femoral epiphysis. J Bone Joint Surg Am

1967;49(5):807–835.

[30]　Terjesen T. Ultrasonography for diagnosis of slipped capital femoral epiphysis. Comparison with radiography in 9 cases. Acta Orthop Scand 1992;63(6):653–657.

[31]　Thawrani DP, Feldman DS, Sala DA. Current practice in the management of slipped capital femoral epiphysis. J Pediatr Orthop 2016;36(3):e27–e37.

[32]　Witbreuk MM, Bolkenbaas M, Mullender MG, Sierevelt IN, Besselaar PP. The results of downgrading moderate and severe slipped capital femoral epiphysis by an early Imhauser femur osteotomy. J Child Orthop 2009;3(5):405–410.

[33]　Wylie JD, Beckmann JT, Maak TG, Aoki SK. Arthroscopic treatment of mild to moderate deformity after slipped capital femoral epiphysis: intra-operative fi ndings and functional outcomes. Arthroscopy 2015;31(2):247–253.

[34]　Ziebarth K, Domayer S, Slongo T, Kim YJ, Ganz R. Clinical stability of slipped capital femoral epiphysis does not correlate with intraoperative stability. Clin Orthop Relat Res 2012;470(8):2274–2277.

[35]　Ziebarth K, Zilkens C, Spencer S, Leunig M, Ganz R, Kim Y-J. Capital realignment for moderate and severe SCFE using a modifi ed Dunn procedure. Clin Orthop Relat Res 2009;467(3):704–716.

第十六章　髋关节撞击综合征

Joshua D. Harris

王　庆 / 译
张　涛 / 校

引言

Ⅰ. 髋关节撞击（FAI）涉及髋关节的病理形态学改变：
    A. 髋关节撞击不一定伴发疼痛或功能障碍：
        1. Reinhold Ganz 教授及同事首次将该病定义为以下病因引起的异常接触：
            a. 形态特征异常。
            b. 髋关节生理运动范围过度。
        2. 美国骨科医师学会（AAOS）进一步扩展该定义：
            a. 股骨和（或）髋臼的形态异常。
            b. 股骨与髋臼之间的接触异常。
            c. 尤其是导致以上异常接触和碰撞的剧烈的生理运动。
            d. 重复运动导致持续损伤。
            e. 合并软组织损伤。
    B. 出现的症状 = 髋关节撞击综合征（Warwick 协议）：
        1. 由 Warwick 国际共识声明定义（图 16.1）。
        2. 与髋关节运动相关的临床疾病，并伴有三联征：
            a. 症状。
            b. 体征。
            c. 影像学表现。
        3. 表示股骨近端和髋臼间有症状的过早接触。
    C. 预防性手术在无症状的髋关节撞击综合征中没有作用。
Ⅱ. 髋关节撞击综合征病理学形态的 3 种主要类型：
    A. 股骨侧凸轮型：

        股骨近端非球形：

            股骨头颈偏心距减小。
    B. 髋臼侧钳夹型：

        髋臼过度覆盖：
            a. 后倾：
                ⅰ. 髋臼前倾角局部减小。
                ⅱ. 总体后倾。
            b. 整体覆盖（髋臼突出）。
    C. 凸轮型和钳夹型的混合型：

        比单纯凸轮型或单纯钳夹型更常见。
Ⅲ. 髋关节撞击综合征形态学发病率：

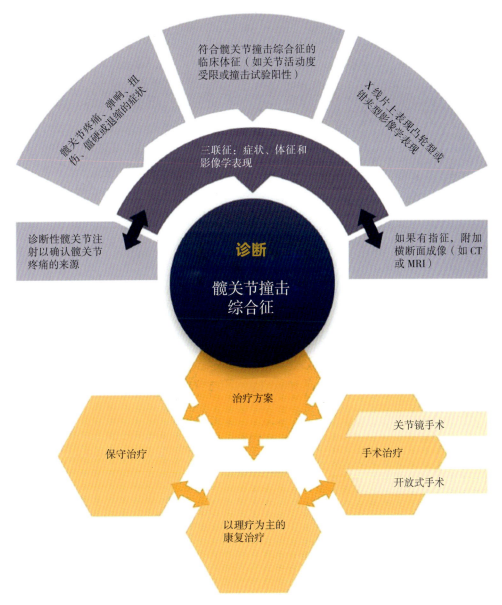

图 16.1　Warwick 共识中髋关节撞击综合征的诊断三联征包括症状、体征和影像学表现。管理分为 3 部分，包括保守观察、以理疗为主的康复治疗和手术治疗

A.　在无症状的个体中很常见。

B.　凸轮型：

   1.　范围 29%~76%。

   2.　运动员的发病率是非运动员的 2.4 倍。

   3.　青壮年参加竞技运动与髋关节撞击综合征的病理形态学发病率增加相关（优势比 1.49）。

C.　钳夹型：

      范围 28%~67%。

D.　凸轮和钳夹的混合型。

Ⅳ.　盂唇损伤的常见原因：

    A. 基于X线片和CT的研究表明，在盂唇撕裂患者中髋关节撞击综合征结构异常的发生率较高（＞90%）。

    B. 凸轮型可导致关节表面软骨–盂唇连接处出现原发性剥离损伤。

    C. 钳夹型可导致盂唇挤压、撕裂损伤。

Ⅴ. 骨性关节炎的常见原因：

    A. 动态的、与运动相关的股骨支撑点靠在髋臼边缘可导致非发育不良的髋关节损伤。

    B. 多项大规模、以人群为基础的纵向或横断面研究表明，髋关节撞击综合征与骨性关节炎有显著的相关性：

        1. 髋关节和膝关节队列研究（CHECK）。

        2. Chingford。

        3. Rotterdam。

        4. Sumiswald。

        5. 骨性关节炎遗传学与生活方式（GOAL）（Nottingham）。

        6. 哥本哈根。

        7. 韩国健康与老龄化纵向研究（KLoSHA）。

解剖学考量因素

Ⅰ. 髋关节产生疼痛有关"层"的概念：

    A. Ⅰ层：骨软骨（股骨、髋臼/骨盆）。

    B. Ⅱ层：静态的软组织（盂唇、关节囊）。

    C. Ⅲ层：动态的软组织（肌肉、肌腱）。

    D. Ⅳ层：神经运动学、神经机制（神经、血管）。

Ⅱ. 髋关节是一个多轴式、活动的、形态匹配高度一致的关节：

    A. 股骨凸出。

    B. 髋臼凹陷。

Ⅲ. 形状主要被认为是球形（"球窝式"）。事实并非如此：

    A. 实际上，形状在颈轴上是细长的，呈"蛋形"或甲壳状：

        1. 股骨头占球体的2/3。

        2. 髋臼的直径比股骨头略小：

            a. 覆盖大约170°的股骨头。

            b. 完全覆盖面积为40%±2%。

    B. 主要是旋转，能轻微地滚动或滑动（平移）。

    C. 形态不匹配（例如在髋关节撞击综合征中观察到的）可能会增加关节平移运动（剪切力），导致关节软骨损伤，最终导致关节退变（骨性关节炎）。

Ⅳ. 关节外股骨和骨盆解剖在髋关节撞击综合征中的重要作用：

    A. 股骨：

        1. 颈干角：

            a. 减少（髋内翻）：增加股骨偏心距（和外展肌力臂）和股骨头覆盖。

  b. 增加（髋外翻）：减少股骨偏心距（和外展肌力臂），增加外展肌力和关节接触力。

 2. 前倾角：

  a. 增加（过度前倾）：减少外展肌力臂和增加外展肌力及关节接触力。

  b. 减少（相对后倾）：在屈曲和旋转过程中，由于股骨头颈偏心距不足，增加了撞击风险。

B. 骨盆：

 脊柱–骨盆参数：

 a. 正常矢状面平衡：从 C7 中心到 S1 上端板后角的 C7 垂直线。

  又叫矢状面垂直轴（SVA）。

 b. 负矢状面平衡：轴位于骶骨后方。

  常见于腰椎过度前凸的患者。

 c. 正矢状面平衡：轴位于骶骨前方。

  常见于髋关节屈曲挛缩或背部屈曲的患者。

 d. 骨盆入射角（PI；固定，与体位无关）：

  ⅰ. 骶骨倾斜角（SS；体位）。

  ⅱ. 骨盆倾斜角（PT；体位）。

  ⅲ. PI=SS+PT：

   （1）男性正常骨盆入射角为 $53° \pm 7°$，女性为 $49° \pm 7°$。

   （2）大体上说，骨盆入射角 = 腰椎前凸 +9°。

 e. 正常矢状面平衡可以使腰椎和股骨头后方的力量保持一致：

  ⅰ. 站立时，骨盆向前倾斜，骨盆倾斜角减少，骶骨倾斜角增加，骨盆入射角保持不变。

  ⅱ. 仰卧时，腰椎前凸度增加，骨盆倾斜角减少（比站立时更小），骶骨倾斜角增加（比站立时更大）。

  ⅲ. 坐位时，腰椎前凸度减小，骨盆前倾角增加，骶骨倾斜角减小。

  ⅳ. 髋关节屈曲挛缩，身体向前倾斜，腰椎前凸度必须增加以维持矢状面平衡。

  ⅴ. 骨盆入射角增加与腰椎前凸增加有关，迫使骨盆后倾以维持矢状面平衡：减少前部撞击。

  ⅵ. 骨盆入射角降低与腰椎前凸度降低有关，迫使骨盆前倾以维持矢状面平衡：增加前部撞击：

   （1）可能会导致"动态"钳夹型髋关节撞击综合征。

   （2）本质上，骨盆入射角降低的患者的骨盆不能后倾以张开髋臼前部，从而增加撞击。

 f. T1– 骨盆角度（与体位无关）：

  ⅰ. 从股骨头轴线到 T1 中心的直线和从股骨头轴线到 S1 上端板中间的直线形成的角度。

  ⅱ. T1– 骨盆倾斜度与骨盆倾斜角之和。

  ⅲ. 不随骨盆倾斜角变化。

病史与体格检查

I. 病史：

A. 在大多数病例中，在没有任何影像资料的情况下，详细的病史和体格检查可以诊断关节内髋关节问题（髋关节撞击综合征、发育不良和关节炎）。

B. Warwick 共识：髋关节撞击综合征的主要症状是髋关节及腹股沟在运动时或特定位置出现疼痛，偶伴背部、臀部或大腿放射性痛，可伴弹响、粘连、交锁、僵硬、活动度受限或无法活动。

C. 疼痛发作：

1. 急性。

2. 慢性。

3. 慢性急性发作。

D. 疼痛部位：

1. 典型表现在腹股沟深处，而不是表面。

2. "C"字手势（图 16.2a）。

3. "手指间"手势（图 16.2b）。

4. 最常见的部位是腹股沟前侧，其次是外侧、后外侧和后侧。

E. 疼痛持续时间：

1. 可能在很长时间内未确诊，经常被误认为是其他原因引起的腹股沟疼痛（胃肠道、泌尿生殖系统、产科、妇科、盆腔功能紊乱、神经血管、关节外撞击和其他肌肉骨

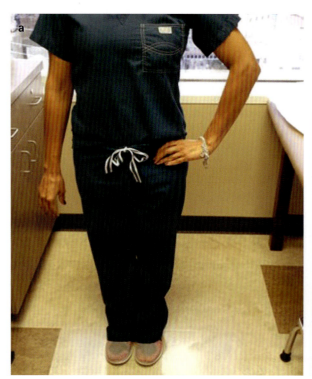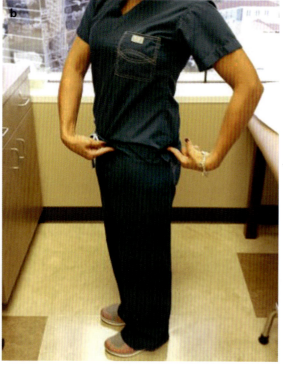

图 16.2 （a）"C"字手势，患者用手比出"C"字并绕过臀部，表明髋关节内疼痛的来源。（b）"手指间"手势，患者用两根手指分别指着髋关节的前面和髋关节后面，表明髋关节内疼痛的来源

髋疼痛）。

2. 患者在被诊断为盂唇撕裂和髋关节撞击综合征之前的平均症状持续时间为 32 个月，平均有 4 名医护人员，平均有 3.4 次诊断成像测试，平均在诊断前尝试了 3.1 次治疗，在诊断前的平均花费为 2456.97 美元（1 美元 ≈ 6.89 元人民币）。

F. 加剧的因素：

1. 极度弯曲，旋转动作。

2. 运动。六大类：

    a. 切割。

    b. 柔韧。

    c. 接触。

    d. 撞击。

    e. 不对称 / 过顶。

    f. 耐力。

3. 通常情况下，坐位对患者的影响比站立位更大。

G. 缓解因素：

休息、活动调节、口服药物（非甾体类抗炎药）。

H. 相关症状：

1. 腰痛或骶髂关节痛（髋 – 椎综合征）。

2. 咳嗽、打喷嚏（运动性疼痛、核心肌肉损伤、运动性疝气）。

3. 僵硬，髋关节运动丧失。

4. 无力。

5. 响声：

    a. 深部，听得见：通常是髂腰肌。

    b. 深部，可触及：髂腰肌，盂唇撕裂。

    c. 表面，侧面，可见：通常为髂胫束。

6. 睡眠障碍。

Ⅱ. 体格检查：

A. 视诊：

1. 无畸形，皮肤无异常。

2. 步态，单腿站立，单腿下蹲。

B. 触诊：

1. 所有骨性和软组织标志点。

2. 典型表现在转子周围、近端腘绳肌腱、内收肌、腹股沟、耻骨、腹直肌、臀深间隙和骶髂关节无压痛。

C. 动作：

1. 始终切记评估双侧肢体的对称性。

2. 通常情况下，运动功能丧失：通常是髋关节屈曲，屈曲 90° 的内旋，旋转动作（内旋和外旋）的总弧长。

D. 力量：

通常不受限制，疼痛时除外。

E. 特殊检查：

1. 屈曲、内收和内旋（FADIR）：对髋关节撞击综合征最敏感的检查，但特异性较差。

2. 撞击动作：确保动作过程中对疼痛的积极反应能再现患者的症状，从而促进评估。

    a. 前方：将髋关节从屈曲、外展和外旋位置移至 FADIR 位置。

       记录疼痛的直觉和定位在钟面弧形的位置（通常是 12 点钟方向至 3 点钟方向的位置）。

    b. 脊椎下方：在矢状面上髋关节直屈。

    c. 侧方：髋关节在冠状面上伸直外展，允许肢体外旋。

       一旦达到外展止点，内旋到一个舒适的止点表示粗隆 - 骨盆撞击。

    d. 后方：伸展、外旋导致疼痛。

       出现恐惧、忧虑：表示髋关节前部不稳定、轻微不稳定。

3. 屈曲、外展和外旋（FABER）：评估外侧膝关节到桌子距离的不对称性（相对于对侧髋关节）——询问患者相对于骶髂关节，髋关节（前腹股沟）疼痛程度是否更重。

Ⅲ. Doha 共识统一了运动员腹股沟疼痛的术语和定义：

A. 腹股沟疼痛的明确临床主体（图 16.3）：

1. 与内收肌相关。

2. 与耻骨相关。

3. 与髂腰肌相关。

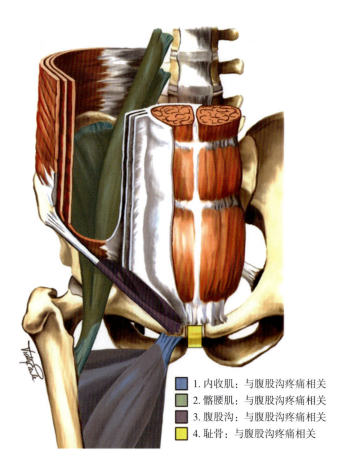

1. 内收肌：与腹股沟疼痛相关
2. 髂腰肌：与腹股沟疼痛相关
3. 腹股沟：与腹股沟疼痛相关
4. 耻骨：与腹股沟疼痛相关

图 16.3 腹股沟疼痛的 4 个定义的临床主体：（1）与内收肌相关；（2）与髂腰肌相关；（3）与腹股沟相关；（4）与耻骨相关

4.　与腹股沟相关。

B.　髋关节相关的腹股沟疼痛。

C.　运动员腹股沟疼痛的其他原因。

影像学检查

Ⅰ．X 线检查：

至少需要 2 个正交视图：

1.　骨盆正位片（站立位片；图 16.4a）：

  a.　检查外侧 / 后外侧凸轮型、髋臼外侧覆盖和关节间隙（图 16.4b）。

  b.　交叉征：局部后倾（髋臼近端前倾缺失）钳夹型形态（图 16.4c）。

    50% 的交叉征阳性是由于髋臼前倾时髂前下棘（AIIS）突出。

  c.　坐骨棘肌突出征和后壁征：髋臼整体后倾的钳夹型形态。

  d.　整体过度覆盖的钳夹型形态：

    ⅰ．髋臼突出。

    ⅱ．外侧中心边缘角 > 40°。

    ⅲ．髋臼过深不易受钳夹型影响。

2.　侧位片：

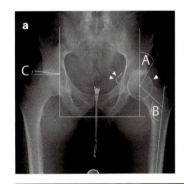
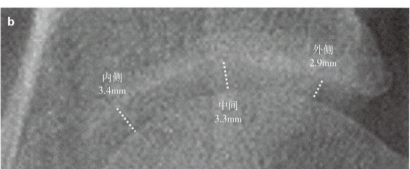
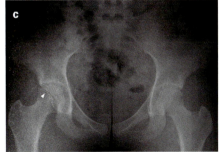
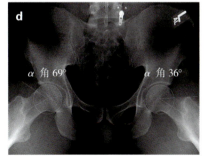
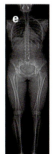
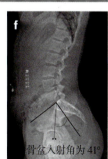

图 16.4（a）骨盆站立正位 X 线片。A 角是外侧中心边缘角，B 角是颈干角，C 角是 Tönnis 角。这两条直线垂直于坐骨结节的最下方，以说明任何在冠状面上的骨盆倾斜（也可以使用泪滴连线）。单箭头指示远外侧凸轮型，双箭头指示突出的坐骨棘征。（b）骨盆站立正位片，内侧、中间和外侧的关节间隙放大。（c）骨盆站立前后位片显示前壁（黑色虚线）越过后壁（白色虚线）的阳性交叉征。（d）45° Dunn 侧位 X 线片的 α 角测量双侧髋关节；右髋关节症状性髋关节撞击综合征（α 角 69°）；左侧髋关节 6 周后在关节镜下行髋关节保留手术和凸轮成形术（α 角 36°）。（e）前后位全身 EOS X 线片显示双侧胫骨棘内侧和外侧之间的下肢机械轴测量。还允许进行腿长差异分析、冠状面脊柱畸形（脊柱侧凸）测量。（f）侧位全身 EOS X 线片显示骨盆入射角为 41°

a. 45° Dunn 位片：对典型的前外侧凸轮型的敏感性最高（图 16.4d）。

b. 90° Dunn 位片：对前凸轮型的敏感性更高。

c. 假斜位片：检测髂前下棘型、前侧中心边缘角（＞ 40°的前钳夹型髋关节撞击综合征）、前关节间隙、凸轮型和后关节一致性。

d. 蛙式位：检测更多的前凸轮型。

e. 穿桌位：检测更多的前凸轮型。

3. 脊柱 - 骨盆片：

EOS：

i. AP 位（图 16.4e）：

测量在冠状面的任何脊柱骨盆畸形或下肢机械力线不良。

ii. 侧位（图 16.4f）：

测量骶骨斜率、骨盆倾斜角、骨盆入射角和 T1 骨盆角度。

Ⅱ. MRI：

A. 最低磁场强度 1.5T，首选磁场强度 3.0T。

B. 髋关节与骨盆 MRI：

1. 髋关节：分辨率提高；单侧髋关节更清晰。

2. 骨盆：能够评估双侧髋关节，以降低髋关节专用的精细分辨率为代价。

a. 盆腔疾病（妇科、泌尿生殖系统、胃肠、肿瘤和盆底）。

b. 内收肌、髂腰肌、腹股沟、腹直肌、耻骨、耻骨联合、近端腘绳肌、骶髂关节、坐骨股间隙、L5~S1 椎间盘和可能的 L4~L5 椎间盘。

C. 非关节造影：

1. 能评估渗出。

2. 比关节造影便宜。

3. 可操作性强。

4. 无注射引起的疼痛。然而，丧失造影可能提供的诊断价值。

D. 关节造影：

1. 更好地评估关节囊的完整性。

2. 更好地评估关节囊的体积。

3. 提高盂唇撕裂检测的灵敏度。

E. 序列：T1、质子密度和 T2 加权的结合。

1. 轴位（图 16.5a）。

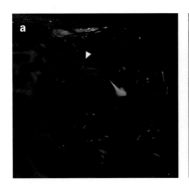
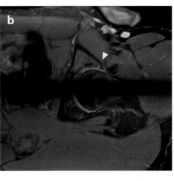

图 16.5（a）轴位 T2 MRI 显示髋臼盂唇撕裂（白色箭头）。（b）放射状 MRI 显示髋臼盂唇撕裂（白色箭头）

2. 矢状位。

3. 冠状位。

4. 轴斜位：α 角测量的原始描述。

5. 斜矢状位。

6. 放射状：360°环状面的凸轮型和盂唇的最佳评估（图 16.5b）。

   当 α 角超过正常阈值（45°）继续增大时及恢复正常时，可以测量 Omega 角。

F. 有助于排除应力性骨折、软组织或骨性肿块。

G. 评估软骨下水肿、盂旁囊肿（髋臼、股骨撞击；滑膜疝凹陷）、关节囊厚度、滑膜疾病（滑膜软骨瘤病）和游离体。

H. 更先进的磁共振技术使三维（3D）重建进一步发展。

I. 高级 MRI 主要是研究应用，而不是平时临床运用：

1. 软骨的延迟增强磁共振成像（dGEMRIC）。

2. T2 Mapping。

3. T2*。

4. 钠成像。

5. T1 Rho。

Ⅲ. 计算机断层扫描（CT）：

A. 对包括复杂畸形在内的骨骼解剖的最佳评估。

B. 有几种低剂量方案可以减少辐射暴露。

C. 骨盆及远端股骨采集：

1. 髋臼形式：

   a. 近端（1~3 点钟方向的位置）。

   b. 中心。

   c. 骶侧。

2. 股骨形式。

D. 3D 重建在大多数设备中常见：

1. 存在各种专有和公共的硬件和软件程序能够独立处理股骨和髋臼 / 骨盆以评估髋关节撞击综合征（图 16.6）。

2. 允许股骨和骨盆的 3D 打印操作以显示髋关节的动作和撞击。

鉴别诊断

影像引导（超声、胸腔镜）、关节内诊断性（和治疗）注射作为症状源，有助于确定是否存在于关节中（髋关节撞击综合征、盂唇）（表 16.1）。

治疗

Ⅰ. 非手术：

A. 宣教、休息、改变活动方式和避免剧烈运动。

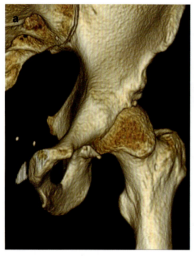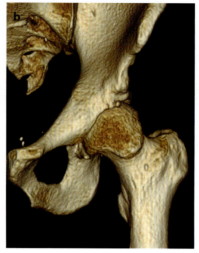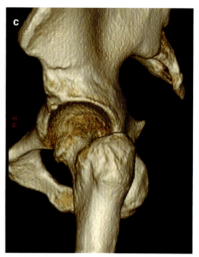

图 16.6 （a~c）左髋关节 CT 三维重建，伴有复杂的前部骨性畸形，骨软骨瘤，产生凸轮效应的撞击

表 16.1 关节内髋关节疼痛与可能的髋关节撞击综合征的鉴别诊断

关节内	关节外
·髋关节撞击综合征	·转子周围疼痛综合征
·盂唇撕裂	·转子滑膜囊炎
·发育不良	·臀肌腱病
·骨关节炎	·臀深间隙综合征
·髋关节不稳、微不稳	·坐骨股骨撞击
·髂腰肌撞击	·近端腘绳肌综合征
·髂前下棘脊椎撞击	·粗隆 – 骨盆撞击
·炎症性关节炎	·运动性腹股沟痛
·缺血性坏死	·肌肉拉伤
·色素沉着绒毛结节性滑膜炎	·神经或血管损伤
·滑膜软骨瘤病	·腰骶椎病变
·骨折、应力性骨折	·骶髂关节病变
	·非肌肉骨骼（产科、妇科、消化系统、泌尿生殖系统）

B. 理疗：

1. 改善髋关节力量、运动、稳定性、神经肌肉控制和运动模式。

2. 很少证据表明物理治疗能够成功，因为它不会改变髋关节的形态或治愈盂唇损伤。

3. 目前只有一个循证的非手术物理治疗方案，包含 4 个核心部分。

   a. 核心 1：患者评估——使治疗方案个体化、个性化和定制化。

   b. 核心 2：患者教育和建议——识别、接受建议，并避免剧烈（深度屈曲、旋转）活动（改变活动方式）并鼓励骨盆后倾。

   c. 核心 3：帮助缓解疼痛——口服非甾体类抗炎药，为期 2~4 周；开始并承诺参加锻炼计划。

   d. 核心 4：以锻炼髋关节为基础的计划——从肌肉控制和稳定（骨盆、臀部、腹部和臀肌）开始，然后进行强化和伸展。

      主要肌肉：臀大肌、腹肌、外展肌和短外旋肌。

4. 关键：大范围髋关节后伸（无疼痛的极度后伸）。

5. 至少需要 12 周（至少 6 次与治疗师见面）。

C. 药物（口服抗炎药；关节内的抗炎药物）。

D. 教育，观察。

Ⅱ. 手术：

A. 手术目标：完全矫正髋关节撞击综合征的形态，保留盂唇。

    1. 盂唇修复明显比清创疗效佳：

        环形盂唇与穿孔盂唇的再固定技术无明显差异。

    2. 凸轮型矫正：改善股骨头颈偏心距，改善所有切面的 α 角（ < 45°）（图 16.7a）。

    3. 钳夹型矫正：将有问题的髋臼后倾转换为前倾——使用外侧中心边缘角、前侧中心边缘角和股骨头挤压指数（图 16.7b）。

        a. 外侧中心边缘角的改变 =1.8+（0.64 × 以毫米为单位的边缘减少量）。

        b. 1mm 切除 = 外侧中心缘减少 2.4°。

        c. 5mm 切除 = 外侧中心缘减少 5.0°。

B. 开放式：包括髋关节脱位手术、小切口前入路手术。

C. 关节镜：

    1. 全身麻醉；肌肉完全放松可以更容易地分散注意力，减少与牵引相关的并发症（会阴神经损伤）。

    2. 多个可用入路。利用大多数技术：

        a. 前外侧（图 16.8a）。

        b. 改良的中前侧。

        c. 辅助入路：远端前外侧。

        d. 后外侧。

    3. 70° 关节镜比 30° 关节镜更常用。

    4. 中央室：牵引——需要不同程度的关节囊切开术。

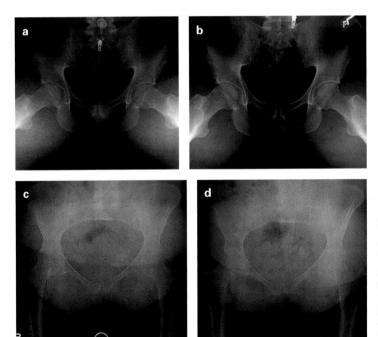

图 16.7 45° Dunn 位（a）术前和（b）术后 6 周侧位 X 线片显示使用髋关节镜矫正左侧髋关节凸轮型和盂唇修复。X 线片显示，α 角显著减小，头颈偏心距增加，头颈交界处硬化症切除。(c) 术前和 (d) 术后 6 周的站立正位 X 线片，显示髋关节镜下的远外侧和后部钳夹型矫正、盂唇修复。X 线片显示，外侧中心缘角和后侧 / 外侧覆盖率明显降低

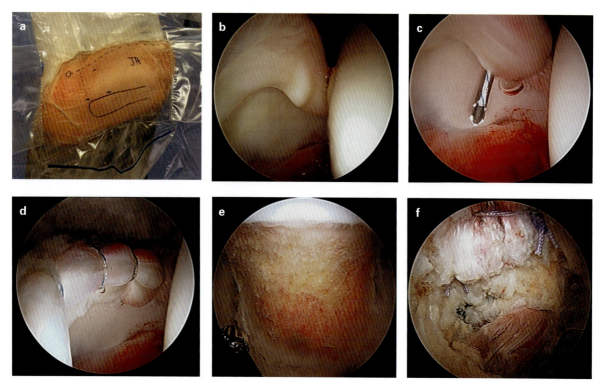

图 16.8 （a）右髋关节镜检查的设置。前外侧、改良中前和远端前外侧辅助入路的三入路技术。（b）右髋关节镜，前外侧观察入路，通过改良中前入路内固定。一位 16 岁青春期女孩患有凸轮型髋关节撞击综合征，可见盂唇撕裂。（c）右髋关节镜，前外侧观察入路，在软骨盂唇交界处通过改良中前入路通过髋臼唇缝合（患者与图 16.8b 相同）。（d）右髋关节镜，前外侧观察入路，用 5 个缝线锚和环形技术完成盂唇修复（患者与图 16.8b 相同）。（e）右髋关节镜检查，改良中前观察入路，通过 T 形关节囊切开术观察，从 12 点钟方向至 6 点钟方向综合凸轮型矫正。（f）右髋关节镜，前外侧观察入路，在 T 形关节囊切开术中缝合 3 次，在入路间关节囊切开术中额外缝合 3 次，从而完成关节囊闭合

    a. 髋臼缘治疗：边缘切除。

    b. 髂前下棘减压。

    c. 盂唇治疗（图 16.8b~d）：修复、清创、重建。

    d. 关节软骨处理：清创和骨髓刺激（微骨折、钻孔）。

    e. 圆韧带（清创、重建）。

    f. 髂腰肌（肌腱切断术）。

5. 周边室：无牵引——可以通过入路间或 T 形关节囊切开术观察。

    a. 综合凸轮型矫正（图 16.8e）。

    b. 动态关节镜和（或）X 线透视确定头颈偏心距矫正，吸引密封以保留盂唇。

    c. 采用外侧和后外侧切除凸轮方法，避免外侧升血管医源性损伤（外侧滑膜皱襞）。

6. 关节囊闭合：修复 / 折叠术存在争议。

    a. 越来越多的证据表明修复效果更好（图 16.8f）。

    b. 如果关节囊切开，髋关节容易发生不稳定（微不稳定性导致脱位）。

结果

Ⅰ. 在多项患者报告的结果测量中，总体上表现为短期和中期有良好的改善：

已使用和推荐的结果得分：

1. iHOT-12（国际髋关节结局工具）和 iHOT-33。
2. HAGOS（哥本哈根髋关节和腹股沟结果评分）。
3. HOOS（髋关节功能障碍和骨性关节炎结果评分）。
4. HOS（髋关节结果评分）、ADL（日常生活活动）和 SSS（运动特异量表）。
5. mHHS（改良 Harris 髋关节评分）。
6. 一般健康状况 [SF-12（12 项生活质量量表）评分]，SF-36（健康调查简表），PROMIS（患者报告结果测量信息系统）；EQ-5D（欧洲 5 维健康量表）。
7. 活动 [UCLA 评分（加利福尼亚大学洛杉矶分校功能评分）、Marx、Tenger]。

Ⅱ. 目前还没有长期的研究明确髋关节撞击综合征的自然病史和发展为骨关节病的进程，以及治疗可能在改变这一进展方面所起的作用：

A. 没有治疗（手术或非手术）。
B. 接受治疗（手术或非手术）。

Ⅲ. 髋关节撞击综合征手术失败的最常见原因是：髋关节撞击综合征形态学矫正不彻底，有所残留。

Ⅳ. 并发症发生率：

A. 主要并发症：0.45%~0.58%。
B. 次要并发症：7.5%~7.9%。
C. 再次手术：6.3%。
D. 转换为全髋关节置换术：2.9%。

Ⅴ. 尽管大多数早期的髋关节撞击综合征的文献都是回顾性的，没有比较组的小病例系列，但现在有一些正在进行的前瞻性、设计良好、高质量的随机和非随机国际调查：

A. 关节镜手术治疗髋关节撞击的可行性非手术治疗（FASHIoN）（英国），髋关节撞击综合征 / 盂唇的关节镜治疗与非手术治疗（物理治疗）。
B. FASHIoN（澳大利亚）：髋关节撞击综合征 / 盂唇的关节镜治疗与非手术治疗（物理治疗）。
C. 髋关节撞击试验（FAIT）（英国）：髋关节撞击综合征 / 阴唇的关节镜治疗与非手术治疗（物理治疗）。
D. 髋关节撞击的随机对照试验（FIRST）（加拿大和芬兰）：关节镜下治疗髋关节撞击综合征 / 盂唇与假冲洗手术。
E. HIPARTI（国际髋关节镜）（澳大利亚和挪威）：关节镜下髋关节撞击综合征 / 盂唇治疗与诊断性关节镜检查。
F. 美国 MHS（美国军事卫生系统）（美国）：关节镜下治疗髋关节撞击综合征 / 盂唇与非手术治疗（物理治疗）。

参考文献

[1] Ganz R, Parvizi J, Beck M, Leunig M, Nötzli H, Siebenrock KA. Femoroacetabular impingement: a cause for osteoarthritis of the hip. Clin Orthop Relat Res 2003;(417):112–120.
[2] Sankar WN, Nevitt M, Parvizi J, Felson DT, Agricola R, Leunig M. Femoroacetabular impingement: defi ning the condition and its

role in the pathophysiology of osteoarthritis. J Am Acad Orthop Surg 2013;21(Suppl 1):S7–S15.

[3] Griffi n DR, Dickenson EJ, O'Donnell J, et al. The Warwick agreement on femoroacetabular impingement syndrome (FAI syndrome): an international consensus statement. Br J Sports Med 2016;50(19):1169–1176.

[4] Collins JA, Ward JP, Youm T. Is prophylactic surgery for femoroacetabular impingement indicated? A systematic review. Am J Sports Med 2014;42(12):3009–3015.

[5] Nardo L, Parimi N, Liu F, et al; Osteoporotic Fractures in Men (MrOS) Research Group. Femoroacetabular impingement: prevalent and often asymptomatic in older men—the osteoporotic fractures in men study. Clin Orthop Relat Res 2015;473(8):2578–2586.

[6] Frank JM, Harris JD, Erickson BJ, et al. Prevalence of femoroacetabular impingement imaging fi ndings in asymptomatic volunteers: a systematic review. Arthroscopy 2015;31(6):1199–1204.

[7] Anderson LA, Anderson MB, Kapron A, et al. The 2015 Frank Stinchfi eld Award: radiographic abnormalities common in senior athletes with well-functioning hips but not associated with osteoarthritis. Clin Orthop Relat Res 2016;474(2):342–352.

[8] Dolan MM, Heyworth BE, Bedi A, Duke G, Kelly BT. CT reveals a high incidence of osseous abnormalities in hips with labral tears. Clin Orthop Relat Res 2011;469(3):831–838.

[9] Peelle MW, Della Rocca GJ, Maloney WJ, Curry MC, Clohisy JC. Acetabular and femoral radiographic abnormalities associated with labral tears. Clin Orthop Relat Res 2005;441(441):327–333.

[10] Guevara CJ, Pietrobon R, Carothers JT, Olson SA, Vail TP. Comprehensive morphologic evaluation of the hip in patients with symptomatic labral tear. Clin Orthop Relat Res 2006;453(453):277–285.

[11] Wenger DE, Kendell KR, Miner MR, Trousdale RT. Acetabular labral tears rarely occur in the absence of bony abnormalities. Clin Orthop Relat Res 2004;(426):145–150.

[12] Ganz R, Leunig M, Leunig-Ganz K, Harris WH. The etiology of osteoarthritis of the hip: an integrated mechanical concept. Clin Orthop Relat Res 2008;466(2):264–272.

[13] Agricola R, Heijboer MP, Bierma-Zeinstra SM, Verhaar JA, Weinans H, Waarsing JH. Cam impingement causes osteoarthritis of the hip: a nationwide prospective cohort study (CHECK). Ann Rheum Dis 2013;72(6):918–923.

[14] Nicholls AS, Kiran A, Pollard TC, et al. The association between hip morphology parameters and nineteen-year risk of end-stage osteoarthritis of the hip: a nested case-control study. Arthritis Rheum 2011;63(11):3392–3400.

[15] Saberi Hosnijeh F, Zuiderwijk ME, Versteeg M, et al. Cam deformity and acetabular dysplasia as risk factors for hip osteoarthritis. Arthritis Rheumatol 2017;69(1):86–93.

[16] Reichenbach S, Leunig M, Werlen S, et al. Association between cam-type deformities and magnetic resonance imaging-detected structural hip damage: a cross-sectional study in young men. Arthritis Rheum 2011;63(12):4023–4030.

[17] Doherty M, Courtney P, Doherty S, et al. Nonspherical femoral head shape (pistol grip deformity), neck shaft angle, and risk of hip osteoarthritis: a case-control study. Arthritis Rheum 2008;58(10):3172–3182.

[18] Gosvig KK, Jacobsen S, Sonne-Holm S, Palm H, Troelsen A. Prevalence of malformations of the hip joint and their relationship to sex, groin pain, and risk of osteoarthritis: a population-based survey. J Bone Joint Surg Am 2010;92(5):1162–1169.

[19] Chung CY, Park MS, Lee KM, et al. Hip osteoarthritis and risk factors in elderly Korean population. Osteoarthritis Cartilage 2010;18(3):312–316.

[20] Menschik F. The hip joint as a conchoid shape. J Biomech 1997;30(9):971–973.

[21] Kelly BT, Williams RJ III, Philippon MJ. Hip arthroscopy: current indications, treatment options, and management issues. Am J Sports Med 2003;31(6):1020–1037.

[22] Konrath GA, Hamel AJ, Olson SA, Bay B, Sharkey NA. The role of the acetabular labrum and the transverse acetabular ligament in load transmission in the hip. J Bone Joint Surg Am 1998;80(12):1781–1788.

[23] Bharam S. Labral tears, extra-articular injuries, and hip arthroscopy in the athlete. Clin Sports Med 2006;25(2):279–292, ix.

[24] Larson CM, Moreau-Gaudry A, Kelly BT, et al. Are normal hips being labeled as pathologic? A CT-based method for defi ning normal acetabular coverage. Clin Orthop Relat Res 2015;473(4):1247–1254.

[25] Legaye J, Duval-Beaupère G, Hecquet J, Marty C. Pelvic incidence: a fundamental pelvic parameter for three-dimensional regulation of spinal sagittal curves. Eur Spine J 1998;7(2):99–103.

[26] Yoshimoto H, Sato S, Masuda T, et al. Spinopelvic alignment in patients with osteoarthrosis of the hip: a radiographic comparison to patients with low back pain. Spine 2005;30(14):1650–1657.

[27] Gebhart JJ, Streit JJ, Bedi A, Bush-Joseph CA, Nho SJ, Salata MJ. Correlation of pelvic incidence with cam and pincer lesions. Am J Sports Med 2014;42(11):2649–2653.

[28] Hellman MD, Haughom BD, Brown NM, Fillingham YA, Philippon MJ, Nho SJ. Femoroacetabular impingement and pelvic incidence: radiographic comparison to an asymptomatic control. Arthroscopy 2017;33(3):545–550.

[29] Protopsaltis T, Schwab F, Bronsard N, et al; International Spine Study Group. TheT1 pelvic angle, a novel radiographic measure of global sagittal deformity, accounts for both spinal inclination and pelvic tilt and correlates with health-related quality of life. J Bone Joint Surg Am 2014;96(19):1631–1640.

[30] Kahlenberg CA, Han B, Patel RM, Deshmane PP, Terry MA. Time and cost of diagnosis for symptomatic femoroacetabular impingement. Orthop J Sports Med 2014;2(3):2325967114523916.

[31] Nawabi DH, Bedi A, Tibor LM, Magennis E, Kelly BT. The demographic characteristics of high-level and recreational athletes undergoing hip arthroscopy for femoroacetabular impingement: a sports-specifi c analysis. Arthroscopy 2014;30(3):398–405.

[32] Weir A, Brukner P, Delahunt E, et al. Doha agreement meeting on terminology and defi nitions in groin pain in athletes. Br J Sports Med 2015;49(12):768–774.

[33] Nötzli HP, Wyss TF, Stoecklin CH, Schmid MR, Treiber K, Hodler J. The contour of the femoral head-neck junction as a predictor for the risk of anterior impingement. J Bone Joint Surg Br 2002;84(4):556–560.

[34] Rego PR, Mascarenhas V, Oliveira FS, et al. Morphologic and angular planning for cam resection in femoro-acetabular impingement: value of the omega angle. Int Orthop 2016;40(10):2011–2017.

[35] Wall PD, Dickenson EJ, Robinson D, et al. Personalised Hip Therapy: development of a non-operative protocol to treat

femoroacetabular impingement syndrome in the FASHIoN randomised controlled trial. Br J Sports Med 2016;50(19):1217–1223.

[36] Sawyer GA, Briggs KK, Dornan GJ, Ommen ND, Philippon MJ. Clinical outcomes after arthroscopic hip labral repair using looped versus pierced suture techniques. Am J Sports Med 2015;43(7):1683–1688.

[37] Jackson TJ, Hammarstedt JE, Vemula SP, Domb BG. Acetabular labral base repair versus circumferential suture repair: a matched-paired comparison of clinical outcomes. Arthroscopy 2015;31(9):1716–1721.

[38] Philippon MJ, Wolff AB, Briggs KK, Zehms CT, Kuppersmith DA. Acetabular rim reduction for the treatment of femoroacetabular impingement correlates with preoperative and postoperative center-edge angle. Arthroscopy 2010;26(6):757–761.

[39] Frank RM, Lee S, Bush-Joseph CA, Kelly BT, Salata MJ, Nho SJ. Improved outcomes after hip arthroscopic surgery in patients undergoing T-capsulotomy with complete repair versus partial repair for femoroacetabular impingement: a comparative matched-pair analysis. Am J Sports Med 2014;42(11):2634–2642.

[40] Weber AE, Kuhns BD, Cvetanovich GL, et al. Does the hip capsule remain closed after hip arthroscopy with routine capsular closure for femoroacetabular impingement? A magnetic resonance imaging analysis in symptomatic postoperative patients. Arthroscopy 2017;33(1):108–115.

[41] Bayne CO, Stanley R, Simon P, et al. Eff ect of capsulotomy on hip stability–a consideration during hip arthroscopy. Am J Orthop 2014;43(4):160–165.

[42] Abrams GD, Hart MA, Takami K, et al. Biomechanical evaluation of capsulotomy, capsulectomy, and capsular repair on hip rotation. Arthroscopy 2015;31(8):1511–1517.

[43] Harris JD, Gerrie BJ, Lintner DM, Varner KE, McCulloch PC. Microinstability of the hip and the splits radiograph. Orthopedics 2016;39(1):e169–e175.

[44] Duplantier NL, McCulloch PC, Nho SJ, Mather RC III, Lewis BD, Harris JD. Hip dislocation or subluxation after hip arthroscopy: a systematic review. Arthroscopy 2016;32(7):1428–1434.

[45] Nwachukwu BU, Rebolledo BJ, McCormick F, Rosas S, Harris JD, Kelly BT. Arthroscopic versus open treatment of femoroacetabular impingement: a systematic review of medium- to long-term outcomes. Am J Sports Med 2016;44(4):1062–1068.

[46] Harris JD, McCormick FM, Abrams GD, et al. Complications and reoperations during and after hip arthroscopy: a systematic review of 92 studies and more than 6,000 patients. Arthroscopy 2013;29(3):589–595.

[47] Weber AE, Harris JD, Nho SJ. Complications in hip arthroscopy: a systematic review and strategies for prevention. Sports Med Arthrosc Rev 2015;23(4):187–193.

第十七章　关节外撞击综合征

Joshua D. Harris

王　庆 / 译
张　涛 / 校

引言

Ⅰ. 通过 Warwick 协议国际共识声明，髋关节撞击综合征（FAIS）被定义为一种与髋关节运动相关的临床疾病，具有以下 3 种特征：
   A.　症状。
   B.　体征。
   C.　影像学表现。
Ⅱ. 髋关节撞击综合征表现为股骨近端和髋臼之间有症状的过早接触。
Ⅲ. 类似地，关节外撞击是指其他骨或软组织来源的异常接触，症状、体征和影像学表现与髋关节周围的两个撞击结构一致。
Ⅳ. 已经描述了关节外撞击的几种不同来源。
Ⅴ. 髂前下棘撞击：
   A.　坐骨股骨撞击。
   B.　髂腰肌撞击。
   C.　粗隆 – 骨盆撞击。

解剖学考量因素

Ⅰ. 髂前下棘撞击：
   A.　髂前下棘与股骨颈远端前侧（或大粗隆前缘）之间的接触。
   B.　髂前下棘是股直肌和髂小肌的止点：
        由两个面组成，通过水平的髂前下棘分割（图 17.1）：
        a.　上表面：为股直肌直头起始点（泪滴状附着点，近端逐渐变细）。
        b.　下表面：为髂小肌起始点（髂小肌位于髂股前韧带前内侧的表面，并与髂股韧带前内侧相连）。
Ⅱ. 坐骨股骨撞击：
   A.　股骨小粗隆与坐骨在坐骨股骨间隙的接触（小粗隆内侧皮质顶点与坐骨粗隆外侧皮质之间的最窄距离）：
        1.　小粗隆是髂腰肌的止点（图 17.2）。
        2.　坐骨是腘绳肌肌腱（上外侧半膜肌、中下内侧半腱肌联合肌腱和股二头肌长头）的起始点。
        3.　高达 84% 的尸体标本可以在 10° 伸展、10° 内收和 29° 外旋时出现坐骨股骨撞击。
   B.　导致股四头肌和坐骨神经受压（图 17.3）。
   C.　在极度髋关节外旋的情况下，也可能发生在大粗隆后缘和外侧坐骨之间。

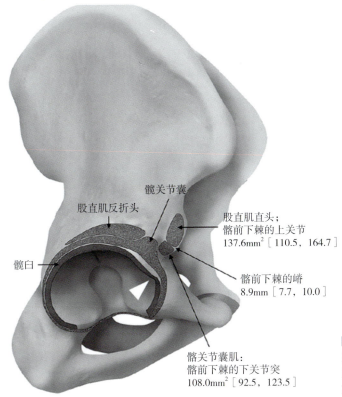

图 17.1 右髋关节显示髂前下棘形态，上关节突为股直肌起始点，通过髂前下棘的嵴与下关节突分离，为髂小肌起始点。白色箭头指示 3 点钟方向的位置，由腰大肌的最高位置"U"表示

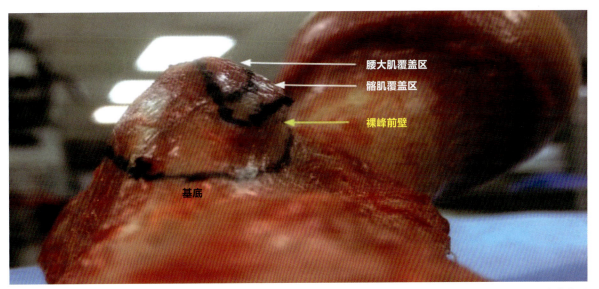

图 17.2 左髋部，从远端、后方观察。在解剖上可以清楚地观察到裸峰前壁，以及它与肌腱的覆盖区和小粗隆高度的关系。裸峰前壁与小粗隆高度之比平均为 0.38

 D. 臀肌深间隙边界：

  1. 后方：臀大肌。

  2. 前部：髋臼后柱、髋关节囊后侧、股骨近端后侧。

  3. 外侧：粗线和臀肌粗隆。

  4. 内侧：骶结节韧带、镰状筋膜。

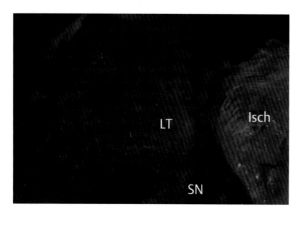

图 17.3 左髋关节后下方视角。在坐骨股骨撞击试验位置中，坐骨神经（SN）在坐骨（Isch）和小转子（LT）之间卡压 −10° 伸展，然后内收 10°，然后最大外旋

5. 上侧：坐骨神经切迹的下缘。

6. 下侧：腘绳肌肌腱的近端起始处在坐骨结节。

7. 包含坐骨神经、梨状肌、含有纤维束的血管、臀部肌肉、腘绳肌肌腱、Gemelli– 闭孔内肌复合体：

　　髋关节屈曲时坐骨神经偏移 28mm。

Ⅲ. 髂腰肌撞击：

A. 髂腰肌与髋关节前部的接触（髋臼的"钟面"3 点钟方向的位置表示腰大肌上缘），压迫盂唇。

B. 髂腰肌肌腱是腰肌和髂肌的交汇处：

1. 腰大肌起源于 T12~L5 的横突、锥体和它们的椎间盘。

2. 髂肌起源于髂窝，覆盖骶髂关节前部和骶骨外侧。

3. 在盂唇水平，髂腰肌由 40% 肌腱和 60% 肌肉组成。

C. 髂腰肌肌腱可能为多束（单束、双束、三束）：

1. 单束：28.3%。

2. 双束：64.2%。

3. 三束：7.5%。

D. 髂腰肌肌腱是髋关节从 0° ~15° 屈曲的前侧稳定器：

　　当髂腰肌穿过耻骨上支（35° ~45°），相对前部的位置加强了髋关节屈曲的杠杆作用（图 17.4）：

　　a. 当髋关节屈曲时，髂腰肌在大约 14°（7° ~19°）处与股骨头失去接触，在 54°（42° ~67°）处与髂耻粗隆失去接触。

　　b. 在有髂腰肌撞击征症状的患者中观察到小粗隆后倾角增加（相对小粗隆的位置更后）。

E. 髂腰肌收缩（或挛缩）导致骨盆前倾。

F. 腰大肌隧道是髂腰肌肌腱穿过的凹槽，位于髂前下棘内侧和髂耻骨隆起的内侧：

　　在盂唇修复术中，在 2 点钟方向和 4 点钟方向的位置间放置缝线锚时，要注意穿过髋臼顶前内侧皮质的穿孔：腰大肌隧道。

Ⅳ. 大粗隆 – 骨盆撞击：

A. 大粗隆与髂骨之间的接触，髋关节外展并伸展：

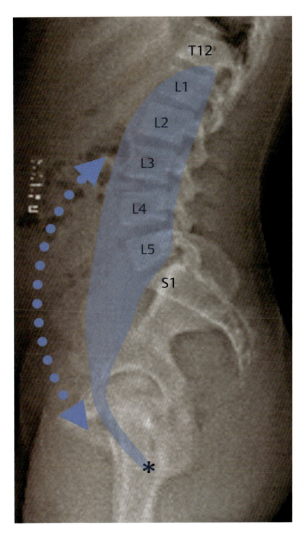

图 17.4　脊柱骨盆与腰大肌相关的侧位 X 线片（蓝色）。髂腰肌收缩（或挛缩）导致骨盆前倾，因为骨盆在股骨头之间的旋转轴上向前旋转（虚线）

1. 反复撞击会导致外展肌（臀中肌、臀小肌）附着点的压迫性和拉伸性损伤。
2. 反复撞击将产生杠杆效应从而导致股骨头平移（相对于旋转）。

B. 外展肌（臀中肌和臀小肌）张力降低。

病史和检查

Ⅰ. 髂前下棘撞击：

　A. 4 种诊断标准：

　　1. 髋关节伸展、踢和冲刺加剧了髋关节前部疼痛。

　　2. 脊柱下撞击试验阳性（直矢状面屈曲，髋关节屈曲受限）和髂前下棘压痛：

　　　a. 随着髂前下棘类型的增长，屈曲损失的角度更大：

　　　　ⅰ. Ⅰ型：120°±12°。

　　　　ⅱ. Ⅱ型：107°±10°。

　　　　ⅲ. Ⅲ型：93°±20°。

　　　b. 随着髂前下棘类型的增长，髋关节屈曲 90°时内旋损失角度更大：

181

ⅰ. Ⅰ型：21° ±10°。

ⅱ. Ⅱ型：11° ±9°。

ⅲ. Ⅲ型：8° ±9°。

3. 关节内注射呈阴性反应。

4. X线片和（或）CT上突出的髂前下棘（Ⅱ型或Ⅲ型）。

B. 常见于以下 5 种可能的临床情景之一：

1. 陈旧性股直肌撕脱伤 / 青少年髂前下棘撕脱伤。

2. 活动能力超强的舞者。

3. 髋臼后倾。

4. 髋臼周围截骨术后（Post-PAO）矫正过度。

5. 颈外翻，股骨前倾。

Ⅱ. 坐骨股骨撞击：

A. 患者通常主诉慢性、隐匿性发作、无创伤性、臀部深部疼痛（100%），坐位时明显（88%），伴有远端放射痛，伴有或不伴有坐骨神经痛：

1. 步态过程中步幅缩短是常见现象（避免髋关节伸展）。

2. 如果 Trendelenburg 步态伴有外展肌无力，则在伸展时有相对的肢体内收，由于小粗隆撞击外侧坐骨而加重疼痛。

3. 患者可能有各种相关的既往骨科病史问题：

a. 坐骨结节撕脱。

b. 中位全髋关节置换术（或低位全髋关节置换术）。

c. 有髋关节转子周围骨折的病史。

d. 既往股骨近端外翻截骨术。

e. Legg-Calvé-Perthes 病。

4. 患者往往比凸轮型和钳夹型髋关节撞击综合征患者年龄大（约 47 岁），女性较多（约 82%），症状持续时间长（约 30 个月）。

B. 体格检查应评估坐骨股骨间隙的压痛和坐骨神经 Tinel 征的存在 / 缺失：

1. 坐骨股骨撞击试验包括髋关节伸展、内收和最大外旋：陈述就诊的主诉为疼痛部位的症状再次出现是一种阳性试验。

2. 大步幅行走试验：在尝试进行大步幅行走时，疼痛复发和由于疼痛而导致的强制缩短步幅。

3. 活动时的梨状肌（敏感性 78%；特异性 80%；阳性似然比 3.9；诊断比值比 14.4）与坐位梨状肌拉伸试验（敏感性 52%；特异性 90%；阳性似然比 5.22；诊断比值比 9.8）的结合（敏感性 91%；特异性 80%；阳性似然比 4.57；诊断比值比 42.0）是诊断坐骨神经在臀肌深间隙卡压的最佳方法。

C. 使用加或不加类固醇的局部麻醉剂，进行坐骨股骨间隙诊断性注射（超生或 CT 引导下），是准确诊断坐骨股骨撞击的有效辅助手段。

Ⅲ. 髂腰肌撞击：

A. 患者通常主诉髋关节前部或腹股沟深部疼痛（有 C 形征或指间征），有局灶性髂腰肌压痛（如果身体习惯允许），坐位时疼痛，很少有内部弹响：

1. 听见弹响的声音通常在髂腰肌。

2. 外侧可听见的"咔嗒"声（患者自觉髋关节脱位）通常在髂胫束。

B. 患者多为喜爱运动型年轻女性。

C. 体格检查显示，与前撞击动作阳性的髋关节撞击综合征类似：

Stinchfield 征阳性，髋关节伸展疼痛阳性，Ludloff 征阳性，髂腰肌试验阳性，Faber 征（屈曲、外展和外旋）阳性。

IV. 大粗隆 - 骨盆撞击：

A. 患者通常呈双峰分布：

1. 经常进行高柔韧性运动（芭蕾舞、体操、艺术体操、花样滑冰、瑜伽、啦啦队）的年轻女性患者。

2. 存在慢性外侧转子周疼痛的老年女性患者。

B. 刺激性运动时，疼痛位于前部、外侧和后部深处，包括过度外展（旋转程度不同，决定撞击的位置）。

C. 经常出现跛行［Trendelenburg 步态和（或）手势］。

D. 体格检查应仔细检查活动范围，特别是外展幅度（几种不同程度的内/外旋转）和外展肌力（徒手肌力试验、握力肌力测定法）：

1. 通常在内旋时外展较少（与外旋相比）。

2. 单腿站立 30s 内疼痛对诊断臀肌肌腱病具有高度特异性（100%，阳性似然比 12）。

3. 大转子触诊无疼痛对排除臀肌肌腱病具有高度敏感性（80%）。

E. Beighton 评分用于评估关节松弛综合征，因为它对髋关节运动有显著影响。

影像学检查

I. 髂前下棘撞击：

A. X 线片：

1. 斜位片有助于对髂前下棘的形态学评估。

2. 骨盆正位片可显示突出的髂前下棘（交叉征）：

注意：在交叉征阳性的受试者中，只有 50% 的受试者在 CT 上有髋臼后倾（另外 50% 的受试者有 II 型或 III 型髂前下棘）。

B. CT 扫描是显示髂前下棘形态的最佳影像方式。

C. 髂前下棘的 3 种形态：

1. I 型：位于髂前下棘最尾端和髋臼环顶端之间的髂骨为平滑面（无骨性突起）。

2. II 型：髂前下棘位于髋臼边缘水平，在髋关节前部出现"屋顶状"突起（正位 X 线片）。

3. III 型：髂前下棘向远端延伸至髋臼环的前上缘（正位 X 线片上延伸至远端；图 17.5）。

II. 坐骨股骨撞击：

A. 定义（Torriani 分类，图 17.6）：

1. 坐骨股骨间隙：坐骨粗隆外侧皮质与小粗隆内侧皮质之间的最小距离。

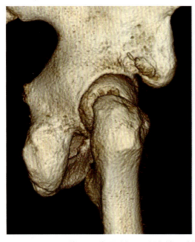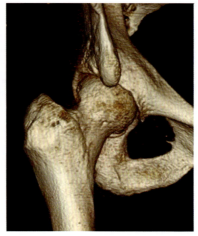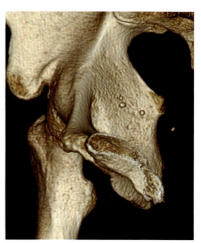

图 17.5 一位 40 岁男性 Ⅲ 型髂前下棘患者右髋关节的三维 CT 扫描，延伸到髋臼环的前上缘水平以下。左侧是外侧到内侧视图，中间是前到后视图，右侧是内侧到外侧视图

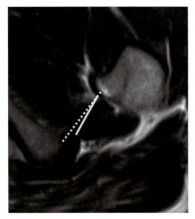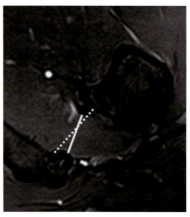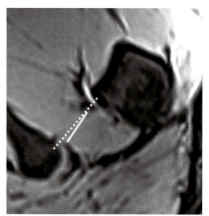

图 17.6 轴位 MRI 放大了一位患有髋关节后部疼痛的 40 岁男性的左侧髋关节，检查序列为 T1 加权（左）、T2 加权（中）和容积内插屏气检查序列（VIBE；右），分别显示坐骨股骨间隙测量（虚线）和股方肌间隙测量（实线）

　　　　>17mm 是正常的。

2.　股方肌间隙：股方肌通过的最小空间，由腘绳肌肌腱的上外侧表面和髂腰肌肌腱或小粗隆的后内侧表面界定。

　　　　>8mm 是正常的。

B.　股骨颈前倾股骨小转子角（FNVLTV 角）是股骨颈前倾和小粗隆之间的角度（图 17.7）：

1.　症状性坐骨股骨撞击患者 FNVLTV 角明显增大。

2.　股骨颈前倾角在有症状的坐骨股骨撞击患者中显著增加。

C.　在行走、髋关节内收、伸展和外旋过程中，轴位 MRI 的静态测量结果明显对坐骨股骨间隙距离估计过大。

D.　静态测量：

1.　X 线片：骨盆正位片可显示坐骨股骨间隙变窄，股骨偏心距减少，髋内翻（颈轴角>135°）。

　　　重要的是要排除其他更常见的诊断（如骨性关节炎、髋关节撞击综合征、腘绳肌肌腱病变）。

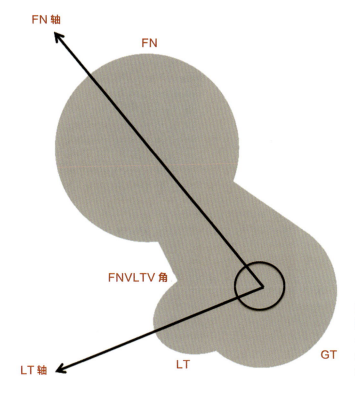

图 17.7　股骨颈倾斜角与小粗隆之间的夹角（FNVLTV 角）按以下公式计算：FNVLTV 角 =FNV+LTV。FN，股骨颈；FNV，股骨颈倾斜角；GT，大粗隆；LT，小粗隆；LTV，小粗隆倾斜角

2.　CT：坐骨股骨间隙的最佳骨性评价。

3.　MRI：

股方肌水肿（Torriani 分级）：

ⅰ . 1 级：轻度。

ⅱ . 2 级：中等。

ⅲ . 3 级：重度。

4.　在健康志愿者中，静态超声和 MRI 在坐骨 – 股骨间隙的测量上没有显著差异。

E.　动态测量：

1.　双平面荧光透视成像技术：

在髋关节外旋（最小）、内收和伸展过程中，坐股间隙减小。

2.　超声：

健康志愿者的坐骨股骨间隙在外展和内旋时最大限度地增大（平均 5.2cm），内收和外旋时最大限度地减小（3.1cm）。

3.　全活动度（FROM）MRI：

在髋关节零度屈曲时，外旋至 60° 可能会在坐骨外侧产生大粗隆撞击，并伴有股方肌之间的挤压——区别于小粗隆与坐骨股骨撞击，以及大粗隆尖端与骨盆粗隆 – 骨盆撞击。

F.　有症状的坐骨股骨撞击患者的坐骨股骨间隙和股四头肌间隙明显小于对照组（分别为 14.9mm：26.0mm 和 9.6mm：16.0mm）。

Ⅲ.　髂腰肌撞击：

MRI（有关节造影）应该仔细检查：

1. 在 3 点钟方向的位置的髂腰肌与关节囊间信号增强。
2. 髂腰肌肌腱或邻近关节囊内的水肿。
3. 盂唇在 3 点钟方向的位置撕裂。
4. 髂腰肌肌腱深处的边缘不规则。
5. 髂腰肌肌腱的大小。
6. 髂腰肌肌腱通过盂唇时的位置。

IV. 大粗隆 – 骨盆撞击：

应仔细检查 X 线片是否有以下情况：

1. 颈干角（髋内翻定义为股骨头中心上方＜ 120°或粗隆尖端＞ 7mm）。
2. 股骨偏心距（从股骨头旋转中心到将股骨长轴中心一分为二的线的距离）。
3. 股骨粗隆高度（也称为中心 – 粗隆距离）（相对于股骨头中心）。
4. "分裂"相 X 线片显示肢体最大限度地内旋时撞击在上缘上方大约 12 点钟方向的位置，而随意地外旋时显示撞击在后缘后面大约 9 点钟方向的位置（图 17.8）：

   在大约 36% 的患者中，这可能会导致股骨头脱出髋臼（平移），同时失去吸力密封和真空征。

鉴别诊断

选择性诊断性注射有助于区分髋关节周围疼痛的来源和程度（表 17.1）：

A. 关节内：

   超声、透视或标志性引导。

B. 关节外：

1. 粗隆滑液囊。
2. 坐骨股骨间隙。

治疗

I. 非手术：

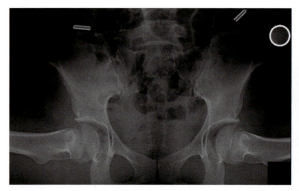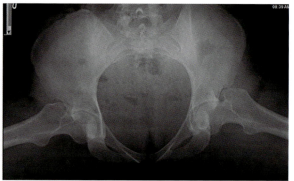

图 17.8 一位 22 岁芭蕾舞女演员的粗隆 – 骨盆撞击，并伴有双侧腹股沟深前部和后部疼痛。下肢随意外旋的 X 线片（左）显示双侧真空征，髋关节半脱位是由于髋臼后缘后侧的粗隆杠杆作用（粗隆 – 骨盆撞击）造成股骨头外侧和下侧平移。肢体用力内旋的 X 线片（右）显示大粗隆 – 骨盆撞击髋臼上缘

表 17.1　髋关节疼痛与关节外撞击的鉴别诊断

关节内	关节外
·髋关节撞击综合征、盂唇撕裂 ·凸轮型和（或）钳夹型 ·骨性关节炎 ·软骨缺损 ·发育不良 ·股骨头缺血性坏死 ·髋关节不稳，微不稳 ·炎症性关节炎 ·色素沉着绒毛结节性滑膜炎 ·滑膜软骨瘤病 ·骨折、应力性骨折	·髂前下棘脊柱下段撞击 ·坐骨股骨撞击 ·髂腰肌撞击 ·粗隆 – 骨盆撞击 ·转子周围疼痛综合征 ·转子滑膜囊炎 ·臀肌肌腱病 ·髂胫束弹响（髋关节外翻） ·近端腘绳肌肌腱病 ·运动员腹股沟疼痛 ·肌肉拉伤 ·腰骶椎病理 ·骶髂关节病理 ·非骨骼肌肉（神经血管、产科、妇科、消化系统、泌尿生殖系统）

A. 宣教、观察、休息、调整活动和避免刺激性动作：

   1. 髂前下棘脊柱下段撞击：避免深度的中立位髋关节屈曲。

   2. 髂腰肌撞击：避免髋关节频繁主动屈曲。

   3. 坐骨股骨撞击：避免伸髋、内收和外旋。

   4. 粗隆 – 骨盆撞击：避免过度外展，避免走路和站立时跛行。

B. 理疗：

   改善核心、骨盆、臀部力量、运动、稳定性、神经肌肉控制和运动模式。

C. 药物：

   口服和注射非麻醉性药物。

Ⅱ. 手术：

A. 髂前下棘脊柱下段撞击：

   关节镜下髂前下棘减压术（图 17.9）：

   a. 优点：术前规划（X 线片，CT），以充分描述髂前下棘下表面的位置和大小。

   b. 缺点：

     ⅰ. 关节囊的处理是至关重要的，因为更大和更近端的减压必然会侵犯关节囊髋臼侧。

     ⅱ. 避免松解股直肌直头（髂前下棘的上表面）。

B. 髂腰肌撞击：

   关节镜下盂唇修补（3 点钟方向的位置，图 17.10）及髂腰肌治疗：

   a. 优点：髂前下棘的全面评估和减压以减少髂腰肌偏移角度。

   b. 缺点：髂腰肌肌腱切断术有明显的髋关节屈肌萎缩（高达 25%）、力量减弱（高达 20%，伴有不可逆转的萎缩）和疼痛的风险。

C. 坐骨股骨撞击：

   通过小粗隆切除术开放或关节镜下进行坐骨股骨减压术：

   a. 优点：术前血管造影或三维 CT 血管造影，以确定旋股内侧动脉在小粗隆附近的走行。

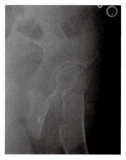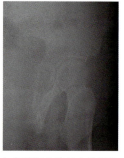

图 17.9 一名 17 岁青少年芭蕾舞女演员合并脊柱下段撞击的术前（左）和术后 6 周（右）的斜位 X 线片。术后 1 年，她重返舞台，症状完全消失

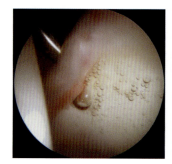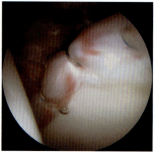

图 17.10 患有髂腰肌撞击的 16 岁女舞蹈者关节镜下左髋关节翻修的术中图像（查看前外侧入路，70° 关节镜），位于 3 点钟方向的位置的盂唇撕裂（左）和环状缝合修复（右）

    b.   缺点：医源性坐骨神经损伤。

        ⅰ. 在关节镜检查中，在距坐骨神经 10mm、5mm 和 3mm 的位置使用单极射频连续激活 2s、5s 和 10s 是安全的，最高温度为 28℃，远低于所报道的导致神经变化所需的最低温度（40℃~45℃）。

        ⅱ. 关节镜检查神经外观正常，表明存在血流和神经外膜脂肪（图 17.11）。异常的坐骨神经表现为白色鞋带样，无神经外膜脂肪。

   D.   大粗隆 – 骨盆撞击：

      股骨粗隆切开截骨术：

    a.   切开大粗隆远端外侧入路（相对股骨颈延长）。

    b.   目标是将粗隆末端放置在股骨头的中心。

疗效

Ⅰ. 通过大规模系统回顾的证据表明，关节镜治疗髂前下棘和髂腰肌撞击的成功率很高（表 17.2）：

   A.   坐骨股骨撞击的内镜治疗成功。

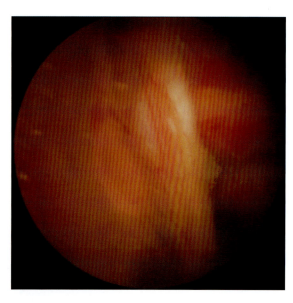

图 17.11 臀深间隙综合征 48 岁女性正常坐骨神经血流量和神经外膜脂肪的关节镜影像

表17.2 内镜手术治疗关节外撞击的疗效分析

	作者	年份	患者数量（髋关节）	平均年龄/岁	性别：女性/%	平均随访/年	疗效
髂前下棘	Nawabi 等	2017	26（34）	19.2±4.1	46	3.0	·34个足球式髋关节与87个非踢球式髋关节 ·足球式臀关节：I型16%；II型52%；III型32%；iHOT-33显著改善 ·mHHS、HOS-ADL、HOS-SSS
	Hepa 等	2013	150（163）	27.8（14~52）	50	0.9	·mHHS、SF-12、VAS疼痛显著改善 ·无股直肌撕脱、无臀关节屈曲缺陷
	Helsroni 等	2012	10（10）	24.9±9.6	0	1.2	·髋关节屈曲角度从99°±7°显著改善至117°±8° ·mHHS显著改善
	Amar 等	2016	21（21）	37.3±3.6	38	0	·术前患者患有SLR、FADIR、股骨伸展试验疼痛 ·所有患者均在髂前下棘水平出现盂唇撕裂（17/21例在同一部位有"波浪"征）
髂腰肌	Nelson 和 Keene 等	2014	30（30）	35（15~57）	80	2.0	·所有患者均行髂腰肌肌腱切开术（24/30例盂唇清创，3/30例盂唇修复） ·23/30例患者的mHHS显著改善（3例反复咔嗒声，2例粗隆滑囊炎，1例AVN，1例骨性关节炎）
	Cascio 等	2013	22（26）	19（12~25）	95	最短为0.5	·24/26盂唇修复；2/26盂唇清创 ·mHHS显著改善
	Domb 等	2011	25（25）	25.1（15~37）	92	1.8	·所有患者均行髂腰肌肌腱切断术；23/25例盂唇修补术 ·mHHS、HOS-ADL、HOS-SSS显著改善
坐骨股骨	Wilson 和 Keene	2016	7（7）	46（15~66）	86	1.7	·mHHS显著改善 ·在12个月的随访中无任何患者髋关节屈曲无力
	Hatem 等	2015	5（5）	33.9（16~59）	60	2.3	·mHHS、VAS疼痛显著改善；无髋关节屈曲无力 ·术后平均4.4个月能重新运动（60%处于同一水平）
粗隆-骨盆	无						

缩写：AVN，缺血性坏死；FAIDR，屈曲，内收，内旋；HOS-ADL，髋关节预后评分-日常生活活动亚分；HOS-SSS，髋关节预后评分-运动特异型亚分；iHOT-33，国际髋关节预后Tool-33；mHHS，改良Harris髋关节评分；SLR，直腿抬高；VAS，视觉模拟评分；SF-12，生活质量评定量表

B. 对于坐骨股骨撞击和粗隆 – 骨盆撞击，开放式手术治疗可改善患者症状，而无须正式患者报告的结果评分。

Ⅱ. 没有长期的研究明确关节外撞击的自然病史以及非手术和手术治疗在该自然病史上可能起到的作用。

参考文献

[1] Griffi n DR, Dickenson EJ, O'Donnell J, et al. The Warwick Agreement on femoroacetabular impingement syndrome (FAI syndrome): an international consensus statement. Br J Sports Med 2016;50(19):1169–1176.

[2] Ryan JM, Harris JD, Graham WC, Virk SS, Ellis TJ. Origin of the direct and refl ected head of the rectus femoris: an anatomic study. Arthroscopy 2014;30(7):796–802.

[3] Philippon MJ, Michalski MP, Campbell KJ, et al. An anatomical study of the acetabulum with clinical applications to hip arthroscopy. J Bone Joint Surg Am 2014;96(20):1673–1682.

[4] Walters BL, Cooper JH, Rodriguez JA. New fi ndings in hip capsular anatomy: dimensions of capsular thickness and pericapsular contributions. Arthroscopy 2014;30(10):1235–1245.

[5] Kivlan BR, Martin RL, Martin HD. Ischiofemoral impingement: defi ning the lesser trochanter-ischial space. Knee Surg Sports Traumatol Arthrosc 2017;25(1):72–76.

[6] Finnoff JT, Bond JR, Collins MS, et al. Variability of the ischiofemoral space relative to femur position: an ultrasound study. PM R 2015;7(9):930–937, quiz 87.

[7] Singer A, Cliff ord P, Tresley J, Jose J, Subhawong T. Ischiofemoral impingement and the utility of full-range-of-motion magnetic resonance imaging in its detection. Am J Orthop 2014;43(12):548–551.

[8] Martin HD, Reddy M, Gómez-Hoyos J. Deep gluteal syndrome. J Hip Preserv Surg 2015;2(2):99–107.

[9] Coppieters MW, Alshami AM, Babri AS, Souvlis T, Kippers V, Hodges PW. Strain and excursion of the sciatic, tibial, and plantar nerves during a modifi ed straight leg raising test. J Orthop Res 2006;24(9):1883–1889.

[10] Domb BG, Shindle MK, McArthur B, Voos JE, Magennis EM, Kelly BT. Iliopsoas impingement: a newly identifi ed cause of labral pathology in the hip. HSS J 2011;7(2):145–150.

[11] Blomberg JR, Zellner BS, Keene JS. Cross-sectional analysis of iliopsoas muscle-tendon units at the sites of arthroscopic tenotomies: an anatomic study. Am J Sports Med 2011;39(Suppl):58S–63S.

[12] Alpert JM, Kozanek M, Li G, Kelly BT, Asnis PD. Cross-sectional analysis of the iliopsoas tendon and its relationship to the acetabular labrum: an anatomic study. Am J Sports Med 2009;37(8):1594–1598.

[13] Philippon MJ, Devitt BM, Campbell KJ, et al. Anatomic variance of the iliopsoas tendon. Am J Sports Med 2014;42(4):807–811.

[14] Yoshio M, Murakami G, Sato T, Sato S, Noriyasu S. The function of the psoas major muscle: passive kinetics and morphological studies using donated cadavers. J Orthop Sci 2002;7(2):199–207.

[15] Gómez-Hoyos J, Schröder R, Reddy M, Palmer IJ, Khoury A, Martin HD. Is there a relationship between psoas impingement and increased trochanteric retroversion? J Hip Preserv Surg 2015;2(2):164–169.

[16] Degen RM, O'Sullivan E, Sink EL, Kelly BT. Psoas tunnel perforation-an unreported complication of hip arthroscopy. J Hip Preserv Surg 2015;2(3):272–279.

[17] Degen RM, Poultsides L, Mayer SW, et al. Safety of hip anchor insertion from the midanterior and distal anterolateral portals with a straight drill guide: a cadaveric study. Am J Sports Med 2017;45(3):627–635.

[18] Hetsroni I, Larson CM, Dela Torre K, Zbeda RM, Magennis E, Kelly BT. Anterior inferior iliac spine deformity as an extra-articular source for hip impingement: a series of 10 patients treated with arthroscopic decompression. Arthroscopy 2012;28(11):1644–1653.

[19] Hetsroni I, Poultsides L, Bedi A, Larson CM, Kelly BT. Anterior inferior iliac spine morphology correlates with hip range of motion: a classifi cation system and dynamic model. Clin Orthop Relat Res 2013;471(8):2497–2503.

[20] Hapa O, Bedi A, Gursan O, et al. Anatomic footprint of the direct head of the rectus femoris origin: cadaveric study and clinical series of hips after arthroscopic anterior inferior iliac spine/subspine decompression. Arthroscopy 2013;29(12):1932–1940.

[21] Matsuda DK, Calipusan CP. Adolescent femoroacetabular impingement from malunion of the anteroinferior iliac spine apophysis treated with arthroscopic spinoplasty. Orthopedics 2012;35(3):e460–e463.

[22] Weber AE, Bedi A, Tibor LM, Zaltz I, Larson CM. The hyperfl exible hip: managing hip pain in the dancer and gymnast. Sports Health 2015;7(4):346–358.

[23] Audenaert EA, Peeters I, Vigneron L, Baelde N, Pattyn C. Hip morphological characteristics and range of internal rotation in femoroacetabular impingement. Am J Sports Med 2012;40(6):1329–1336.

[24] Larson CM, Kelly BT, Stone RM. Making a case for anterior inferior iliac spine/subspine hip impingement: three representative case reports and proposed concept. Arthroscopy 2011;27(12):1732–1737.

[25] Zaltz I, Kelly BT, Hetsroni I, Bedi A. The crossover sign overestimates acetabular retroversion. Clin Orthop Relat Res 2013;471(8):2463–2470.

[26] Siebenrock KA, Steppacher SD, Haefeli PC, Schwab JM, Tannast M. Valgus hip with high antetorsion causes pain through posterior extraarticular FAI. Clin Orthop Relat Res 2013;471(12):3774–3780.

[27] Gómez-Hoyos J, Martin RL, Schröder R, Palmer IJ, Martin HD. Accuracy of 2 clinical tests for ischiofemoral impingement in patients with posterior hip pain and endoscopically confi rmed diagnosis. Arthroscopy 2016;32(7):1279–1284.

[28] Martin HD, Kivlan BR, Palmer IJ, Martin RL. Diagnostic accuracy of clinical tests for sciatic nerve entrapment in the gluteal

region. Knee Surg Sports Traumatol Arthrosc 2014;22(4):882–888.

[29] Wilson MD, Keene JS. Treatment of ischiofemoral impingement: results of diagnostic injections and arthroscopic resection of the lesser trochanter. J Hip Preserv Surg 2016;3(2):146–153.

[30] Laible C, Swanson D, Garofolo G, Rose DJ. Iliopsoas syndrome in dancers. Orthop J Sports Med 2013;1(3):2325967113500638.

[31] Mitchell RJ, Gerrie BJ, McCulloch PC, et al. Radiographic evidence of hip microinstability in elite ballet. Arthroscopy 2016;32(6):1038–1044.e1.

[32] Harris JD, Gerrie BJ, Lintner DM, Varner KE, McCulloch PC. Microinstability of the hip and the splits radiograph. Orthopedics 2016;39(1):e169–e175.

[33] Allison K, Vicenzino B, Wrigley TV, Grimaldi A, Hodges PW, Bennell KL. Hip abductor muscle weakness in individuals with gluteal tendinopathy. Med Sci Sports Exerc 2016;48(3):346–352.

[34] Grimaldi A, Mellor R, Nicolson P, Hodges P, Bennell K, Vicenzino B. Utility of clinical tests to diagnose MRI-confi rmed gluteal tendinopathy in patients presenting with lateral hip pain. Br J Sports Med 2017;51(6):519–524.

[35] Naal FD, Hatzung G, Müller A, Impellizzeri F, Leunig M. Validation of a self-reported Beighton score to assess hypermobility in patients with femoroacetabular impingement. Int Orthop 2014;38(11):2245–2250.

[36] Torriani M, Souto SC, Thomas BJ, Ouellette H, Bredella MA. Ischiofemoral impingement syndrome: an entity with hip pain and abnormalities of the quadratus femoris muscle. AJR Am J Roentgenol 2009;193(1):186–190.

[37] Gómez-Hoyos J, Schröder R, Reddy M, Palmer IJ, Martin HD. Femoral neck anteversion and lesser trochanteric retroversion in patients with ischiofemoral impingement: a case-control magnetic resonance imaging study. Arthroscopy 2016;32(1):13–18.

[38] Atkins PR, Fiorentino NM, Aoki SK, Peters CL, Maak TG, Anderson AE. In vivo measurements of the ischiofemoral space in recreationally active participants during dynamic activities: a high-speed dual fl uoroscopy study. Am J Sports Med 2017;45(12):2901–2910.

[39] Reikerås O, Høiseth A, Reigstad A, Fönstelien E. Femoral neck angles: a specimen study with special regard to bilateral diff erences. Acta Orthop Scand 1982;53(5):775–779.

[40] Finnoff JT, Johnson AC, Hollman JH. Can ultrasound accurately assess ischiofemoral space dimensions? A validation study. PM R 2017;9(4):392–397.

[41] Singer AD, Subhawong TK, Jose J, Tresley J, Cliff ord PD. Ischiofemoral impingement syndrome: a meta-analysis. Skeletal Radiol 2015;44(6):831–837.

[42] Blankenbaker DG, Tuite MJ, Keene JS, del Rio AM. Labral injuries due to iliopsoas impingement: can they be diagnosed on MR arthrography? AJR Am J Roentgenol 2012;199(4):894–900.

[43] Hoeber S, Aly AR, Ashworth N, Rajasekaran S. Ultrasound-guided hip joint injections are more accurate than landmark-guided injections: a systematic review and meta-analysis. Br J Sports Med 2016;50(7):392–396.

[44] Mu A, Peng P, Agur A. Landmark-guided and ultrasound-guided approaches for trochanteric bursa injection: a cadaveric study. Anesth Analg 2017;124(3):966–971.

[45] Volokhina Y, Dang D. Using proximal hamstring tendons as a landmark for ultrasound- and CT-guided injections of ischiofemoral impingement. Radiol Case Rep 2015;8(1):789.

[46] Smith KM, Gerrie BJ, McCulloch PC, et al. Arthroscopic hip preservation surgery practice patterns: an international survey. J Hip Preserv Surg 2016;4(1):18–29.

[47] Brandenburg JB, Kapron AL, Wylie JD, et al. The functional and structural outcomes of arthroscopic iliopsoas release. Am J Sports Med 2016;44(5):1286–1291.

[48] Martin HD, Palmer IJ, Hatem M. Monopolar radiofrequency use in deep gluteal space endoscopy: sciatic nerve safety and fl uid temperature. Arthroscopy 2014;30(1):60–64.

[49] de Sa D, Alradwan H, Cargnelli S, et al. Extra-articular hip impingement: a systematic review examining operative treatment of psoas, subspine, ischiofemoral, and greater trochanteric/pelvic impingement. Arthroscopy 2014;30(8):1026–1041.

[50] Nawabi DH, Degen RM, Fields KG, Wentzel CS, Adeoye O, Kelly BT. Anterior inferior iliac spine morphology and outcomes of hip arthroscopy in soccer athletes: a comparison to nonkicking athletes. Arthroscopy 2017;33(4):758–765.

[51] Amar E, Warschawski Y, Sharfman ZT, Martin HD, Safran MR, Rath E. Pathological fi ndings in patients with low anterior inferior iliac spine impingement. Surg Radiol Anat 2016;38(5):569–575.

[52] Nelson IR, Keene JS. Results of labral-level arthroscopic iliopsoas tenotomies for the treatment of labral impingement. Arthroscopy 2014;30(6):688–694.

[53] Cascio BM, King D, Yen YM. Psoas impingement causing labrum tear: a series from three tertiary hip arthroscopy centers. J La State Med Soc 2013;165(2):88–93.

[54] Hatem MA, Palmer IJ, Martin HD. Diagnosis and 2-year outcomes of endoscopic treatment for ischiofemoral impingement. Arthroscopy 2015;31(2):239–246.

[55] Gómez-Hoyos J, Schröder R, Palmer IJ, Reddy M, Khoury A, Martin HD. Iliopsoas tendon insertion footprint with surgical implications in lesser trochanterplasty for treating ischiofemoral impingement: an anatomic study. J Hip Preserv Surg 2015;2(4):385–391.

第十八章　髋部软组织损伤

Joshua D. Harris

张　涛　孔令闯 / 译
王　庆 / 校

引言

Ⅰ. 软组织损伤是一种非常常见的运动和非运动损伤。

Ⅱ. 髋部疼痛发生的分层概念：

    A.　第一层：骨软骨。

    B.　第二层：惰性软组织——静态稳定性。

    C.　第三层：收缩性软组织——动态稳定性。

    D.　第四层：神经机械——动力学和运动链。

Ⅲ. 软组织结构层次：第三层。

    A. 骨骼肌：

      1.　肌肉：

        a.　被肌外膜包裹。

        b.　包含多个肌束。

      2.　肌束：

        a.　被肌束膜包裹。

        b.　包含多个纤维（细胞）。

      3.　肌纤维：

        a.　被肌内膜包裹。

        b.　包含多个肌原纤维。

      4.　肌原纤维：

        a.　被肌纤维膜包裹。

        b.　由大量肌丝组成。

        c.　分为肌节：

          ⅰ. Z 线构成肌节的每一端。

          ⅱ. H 区域仅包含肌球蛋白，被 M 线平分。

          ⅲ. I 带只包含肌动蛋白，被 Z 线平分。

          ⅳ. A 带是肌球蛋白肌丝的长度。

      5.　肌丝：

        a.　粗：肌球蛋白。

        b.　细：肌动蛋白。

      6.　肌肉运动类型：

        a.　Ⅰ型：慢收缩型；红色纤维；氧化。

          ⅰ. 有氧代谢，抗疲劳。

          ⅱ. 线粒体和肌红蛋白比Ⅱ型肌纤维更多。

ⅲ. 耐力，姿势，平衡。

ⅳ. 功率低，强度低。

    b.　Ⅱa 型：快收缩型；红色纤维；氧化和糖酵解。

ⅰ. 无氧代谢（可达 30min）。

ⅱ. 中等功率，中等强度。

    c.　Ⅱb 型：快收缩型；白色纤维；糖酵解。

ⅰ. 无氧代谢（可达 1min），易疲劳。

ⅱ. 短跑，举重。

ⅲ. 高功率，高强度。

7.　肌肉收缩类型：

    a.　等长收缩：肌肉长度在收缩过程中保持不变。

ⅰ. 静态强度。

ⅱ. 平板式或桥式运动。

    b.　等张收缩：收缩时肌肉张力保持不变。

ⅰ. 动力强度。

ⅱ. 腘绳肌卷曲运动。

ⅲ. 向心收缩：收缩时肌肉缩短。

ⅳ. 离心收缩：收缩时肌肉延长。

（1）最大的加强肌肉潜能。

（2）最大的伤害风险。

    c.　等动收缩：肌肉收缩和关节以恒定速度运动。

ⅰ. 动态强度。

ⅱ. 需要特殊装备。

B.　肌腱：

1.　肌腱：

    a.　两种类型：

ⅰ. 腱旁组织覆盖：

（1）相比有鞘肌腱有较好的血管供应。

（2）髋部和骨盆周围大部分肌腱。

ⅱ. 有鞘的。

    b.　腱鞘包饶。

    c.　包含多个纤维束。

2.　肌腱束：

    a.　腱内膜包饶。

    b.　包含多个肌腱纤维。

3.　肌腱纤维：腱内膜包饶。

包含多个纤维：

包含多个微型胶原纤维。

4.　骨附着：

        a.   肌腱。

        b.   纤维软骨。

        c.   硬化的纤维软骨。

        d.   骨。

  C. 损伤部位：

      1.   最常见于肌肉 – 肌腱结合处。

      2.   其次是腱 – 骨结合处。

解剖学

Ⅰ. 肌肉群：

  A. 双关节（跨越两个关节）：

      1.   跨越髋关节和膝关节。

      2.   腘绳肌。

      3.   股四头肌。

  B. 单关节的（跨越一个关节）：

      1.   髋内收肌群。

      2.   髋外展肌群。

Ⅱ. 前肌群（图 18.1，图 18.2）：

  A. 髂肌。

  B. 股直肌。

  C. 缝匠肌。

  D. 腹直肌。

  E. 腹外斜肌、腹内斜肌、腹横肌。

Ⅲ. 后肌群（图 18.3，图 18.4）：

  A. 臀大肌。

  B. 腘绳肌。

  C. 梨状肌。

  D. 短外转肌群。

Ⅳ. 内侧肌群（图 18.5）：

  A. 长收肌。

  B. 短收肌。

  C. 大收肌。

  D. 股薄肌。

  E. 耻骨肌。

Ⅴ. 外侧肌群（图 18.3）：

  A. 臀中肌。

  B. 臀小肌。

  C. 阔筋膜张肌。

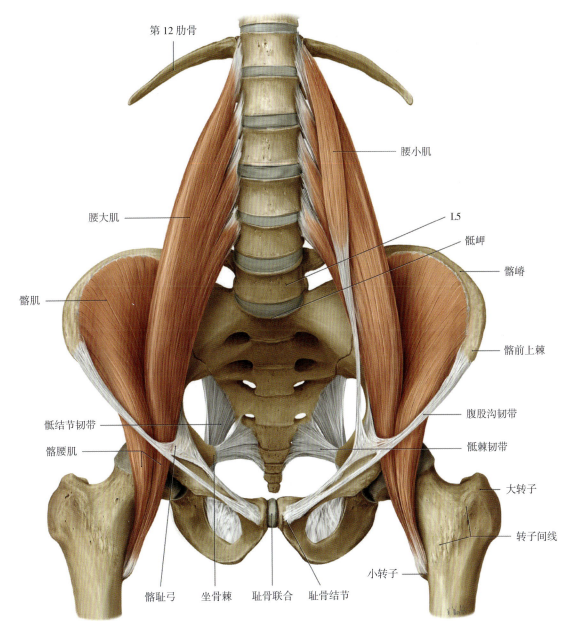

第 12 肋骨

腰小肌

腰大肌

L5

髂肌

骶岬

髂嵴

髂前上棘

腹股沟韧带

骶结节韧带

髂腰肌

骶棘韧带

大转子

转子间线

小转子

髂耻弓　坐骨棘　耻骨联合　耻骨结节

图 18.1　骨盆前视图：髂骨和腰大肌联合形成髂腰肌肌腱，紧接髋关节前，附着小转子

VI.　骨盆底：

    A.　肛提肌（耻骨尾骨肌、耻骨直肠肌、髂尾骨肌）。

    B.　会阴横肌。

    C.　闭孔内肌。

VII.　肌肉运动（表 18.1）。

VIII.　骨盆矢状位平衡：

    A.　骨盆前倾：

        1.　髂腰肌紧张。

        2.　股直肌 / 股四头肌紧张。

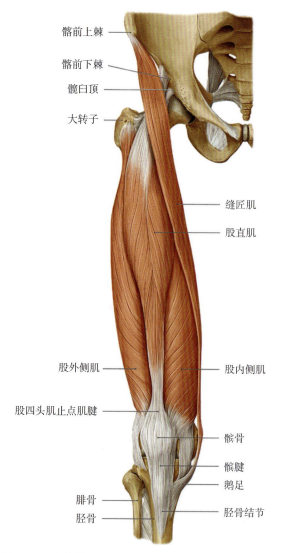

髂前上棘
髂前下棘
髋臼顶
大转子
缝匠肌
股直肌
股外侧肌
股内侧肌
股四头肌止点肌腱
髌骨
髌腱
鹅足
腓骨
胫骨
胫骨结节

图 18.2 右半骨盆和大腿的前视图，股四头肌和缝匠肌。股直肌跨越髋关节和膝关节，充当关节活动的动力装置

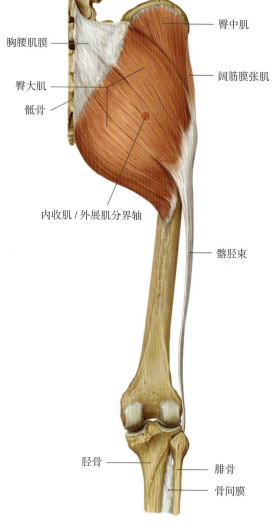

髂嵴
臀中肌
胸腰肌膜
阔筋膜张肌
臀大肌
骶骨
内收肌 / 外展肌分界轴
髂胫束
胫骨
腓骨
骨间膜

图 18.3 右半骨盆的后视图。臀大肌是主要的髋关节伸展肌，与阔筋膜张力横向结合，形成髂胫骨束

    3. 髋内收肌紧张。

    4. 臀大肌松弛。

    5. 腘绳肌松弛。

    6. 腹直肌松弛。

    7. 腰椎前凸增加：

            通过腰大肌紧张实现。

  B. 骨盆后倾：

    1. 腘绳肌紧张。

    2. 髂腰肌松弛。

    3. 腹直肌活跃。

    4. 臀大肌活跃。

    5. 减少腰椎前凸。

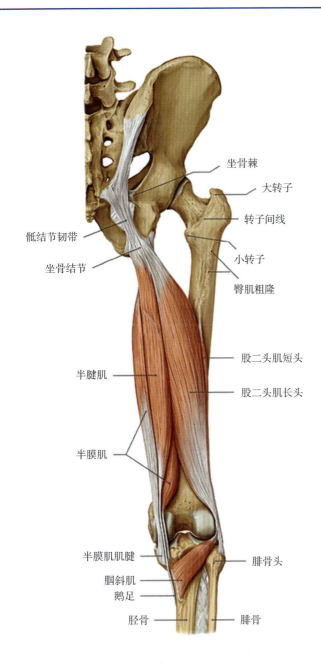

坐骨棘
大转子
转子间线
小转子
臀肌粗隆
骶结节韧带
坐骨结节
股二头肌短头
半腱肌
股二头肌长头
半膜肌
半膜肌肌腱
腘斜肌
鹅足
腓骨头
胫骨
腓骨

图 18.4　右半骨盆和大腿的后视图，腘绳肌群

分类

Ⅰ. 急性：

  A. 创伤性机制。

  B. 离心收缩受伤机制比向心收缩更常见。

Ⅱ. 慢性：

  A. 劳损性机制。

  B. 肌腱炎。

Ⅲ. 扭伤：

  A. 通常为非接触性损伤。

  B. 通常发生在双关节肌肉的肌肉 – 肌腱移行处。

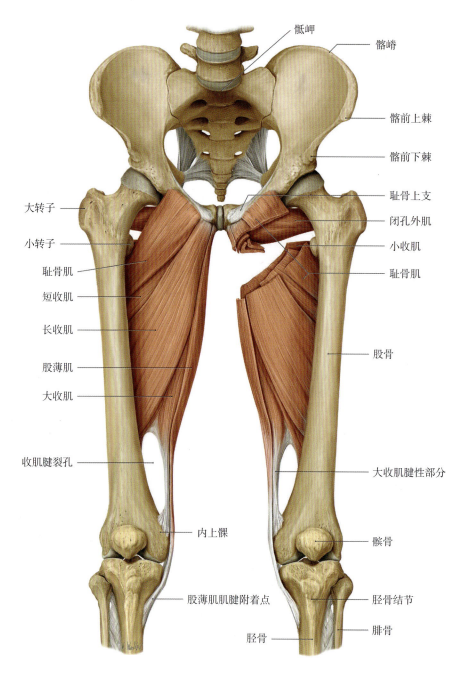

图 18.5 骨盆和大腿的正面视图，显示髋部内收肌

表 18.1 解剖位上的肌肉对髋关节功能

屈曲	伸展	外展	内收	外旋	内旋
髂腰肌 缝匠肌 阔筋膜张肌 股直肌 长收肌 耻骨肌	臀大肌 半膜肌 半腱肌 股二头肌 大收肌	臀中肌 臀小肌 阔筋膜张肌	长收肌 短收肌 大收肌 耻骨肌	梨状肌 上孖肌 闭孔内肌 下孖肌 股方肌 闭孔外肌 臀大肌	无

  C. 1 级：轻度损伤。

    1. 极少出现力量和运动损失。

    2. MRI 显示肌肉轻微或没有水肿。

  D. 2 级：中度损伤。

    1. 更广泛的损伤——部分肌肉纤维断裂。

    2. MRI 显示水肿，部分纤维撕裂，无收缩。

  E. 3 级：重度伤害。

    1. 肌肉或肌腱完全撕裂。

    2. MRI 可显示完全撕裂伴回缩。

Ⅳ. 挫伤：

  A. 机制：直接接触。

  B. 股四头肌。

  C. 腘绳肌。

  D. 髋外侧 Morel–Lavallée 损伤。

Ⅴ. 肌肉质量：

    Goutallier/Fuchs 分类：

    1. 0 级：正常肌肉。

    2. 1 级：可见脂肪条纹。

    3. 2 级：脂肪浸润，肌肉多于脂肪。

    4. 3 级：等量的肌肉和脂肪。

    5. 4 级：脂肪多于肌肉。

病史和体格检查

Ⅰ. 需要详细的病史和体格检查。

Ⅱ. 单凭病史就可以准确诊断大多数髋关节软组织损伤。

Ⅲ. 损伤的机理：

  A. 接触性与非接触性。

  B. 运动或活动相关损伤。

  C. 有撕裂的声音或感觉。

  D. 咳嗽、打喷嚏、Valsalva 动作、腹部收缩时的疼痛。

Ⅳ. 疼痛部位：

  A. 深前，腹股沟，C 形征：髂腰肌，核心肌损伤。

  B. 内侧、腹股沟：内收肌、核心肌损伤。

  C. 外侧：外展肌。

  D. 后侧：近端腘绳肌。

Ⅴ.畸形或瘀青的位置：

  A. 内侧：内收肌撕裂（图 18.6）。

  B. 后侧：近端腘绳肌肌腱撕裂（图 18.7）。

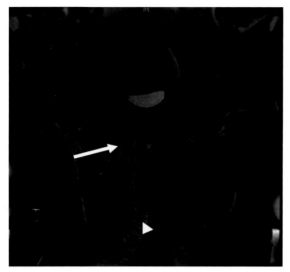

图 18.6 T2 加权 MRI 显示右髋关节内收肌撕裂，损伤后 8 天肌肉膜内出血（箭头），伴明显皮下肿胀和瘀斑（箭头）

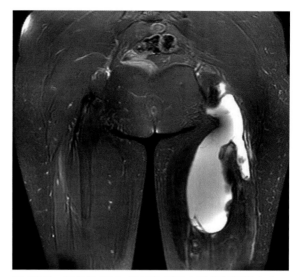

图 18.7 冠状位 T2 加权 MRI 显示左近端腘绳肌完全三束撕裂，并伴有明显的远端回缩和周围血肿

VI. 撕裂是否存在：

    A. 髋内侧损伤。髂腰肌：

          能"听到"撕裂声。

    B. 髋外侧损伤。髂胫束：

          可以从侧面"看到"撕裂。

    C. 髋关节内损伤。盂唇撕裂：

          可以"感觉"到，但听不到或看不到。

VII. 体格检查。

VIII. 视诊：

    瘀斑、畸形、萎缩。

IV. 触诊：

    骨性突起、肌肉、肌腱。

X. 运动：

    脊柱、髋关节、膝关节（双侧）。

XI. 肌力：

    所有肌群，评估是否对称。

XII. 特殊体查：

    A. 撞击：前方，脊柱下，外侧，后侧。

    B. 不稳定：

        1. 前：髂股韧带。

           外旋受限，拨号试验，恐惧试验。

        2. 后侧：髋臼后壁、盂唇、关节囊。

           屈曲、内收、后侧负荷和移位。

    C. 髂腰肌损伤：屈曲，外旋向伸展，内旋。

D.　髂胫束损伤：Ober 试验、侧卧位自行车试验。

影像学检查

Ⅰ.　X 线检查：

　　A.　在急性情况下，有助于评估骨性撕脱：

　　　　1.　小转子：髂腰肌肌腱。

　　　　2.　坐骨结节：腘绳肌近端。

　　　　3.　髂前上棘：阔筋膜张肌，缝匠肌。

　　　　4.　髂前下棘：股直肌。

　　B.　在慢性损伤中，有助于评估骨病理形态学：

　　　　1.　撞击综合征。

　　　　2.　骨性关节炎。

　　　　3.　应力性骨折。

Ⅱ.　磁共振成像（MRI）：

　　A.　不需要造影剂（静脉注射，关节内）。

　　B.　有助于诊断损伤部位、严重程度（图 18.8，图 18.9）。

　　C.　评估肌肉萎缩、脂肪浸润程度。

Ⅲ.　超声：

　　A.　具有动态检查功能，对检查技术依赖较高。

　　B.　有助于评估肌腱 / 肌肉撕裂，中断，血肿。

　　C.　引导下注射、穿刺（关节，肌腱鞘）。

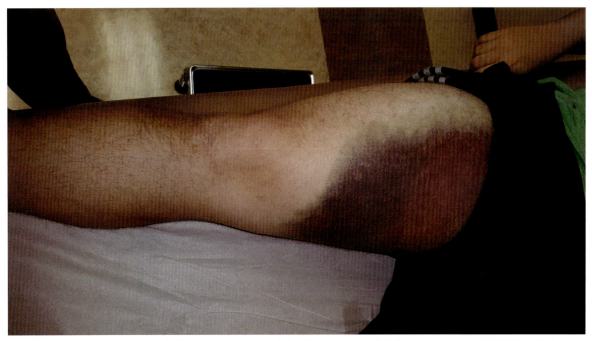

图 18.8　与图 18.6 为同一患者的临床照片，在足球比赛中踢腿时，右内收肌损伤后 8 天，出现大量肿胀和瘀斑

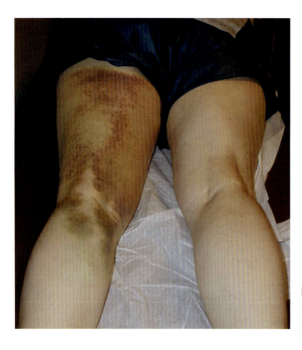

图 18.9 同 18.7 为同一患者的临床照片，在左近端腘绳肌完全三束撕裂后 3 周出现大量肿胀和瘀斑。继发于血肿造成的坐骨神经压迫导致患者左脚伴感觉麻木

鉴别诊断

诊断性关节内注射有助于量化其对关节疼痛的贡献（表 18.2）。

治疗

Ⅰ. 保守治疗：

    A. 适用于大多数髋关节软组织损伤。

    B. 休息。

    C. 改变运动方式：

        1. 避免可引起疼痛刺激的活动。

        2. 一般不推荐固定。

    D. 口服抗炎药物：

        避免使用氟喹诺酮类抗生素（肌腱损伤）。

    E. 冷疗治疗软组织肿胀、瘀斑。

    F. 物理疗法：

        1. 正确的骨盆姿势：

            a. 臀大肌激活。

            b. 腘绳肌的加强和伸展。

            c. 加强外展肌，避免摇摆步态：

                特别是外展肌发育不良（外展肌疲劳）。

            d. 髂腰肌伸展。

            e. 股直肌拉伸。

            f. 加强股四头肌。

表 18.2　髋关节软组织损伤的鉴别诊断

病理	鉴别
急性软组织损伤	肌肉拉伤（髂腰肌、股直肌、内收肌、腘绳肌、腹直肌） 肌肉/肌腱撕裂（近端腘绳肌、内收肌、股直肌、髂腰肌）
慢性软组织损伤	上止点病（髂腰肌、腹直肌） 髂腰肌撞击（髂腰肌撞击至上盂唇撕裂） 内侧止点病（内收肌/腹直肌肌腱病：核心肌损伤、运动骨痛、耻骨炎） 外侧止点病（转子周围疼痛，臀中肌/臀小肌肌腱病/撕裂） 后侧肌止点病（腘绳肌近端综合征、梨状肌综合征、臀深间隙综合征） 髋关节轻微不稳（广义韧带松弛，关节囊功能障碍，韧带损伤，盂唇损伤）
骨性：急性损伤	骨折（股骨近段、髋臼、骨盆） 脱位（髋关节）
骨性：慢性损伤	髋臼撞击（凸轮型、钳夹型）伴盂唇损伤 关节外撞击（脊柱下、坐骨–股骨、大转子–骨盆、耻骨凹） 应力性骨折（股骨颈、耻骨、髂嵴、髂骨翼、骶骨、股骨近端）
非髋关节原因	妇产科：妇科系统 　卵巢囊肿 　妊娠 　子宫肌瘤 　良性肿瘤 　感染 消化系统 　疝（直疝、斜疝、股疝） 　阑尾炎 　憩室 　炎症性肠病 泌尿生殖系统 　肾结石 　感染 神经系统 　感觉异常性股痛（股骨外侧皮肤） 　神经痛（髂下腹神经、髂腹股沟神经、生殖股神经、阴部神经、闭孔神经、股神经） 血管 　阵痛性跛行 肌肉骨骼 　腰骶、脊柱 　骶髂关节

  g. 加强腹直肌。

  h. 腹横肌激活。

 2. 加强肌肉力量锻炼预防肌肉萎缩。

 3. 在没有骨撞击综合征的情况下提高运动能力。

 4. 治疗方式：

  a. 主动释放疗法。

  b. 干针，针灸。

  c. 超声。

  d. 神经肌肉电刺激。

Ⅱ. 手术：

 A. 肌腱撕裂：

1. 腘绳肌近端：
   a. 适应证：2 或 3 个肌腱撕裂，回缩 ≥ 2cm，累及或不累及坐骨神经。
   b. 臀折线横切口急性修复（伤后 4 周内），解剖缝合锚钉修复坐骨结节。
   c. 慢性修复（超过伤后 4 周），可能有纵向（或 L 形）切口（取决于回缩程度，暴露范围，可能的坐骨神经松解），评估直接修复张力，若不能直接修复，则采用同种跟腱骨块移植术。

2. 臀中肌 / 小肌：
   a. 适应证：非手术治疗失败的部分撕裂。
   b. 内镜或开放式缝合锚钉修复。
   c. 臀大肌在慢性回缩不可修复撕裂中的旋转和前进。

3. 内收肌：
   a. 适应证：无绝对适应证。
   b. 锚钉缝合修复至耻骨。
   c. 合并腹直肌（核心肌损伤），有多种方法：
      ⅰ. 去活力组织清创。
      ⅱ. 肌腱撕裂的修复。
      ⅲ. 去骨皮质，骨髓刺激骨 – 腱愈合。
      ⅳ. 对收缩、肿胀的间室进行减压。
      ⅴ. 神经松解术（生殖股神经，髂腹股沟神经，髂腹下神经）。

B. 术后管理：
   避免对修复的肌腱张力过大：
   a. 腘绳肌近端：
      ⅰ. 膝关节支架（锁定在相对屈曲状态）。
      ⅱ. 髋支具（相对伸展锁定）。
      ⅲ. 助行器（允许活动，膝关节屈曲，臀部伸展）。
      ⅳ. 避免被动的髋关节屈曲和膝关节伸展。
      ⅴ. 避免主动膝关节屈曲和髋关节伸展。
      ⅵ. 3 个月后逐渐恢复活动。
   b. 外展肌：
      ⅰ. 髋关节支具（避免被动外展）。
      ⅱ. 部分负重 6~8 周。
      ⅲ. 避免摇摆步态。
      ⅳ. 3 个月后逐渐恢复活动。
   c. 核心肌肉损伤：
      ⅰ. 同时处理合并其他需手术治疗的疾病（如股骨髋臼撞击、外唇损伤）。
      ⅱ. 避免被动的髋外展。
      ⅲ. 避免主动收缩内收肌 / 腹直肌。
      ⅳ. 确保最佳的骨盆倾斜。

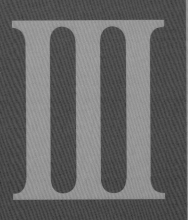

第三部分

Ⅲ

第十九章 髋关节骨性关节炎

Brian M. Culp, Brett R. Levine

张　涛　刘永刚 / 译
王　庆 / 校

髋关节骨性关节炎的病因

Ⅰ. 原发性"特发性"髋关节骨性关节炎（Osteoarthritis，OA）：

  A. 过去曾被描述为"磨损"或过度使用。

  B. 常见的与年龄相关的改变，尽管随着时间的推移，常规使用并不能解释病理的所有方面。

  C. 遗传倾向：

    1. 女性更常见。

    2. 可能与第Ⅸ胶原基因（*Col9A*）表型有关。

Ⅱ. 继发性 OA：

  A. 股骨骨骺滑脱。

  B. 髋关节发育不良：浅髋臼窝导致边缘负荷和关节接触力增加。

  C. Legg-Calvé-Perthes 病的后遗症，导致股骨头不规则（圆孔中的方钉）：

    在青春期和成年期，发育通常取决于股骨头的容量和最终关节的合适程度。

  D. 创伤后关节炎：软骨细胞、盂唇或骨结构的早期损伤。

  E. 化脓性关节炎：感染和炎症反应导致关节损伤。

Ⅲ. 髋关节撞击（Femoroacetabular Impingement，FAI）：

  A. 凸轮型撞击：股骨头颈交界区的骨突出导致髋关节活动时的软骨损伤。

  B. 钳夹型撞击：过深的髋臼窝或髋臼后倾导致骨撞击。

  C. 混合型。经常表现为撞击的两方面特征：

    1. Ganz 等提出，如 FAI 中所见，髋关节解剖的细微变化会导致异常的接触力和骨软骨及盂唇关节囊结构的进行性变化。

    2. 该诊断认为特发性 OA 是这些继发性诊断中未被认识的或微妙的形式。

Ⅳ. 鉴别诊断。导致髋关节退化的其他原因：

  A. 股骨缺血性坏死：

    1. 股骨头血管受损，导致软骨下骨坏死和塌陷、软骨损伤及退变。

    2. 危险因素包括创伤、皮质类固醇的使用、酒精滥用、血液疾病、辐射和细胞毒性损伤。

  B. 炎症性关节炎。在不同程度的炎症环境中导致关节破坏的一系列情况：

    1. 类风湿性关节炎：特征性多关节病，包括长期晨僵和手 / 足的形态学改变。

    2. 系统性红斑狼疮：

      一种影响身体多部位的系统性炎症，包括皮肤、大脑、肾脏、心脏、肺和关节。

      颊部红斑是一种常见的面部表现。

    3. 强直性脊柱炎：

      标志性的身体多部位僵硬，最明显的是骶髂关节和脊柱。

C. 相关背痛：

1. 通常表现为臀部疼痛，并在膝关节以下呈放射痛。

2. 可表现为背痛，或运动、感觉或两者兼有的神经系统变化。

3. 向臀部注射皮质类固醇有助于鉴别臀部和相关脊柱病变。

基础科学

Ⅰ. 宏观变化：

A. 关节软骨的丧失导致接触力增加和摩擦系数增加。

B. 导致骨质象牙化、骨化中心的激活、骨赘形成和软骨退变。

C. 髋关节骨性关节炎——"髋关节炎症"——用词不当，因为炎症过程并不总是一个主要因素：

关节软骨中蛋白聚糖含量的丢失。

Ⅱ. 微观变化：

A. 蛋白聚糖与透明质酸连接的丢失：

增加的Ⅵ型胶原替代正常的Ⅱ型胶原。

B. 角蛋白硫酸盐增加——糖胺聚糖的硫酸软骨素组成减少。

C. 含水量增加至90%。

D. 蛋白水解酶升高：

1. 金属蛋白酶存在于关节液中。

2. 组织蛋白酶 B 和 D 过表达。

E. 一氧化氮合酶途径激活。

F. 炎症细胞因子上调：

1. 白细胞介素 1-β（Interleukin 1-Beta，IL-1β）。

2. 肿瘤坏死因子 α（Tumor Necrosis Factor α，TNF-α）。

G. 生长因子上调：

1. 成纤维细胞生长因子 -2（Fibroblast Growth Factor-2，FGF-2）降低聚集蛋白聚糖酶活性并上调金属蛋白酶。

2. 转化生长因子 β1（Transforming Growth Factor β1，TFG-β1）。

H. 最终结果是关节软骨改变和软骨细胞凋亡（图 19.1）。

患者病史

Ⅰ. 疼痛质量：

A. 最常见的患者表现为腹股沟深部疼痛——随着疾病的严重程度而逐渐加重。

B. C 形征代表一种深且难以定位的疼痛：模糊的疼痛是通过将手绕着外侧臀部呈 C 形来描述位置的。

C. 臀部、大腿或膝关节疼痛也可能存在，但可能反映其他病理情况，如腰椎病理、转子滑囊炎或血管损伤。

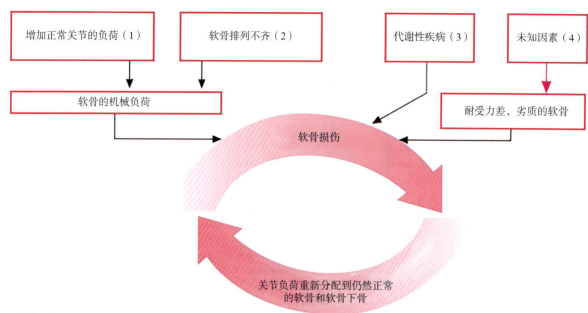

1. 负荷过度（肥胖、运动……），神经病变
2. 关节发育不良，相邻关节排列异常，创伤后、炎症后软骨下骨损伤（如缺血）
3. 晶体沉积病
4. 遗传倾向？

图 19.1 骨性关节炎途径

    D.   因活动增加或创伤而恶化：

        1.   长时间不运动而去尝试运动往往会更严重。

        2.   任何一项运动（久站、久坐等）做得太多都是困难的。

Ⅱ. 症状特点：

    A.   随着疾病模式的进展，患者可能会注意到双下肢不等长。

    B.   活动受限：

        1.   骨盆前倾——臀部挛缩。

        2.   旋转运动不良很常见——尤其是旋内动作：

            a.   穿袜子或鞋子很困难。

            b.   坐下（进入）/ 站起（离开）矮凳（或马桶）、爬楼梯、进出汽车都很困难。

    C.   对天气和气压的变化感受明显。

    D.   症状出现在早晨或久坐后的前几步：

           其他症状，如：

            a.   膝关节放射痛。

            b.   休息时悸动。

            c.   长时间晨僵可能为炎症性关节炎或缺血性骨坏死。

            d.   夜间痛应考虑肿瘤或感染。

体格检查

    髋关节的临床评估应采取系统的方法。这需要医生对局部解剖有深入了解，以及通过多种技术来明确病因。通过这些专门的检查技术，结合良好的临床问诊，可进行准确诊断。

Ⅰ. 步态模式变化和跛行。若患者能够控制，应在不使用助行器的情况下观察其步态。这可能揭示疾病的具体模式如下：

    A. 止痛步态：缩短受影响腿部的站立阶段，以最小化疼痛关节上的反作用力。

    B. Trendelenburg 步态：外展肌无力的后果，表现为向弱势侧倾斜（改变体重），以防止受影响的臀肌需要骨盆支撑。

    C. 正足前进角：足向外旋转（提示向外旋转挛缩）。

    D. 要求使用辅助设备来保持平衡或最大限度减少疼痛（最好用于对侧手）。

    E. 寻找因髋关节屈曲挛缩导致的行走或弯腰步态的腰椎前凸。

Ⅱ. 运动范围：

    A. 髋关节活动受限：

        1. 髋关节旋转应在 90° 屈曲时进行评估，并与对侧比较。

        2. 检查时应稳定骨盆以防止腰骶部活动。

        3. 外旋困难，髋关节伸展、内收、外展或屈曲，常伴有强迫外旋体位。

        4. 内旋受限：后关节囊挛缩、FAI。

        5. 强迫外旋体位（双腿交叉坐位）。

    B. 髋关节屈曲挛缩试验（Thomas 试验）：使患者腰部贴于床面。若患髋不能完全伸直，或虽能伸直，但腰部出现前凸，则为阳性。

Ⅲ. 激发动作：

    A. 转子压痛可能提示滑囊炎或外展肌腱炎，并可能与髋关节骨性关节炎并发。

    B. 被动直腿抬高试验排除上述背部症状。

    C. 因疼痛复发而对抗直腿抬高试验（Stinchfield 试验）。

    D. "4 字位"所示位置的疼痛（Patrick 试验）。

Ⅳ. 下肢长度差异：出现在髂嵴、胫骨结节或踝部。

    A. 这可以使用校准块通过长度相等的主观或影像学评估来测量。

    B. 以中立位姿势直接触诊髂嵴。

    C. 内踝之间的测量或从固定距离（如髂前上棘）到踝的测量：

        1. 表观下肢长度——从脐到内踝的距离。

        2. 实际下肢长度——从髂前上棘到内踝的距离。

影像学评估

Ⅰ. 最佳 X 线视图（图 19.2）：

    A. 骨盆前后位片（负重）。

    B. 内旋 15° 的髋关节前后位片——优化股骨颈的可视化。

    C. 蛙式外侧位片。

    D. 附加视图：可用于评估非球面股骨头、髋臼后翻或撞击的表现。

        1. 腰椎站立位视图——与骨盆视图结合，可显示静态骨盆屈曲或伸展及腰椎屈曲。

        2. 新兴的影像技术可能最终预测功能性骨盆位置和脱位的危险因素（EOS Imaging，

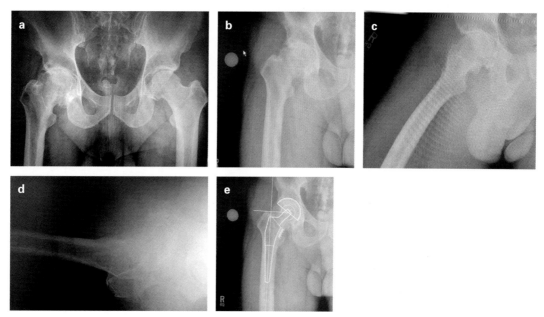

图 19.2 （a）骨盆前后位 X 线片，（b）右半骨盆前后位 X 线片，（c）蛙式外侧位 X 线片，（d）穿透式侧位 X 线片——评估髋关节骨性关节炎的标准 X 线检查的一部分，以及（e）全髋关节置换术前的模板 X 线片

Inc.）。

3. 横向移动工作台。

4. Dunn 的观点——寻找具有良好可视化的 FAI 来检测股骨头颈的非球面性是很好的；患者髋关节前屈 45° 度或 90°，外展 20°，骨盆呈中位。

5. 假剖面视图——患者站立位时获得，骨盆相对于胶片支架旋转约 65°，足平行于片盒；有助于覆盖头部和拍摄髋臼深度。

Ⅱ．要评估的特征：

A. 关节线：

1. 边缘骨赘。

2. 关节间隙丢失。

3. 软骨下骨硬化。

4. 囊性变。

B. 站立位时的骨盆形态：

1. 骨盆入口 / 出口：评估站立骨盆是否倾斜。

2. 坐骨脊柱突出可能提示髋臼后倾。

3. 腰椎内植物。

4. 髋臼覆盖：

    a. 股骨头上髋臼覆盖不足可提示轻微或明显的髋关节发育不良。

    b. 这可以使用中心边缘角度（CE 角）测量以及从髋臼侧边缘到股骨头的垂线来评估。

C. 股骨形态：

1. 突出的小转子提示下肢旋转 / 前倾。

2. 髓腔宽度（Dorr 分型）——在分型（A、B 和 C）中描述，以评估骨干宽度和干骺端宽度之间的不匹配：

- a. A 型是"香槟"形股骨，近端干骺端宽，股骨干窄。
- b. B 型是标准的 X 线片——基本上介于 A 和 B 之间。
- c. C 型代表"烟囱"形股骨，在干骺端和骨干中段有宽大的近、远端髓腔。
- d. 这些可能会对假体的选择产生外科影响——可能意味着医生必须用更紧的管道扩孔来准备股骨，或者考虑骨水泥固定。

D. 股骨颈内翻或外翻角度：
1. 正常范围：120°～135°。
2. 髋内翻＜120°。
3. ＞135°的髋关节：若需手术，会影响假体的选择。

E. 弯曲或中立位可能影响测量：可能影响放大倍数或结构的外观尺寸，如股骨髓腔宽度。没有临床相关性很难鉴别。

F. 高级成像：
1. CT：可用于评估股骨和髋臼形态、邻近骨丢失和邻近神经血管结构的三维成像。在评估软骨或软骨病变等软组织时价值较低。
2. MRI：可显示股骨头或髋臼水肿、囊性变化、盂唇撕裂或软骨厚度等特征。也可以用来评估骨形态。还可显示股骨近端水肿、软骨下塌陷或不规则变化，有助于股骨头缺血性坏死的诊断。

治疗方案

I. 保守治疗：
A. 调整活动：
1. 避免可引起疼痛的活动，使用防旋鞋，少爬楼梯，尽量减少蹲姿。
2. 当负重时，应使力量在两侧均匀分布，或者如果是单侧负重，则向受累臀部方向负重。
B. 减轻体重：
1. 减少病变髋关节表面的关节反作用力。
2. 改善症状最可靠 / 安全的方法。
C. 减少关节反作用力的辅助装置：
1. 拐杖：用于疼痛对侧的手。
   通过使用拐杖产生的旋转力来减少影响"髋外展力矩"复合体所需的力，从而减少关节反作用力。
2. 拐杖 / 助行器还通过将承重转移到上肢来减少受累臀部的负荷。
D. 口服药物：
1. 非甾体类抗炎药：通过抑制环氧化酶产生前列腺素来减轻疼痛和炎症。
   口服类固醇：更有效的抗炎方式，可减少受累关节中细胞因子的产生。
2. 对乙酰氨基酚——避免同时服用肝毒性药物，并警惕酗酒者。
3. 曲马朵 / 阿片类药物：中枢神经系统对痛觉的阻断。

E. 物理治疗：随着疾病的进展，疗效存在不确定性；可以向患者科普身体力学，并教育患者有关安全的运动，从而保持活跃且不会加剧其疼痛。

F. 注射疗法：

1. 皮质类固醇：病变关节内的局部抗炎作用。通常需要超声或放射线等辅助手段；在中至重度疾病中可短期缓解。

2. 透明质酸：适应证外应用；非特异性作用机制；被认为是通过引入更多"正常"的滑液来恢复关节内环境稳定。

3. 替代注射：干细胞、富血小板血浆（Platelet-Rich Plasma，PRP）注射；在目前没有支持性数据的情况下，关节置换术的治疗作用没有明确定义；被认为通过向软骨中引入能够分化的多能细胞来帮助关节表面"再生"，从而恢复正常解剖结构：

PRP 和干细胞的早期数据令人鼓舞，但长期成功和大型研究尚未完成。

Ⅱ. 外科治疗：

A. 关节炎的半髋关节置换术：

1. 适应证：历史上起初是用于骨性关节炎，在目前关节炎的治疗中用处不大；目前用于功能要求低的有移位的股骨颈骨折患者。

2. 禁忌证：活动性感染，高运动功能需求患者。

B. 髋关节表面置换：

1. 考虑到金属碎片反应，使用频率较低；包括放置具有光滑金属支撑表面的髋臼杯；保持股骨颈，同时将骨水泥表面敷于准备好的股骨侧。

2. 适应证：对关节有体力活动 / 要求的年轻患者（通常为男性）。

3. 禁忌证：缺血性坏死、活动性感染、育龄女性、有髋部骨折风险的人群。

结果：Hunter 等报道了 121 例髋关节表面置换术病例，10 年生存率为 91%。在植入较小尺寸假体的病例中，翻修更为常见（注：这是一项非设计性研究。）。

C. 关节切除置换术（Girdlestone 手术）：

1. 适应证：无法步行的严重髋关节疾病者，活动性感染，四肢瘫痪（图 19.3）。

2. 禁忌证：功能性非卧床患者。

D. 髋关节融合：

1. 目前对骨性关节炎的治疗中作用有限。

2. 年轻体力劳动者的经典处理方式。

3. 单侧疾病：无法两侧均融合。

4. 会导致相邻关节的早期破坏。

5. 功能位：屈曲大约 20°，轻微外旋，中立外展。

E. 全髋关节置换术：

1. 适应证：保守治疗失败的晚期关节炎疾病。

2. 禁忌证：存在活动性感染，患者在医学上不适合手术。

3. 治疗的金标准是将双侧股骨头置换，并固定至保留的股骨干和髋臼表面。

4. 称重表面选择包括硬对硬（金属对金属 / 陶瓷对陶瓷）或"硬对软"（金属对聚乙烯 / 陶瓷对聚乙烯）。

5. 假体固定包括生物固定表面和丙烯酸水泥固定：

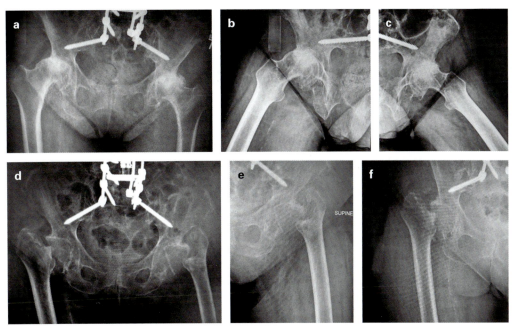

图 19.3　一名非行走患者的（a~c）术前 X 线片和（d~f）术后 X 线片，该患者有慢性、持续的髋关节疼痛，接受了关节切除置换术

  a. 内生长 / 外生长表面使用有纹理的金属形式，允许身体主要附着在新骨生长的假体上。这种设计既可用于髋臼侧，也可用于股骨侧。通过"压配"或附加的固定（如螺钉置入髋臼侧假体）以达到初始稳定，直到达到长入固定。

  b. 骨水泥固定是一种以前比较常见的方法，在骨水泥"固化"后可以立即固定在接受骨表面。这将股骨或髋臼的假体与准备好的接受骨连接起来。由于缺乏重塑能力，这种固定方式的寿命相对较短，然而股骨骨水泥固定仍然是一种可靠的固定方式，特别是对于骨质量较差或某些解剖类型（如 Dorr C 型的股骨形状）。目前髋臼假体的设计很少使用骨水泥固定。

参考文献

[1] Fernández-Moreno M, Rego I, Carreira-Garcia V, Blanco FJ. Genetics in osteoarthritis. Curr Genomics 2008;9(8):542–547.

[2] Hunziker EB. Articular cartilage repair: basic science and clinical progress. A review of the current status and prospects. Osteoarthritis Cartilage 2002;10(6):432–463.

[3] Tetlow LC, Adlam DJ, Woolley DE. Matrix metalloproteinase and proinfl ammatory cytokine production by chondrocytes of human osteoarthritic cartilage: associations with degenerative changes. Arthritis Rheum 2001;44(3):585–594.

[4] Martin HD, Palmer IJ. History and physical examination of the hip: the basics. Curr Rev Musculoskelet Med 2013;6(3):219–225.

[5] Lim SJ, Park YS. Plain radiography of the hip: a review of radiographic techniques and image features. Hip Pelvis 2015;27(3):125–134.

[6] Dorr LD, Faugere MC, Mackel AM, Gruen TA, Bognar B, Malluche HH. Structural and cellular assessment of bone quality of proximal femur. Bone 1993;14(3):231–242.

[7] Neumann DA. Biomechanical analysis of selected principles of hip joint protection. Arthritis Care Res 1989;2(4):146–155.

[8] Roddy E, Zhang W, Doherty M, et al. Evidence-based recommendations for the role of exercise in the management of osteoarthritis of the hip or knee: the MOVE consensus. Rheumatology (Oxford) 2005;44(1):67–73.

[9] Kruse DW. Intraarticular cortisone injection for osteoarthritis of the hip. Is it eff ective? Is it safe? Curr Rev Musculoskelet Med 2008;1(3–4):227–233.

[10] Hunter TJA, Moores TS, Morley D, Manoharan G, Collier SG, Shaylor PJ. 10-year results of the Birmingham Hip Resurfacing: a non-designer case series. Hip Int 2018;28(1):50–52.

[11] Rubin LE, Murgo KT, Ritterman SA, McClure PK. Hip resection arthroplasty. JBJS Rev 2014;2(5):01874474-201402050-00003.

[12] Schafroth MU, Blokzijl RJ, Haverkamp D, Maas M, Marti RK. The long-term fate of the hip arthrodesis: does it remain a valid procedure for selected cases in the 21st century? Int Orthop 2010;34(6):805–810.

第二十章　初次全髋关节置换术

Michael A. Flierl, Matthew Knedel, Brett R. Levine

李凭跃　李　康 / 译
沈洪园 / 校

病史

典型患者主诉：

A. 疼痛位于腹股沟、大腿前部、大腿外侧，有时位于臀部。

B. 日常活动受限，如长距离行走、上下楼梯、穿袜穿鞋、坐姿起身、进出汽车。

C. 跛行，有时需要辅助器具协助行走。

D. 髋关节退行性病变后期，患者会在夜间从疼痛中醒来。

E. 导致手术的症状和持续时间可能会因疾病进展而有所不同。

手术适应证

Ⅰ. 由于髋关节疼痛及功能障碍导致的日常活动明显受限。

Ⅱ. 非手术治疗失败：改善活动方式、减重、使用非甾体类抗炎药（NSAIDs）、物理治疗和使用辅助器具。

Ⅲ. 适合初次全髋关节置换术（THA）的典型疾病如下（根据需要扩展）：

A. 骨性关节炎。

B. 炎性关节炎（类风湿性关节炎、银屑病关节炎、狼疮性关节炎等）。

C. 骨坏死。

D. 创伤后退行性骨关节病。

E. 对于活动较多患者出现移位的头下型股骨颈骨折。

F. 急诊 THA：髋臼骨折合并原先存在的骨性关节炎（进展中）。

Ⅳ. 影像学改变与终末期的髋关节骨性关节炎表现一致。

Ⅴ. 已实施医疗优化及完整的术前风险评估：

A. 所有可控的危险因素（BMI、吸烟、糖尿病、慢性阿片类药物依赖等）需要优化。

B. 术前对期望、预期限制和结果进行讨论。

影像学评估

Ⅰ. 影像学检查：

A. X 线检查：

1. 骨盆正位片：测量下肢长度，偏心距，同健侧进行对比。

2. 患侧髋关节正位片：通常使用数字模板标记以制订或校准胶片模板 / 计划。

3. 患侧髋关节侧位片：蛙式位：可评估髋臼前倾、前后柱和股骨畸形。

B. 高级成像：

1. CT：很少需要，除非需要评估急性骨折或髋臼前倾。

2. MRI：很少用于 THA 术前评估。

Ⅱ. 退行性关节病：

　　骨性关节炎：关节间隙变窄，软骨下骨硬化，软骨下骨囊肿，骨赘形成（图 20.1a）。

Ⅲ. 炎性关节炎：

A. 类风湿性关节炎和一般炎性关节炎：对称性关节间隙变窄、关节周围骨质减少、骨侵蚀、关节周围囊肿和髋臼内陷（图 20.1b）。

B. 强直性脊柱炎：对称性关节间隙变窄，髋臼突出，骨性强直。

手术入路

Ⅰ. 直接前入路（Smith-Peterson 入路）：

A. 肌间隔：缝匠肌 / 阔筋膜张肌、股直肌 / 臀中肌。

B. 风险：股外侧皮神经，旋股外侧动脉升支。

C. 优点：可以延伸到骨盆的前柱，真正的肌间层面。

D. 缺点：股骨显露困难、技术要求高、需要专业器械、异位骨化、假体周围股骨骨折、学习曲线陡峭。

E. 可以在普通台（可以透视）或牵引 / 骨折台上采用仰卧位。

F. 结果：直接前入路和后入路或直接前入路和直接外侧入路的长期临床结果没有显著差异。直接前入路和后入路的脱位率没有统计学差异（分别为 0.84% 和 0.79%）。

Ⅱ. 前外侧入路（Watson-Jones 入路）：

A. 肌间隔：阔筋膜张肌 / 臀中肌。

B. 风险：股神经、臀上神经分支、臀上动脉。

C. 优点：脱位率低，髋臼显露好。

D. 缺点：外展肌损伤——术后跛行，股骨显露困难，技术要求高。

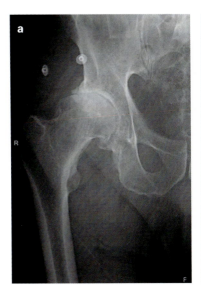 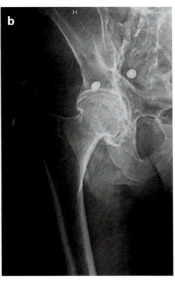

图 20.1　退行性关节病的典型影像学改变。（a）骨性关节炎：关节间隙变窄、软骨下骨硬化、软骨下骨囊肿和骨赘形成。（b）类风湿性关节炎：对称性关节间隙变窄、关节周围骨质减少、骨侵蚀、关节周围囊肿和髋臼内陷

E. 手术体位可以是侧卧位或仰卧位。

F. 结果：前外侧入路、直接外侧入路和后入路之间的临床结果没有差异。前外侧入路（3%）和后入路（4%）的脱位率相似。据报道，与后入路（20%）相比，前外侧入路（24%）的无菌性松动率更高。

Ⅲ. 外侧入路（Hardinge 入路）：

A. 肌间隔：无。改良的 Hardige 入路将臀中肌的前 1/3 与后 2/3 分开：通过臀中肌的分离可以与其纤维方向一致，或者可能涉及臀中肌的前 1/3，以尽量减少肌肉损伤。

B. 风险：股神经、臀上神经和臀上动脉分支。

C. 优点：所有入路中脱位率最低，髋臼和股骨显露良好。

D. 缺点：术后外展肌无力（Trendelenburg 步态，高达 18%），异位骨化率高（高达 47%）。

E. 手术体位可以是侧卧位或仰卧位。

F. 结果：直接前入路、前外侧入路、直接外侧入路和后入路之间的临床结果没有差异。后入路（1.3%）和直接外侧手术入路（4.2%）的脱位率没有显著差异。直接外侧入路的神经麻痹风险明显更高（20%，后入路为 2%）。

Ⅳ. 后入路：

A. 肌间隔：无。分离臀大肌。

B. 风险：坐骨神经。

C. 优点：保留外展肌，显露良好，易于扩大显露，总体并发症发生率低，称为"主力入路"。

D. 缺点：双下肢不等长（以尽量减少脱位风险）、足下垂和脱位的风险。

E. 结果：前外侧入路、直接外侧入路和后入路之间的临床结果没有差异。随着关节囊后方修复技术的出现，后入路的脱位率降低至 0.79%（直接前入路为 0.84%，直接外侧入路为 4.2%，前外侧入路为 3%）。

术前规划

Ⅰ. 目标：恢复原先的髋关节生物力学——偏心距、下肢长度、股骨头旋转中心。

Ⅱ. 影像学模板制作（图 20.2）：

A. 选择合适的内植物——根据 Dorr 分类评估：

Dorr 分类依据小转子中部水平的内径除以距离其远端 10cm 的股骨内径的比值：

a. Dorr A：比值 < 0.5——考虑生物柄，远端管腔形状较窄。

b. Dorr B：比值为 0.5~0.75——考虑生物柄。

c. Dorr C：比值 > 0.75——考虑骨水泥柄。

B. 确定假体放置位置：

1. 髋臼通常放置于外展角 45°，位于下泪滴下缘水平。内侧缘至泪滴或接近泪滴。

2. 测量股骨颈截骨长度，确保植入物楔入涂层消失的位置，并评估是否需要辅助扩孔钻。

C. 恢复下肢长度，股骨偏心距——如果对侧正常，对比健侧。

D. 评估下肢长度和是否需要缩短截骨术。

E. 评估可能需要解决的任何股骨近端畸形。

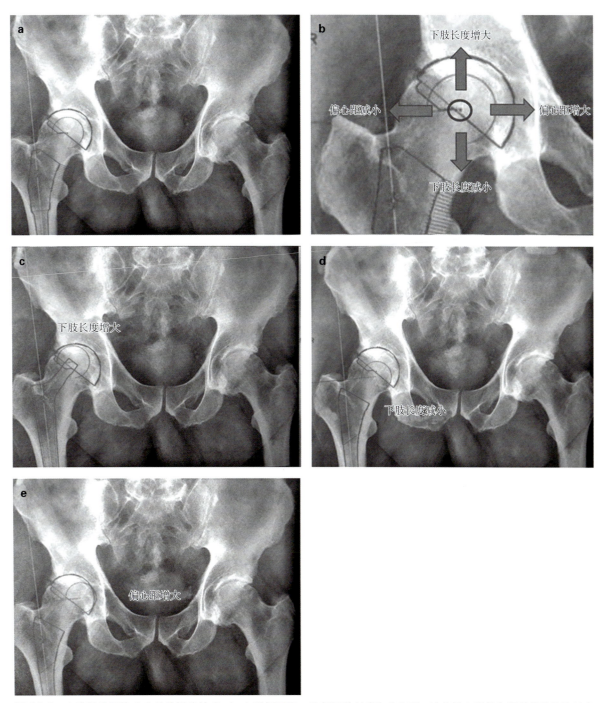

图 20.2　全髋关节置换术术前模板的基础。(a) 模板目标：恢复下肢长度和偏心距。注意髋臼假体和股骨假体的旋转中心如何匹配。(b) 如果股骨假体的旋转中心与髋臼假体的旋转中心不匹配，会导致下肢长度和偏心距发生变化。(c) 下肢长度增加的例子：股骨旋转中心高于髋臼旋转中心。(d) 下肢长度减小的例子：股骨旋转中心低于髋臼旋转中心。(e) 偏心距增加的例子：股骨旋转中心位于髋臼旋转中心内侧

假体固定

Ⅰ. 骨水泥型 THA：

　　A. 利用聚甲基丙烯酸甲酯（PMMA）：

1. PMMA 成分：

    a. 液态甲基丙烯酸甲酯（MMA）单体。

    b. 动力甲基丙烯酸甲酯（MMA）– 苯乙烯共聚物。

    c. 稳定剂 / 抑制剂：对苯二酚（防止过早聚合）。

    d. 引发剂：过氧化二苯甲酰。

    e. 促进剂：N，N– 二甲基 – 对甲苯胺（促进聚合物和单体在室温下聚合）。

    f. 遮光剂：二氧化锆（ZrO_2）或硫酸钡（$BaSO_4$）。

    g. 液态 MMA 单体和粉末状 MMA– 苯乙烯共聚物的混合会导致预聚合粉末颗粒周围发生放热聚合，从而生成"PMMA 骨水泥填充剂"。

2. 抗压强于抗拉。

3. 在骨与假体表面之间形成紧密连接（填充剂）。

B. 1891 年由 Gluck 首次描述，并于 20 世纪 50 年代由 Charnley 进行推广。

C. 适应证：

1. Dorr C 型髓腔（图 20.3）。

2. 患有骨质疏松的老年患者。

3. 接受放疗的骨肿瘤。

4. 由于 9~12 年松动率较高（31% 骨水泥：0 非骨水泥），髋臼假体骨水泥固定存在争议。

D. 技术：

1. 产品类型：

    a. 第一代：手工搅拌和指压填充。

    b. 第二代：髓腔塞，骨水泥枪，髓腔充分准备。

    c. 第三代：离心 / 真空搅拌和加压灌注。

    d. 第四代：加热股骨柄——假体 – 骨水泥界面剪切强度增加，提高疲劳寿命，并降低界面孔隙率。

2. 骨水泥套：

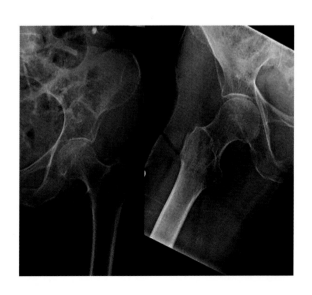

图 20.3 Dorr C 型股骨结构。骨皮质薄且骨髓腔宽（"烟囱"样股骨）

a. 避免股骨柄外翻。

b. 骨水泥套厚度＜2mm 时断裂的比例增高。

c. 股骨骨水泥技术的放射学分级：

ⅰ. A 级：股骨髓腔完全由骨水泥充填，骨水泥－骨界面呈一片白色。

ⅱ. B 级：骨水泥－骨界面有轻微透亮带。

ⅲ. C 级：

（1）骨水泥－骨界面超过 50% 有透亮带。

（2）骨水泥套厚度＜1mm 或股骨柄与骨有接触。

ⅳ. D 级：骨水泥－骨界面 100% 范围内有透亮带或骨水泥充填失误以致假体远端没有骨水泥。

ⅴ. 意义：骨水泥套厚度＜1mm，股骨柄抵靠股骨，骨水泥套有缺损提示假体早期松动。

3. 股骨柄：

a. 表面处理：

ⅰ. 抛光：粗糙度 Ra＜1μm，磨损最小，允许股骨柄适度下沉以及承受骨水泥套的压载负荷。

ⅱ. 亚光：粗糙度 Ra＜2μm，除非微动，不会过度磨损，与骨水泥形成机械性的紧密连接。

ⅲ. 粗糙：粗糙度 Ra＜2μm，过度磨损。

ⅳ. 临床结果：亚光面的无菌性松动率增加（10 年随访为 10%，抛光面股骨柄 20 年随访松动率为 4%）。

b. 植入设计：

ⅰ. 没有锋利边缘的光滑表面，避免应力集中在植入物－骨水泥界面。

ⅱ. 外侧宽于内侧以分散内侧压载负荷，柄从近到远逐渐变细，允许在骨水泥套内适度下沉（"三重锥度概念"）。

ⅲ. 主要是钴铬合金——硬度更高，产生的颗粒碎片更少（与非骨水泥型股骨柄中的大多数钛植入物相比）。

Ⅱ. 非骨水泥型股骨柄和臼杯：

A. 通过骨形成固定植入物的生物固定：

1. 骨长入：骨长入至多孔涂层。

2. 骨长上：骨长在粗糙表面上（喷砂与等离子喷涂）。

a. 喷砂：磨料颗粒（氧化铝或刚玉）形成纹理表面。

b. 等离子喷涂：将熔化的材料喷涂到植入物上，形成更有纹理的表面。

c. 羟基磷灰石（磷酸钙化合物）：喷涂在植入物上的骨传导表面可促进骨生长。

B. 1983 年第一个被美国食品和药品监督管理局（FDA）批准的假体植入物〔解剖髓腔交锁（AML）柄〕。

C. 2012 年，美国超过 90% 的全髋关节置换术使用非骨水泥型假体。

D. 技术：

1. 压配技术：植入物尺寸略大于髓腔（0.5~1mm），骨折风险增加。

2. 线对线技术：植入物尺寸等于髓腔。

E. 生物固定和优化（最新数据显示，新植入物的孔隙率为 60%~70%，孔径约为 200~400 μm）：

1. 孔径：50~150 μm。

2. 孔隙率：40%~50%。

3. 间隙：< 50 μm。

4. 微动：< 150 μm。

5. 摩擦系数：理想是接近 1；理想情况下，早期固定后具有有助于限制早期微动的摩擦系数。

F. 植入物选择：

1. 髋臼假体：

    a. 历史上最早用的是全聚乙烯骨水泥髋臼假体。

    b. 在 20 世纪 80 年代过渡到非骨水泥髋臼假体，假体生存率 > 90%。

    c. 目前髋臼假体采用钛金属多孔涂层：

        ⅰ. 根据初始稳定性决定是否用螺钉固定。

        ⅱ. 羟基磷灰石涂层可以促进骨生长，但使用受到成本的限制。

2. 股骨假体：

    a. 股骨假体组成包括：

        ⅰ. 股骨头、股骨颈、耳轴、股骨干。

    b. 标准 / 初次置换股骨假体：

        ⅰ. 股骨颈保留型股骨柄：保留骨量，减少应力遮挡。

        ⅱ. 单楔形柄（刀锋型）：干骺端固定。

        ⅲ. 双楔形柄：干骺端固定。

        ⅳ. 广泛多孔涂层的股骨柄：干骺端 / 骨干固定，可能会增加应力遮挡。

        ⅴ. 解剖柄：干骺端 / 骨干固定。

        ⅵ. 非骨水泥股骨柄的每个分型都具有出色的临床结果。

    c. 组配式 / 翻修假体：

        ⅰ. 除了模块化股骨头，还包括模块化的干骺端套管、体部、颈部。

        ⅱ. 可以调节股骨前倾、偏心距和长度。

        ⅲ. 缺点：增加松动、腐蚀、组配界面失效的可能性，价格昂贵。

摩擦界面

摩擦界面包括以下 4 种：

Ⅰ. 金属对聚乙烯：

A. 最早出现、最常使用的摩擦界面。

B. 聚乙烯的种类：

1. 标准。

2. 超高分子量聚乙烯（高交联聚乙烯）：交联可提高耐磨性能，但会降低韧性：

a. 通过重熔或退火去除自由基：

ⅰ．重熔：高于熔化温度（约150℃）的热处理。

ⅱ．略低于熔化温度（约110℃）的热处理。

b. 大多数全髋关节置换术的医疗标准。

3. 高交联聚乙烯（含抗氧化剂）：可能会减少自由基并改善磨损特性，但证据有限。

2007年以来，维生素E作为稳定剂融入聚乙烯已用于临床：

ⅰ．根据AJRR 2016报告，1.6%的全髋关节置换术使用此类型内衬。

ⅱ．5年随访结果，维生素E融入高交联聚乙烯的内衬与上一代中等交联聚乙烯的内衬磨损程度相似。

Ⅱ．陶瓷对聚乙烯：

A. 陶瓷球头组成：

1. 氧化铝。

2. 氧化锆：提高抗破裂强度和韧性。

3. 第四代氧化铝基复合陶瓷（Biolox Delta）：17%氧化锆和82%氧化铝。

B. 改善的磨损特性：

陶瓷具有优异的几何形状和可润湿表面，提高硬度，保持润滑，增加对第三体磨损的抵抗力。

C. 陶瓷成本增加。

D. 临床结果：与金属对聚乙烯摩擦界面相比，陶瓷对聚乙烯摩擦界面降低感染风险［风险比（HR）：0.86］，降低脱位风险（HR：0.81）和死亡率（HR：0.92），但术后8~9年翻修风险没有显著差异。

Ⅲ．金属对金属（Metal-On-Metal，MoM）：

A. 钴铬合金、钛合金和非常早期的不锈钢。

B. 与磨损颗粒较少的金属对聚乙烯界面相比，磨损特性改善。

C. 金属离子水平增加可能导致迟发性Ⅳ型超敏反应：

1. 细胞介导的反应，而非抗体介导的反应。

2. CD4$^+$Th1辅助T细胞识别抗原呈递细胞表面的抗原/MHC（主要组织相容性复合体）Ⅱ类。

3. CD4$^+$T细胞进一步释放其他Th1细胞因子，引发免疫反应。

4. 活化的CD8$^+$T细胞在接触时会破坏靶细胞。

D. 炎性假瘤形成。

E. 没有证实与癌症有关联。

F. 潜在的迟发性超敏反应和器官毒性。

G. 金属颗粒可能会穿过胎盘屏障，但目前没有致畸的证据。

H. 由于"MoM"的并发症，基本已被放弃。

I. 金属颗粒可诱发局部组织反应：

1. 炎症反应、坏死和炎性假瘤。

2. 无菌性淋巴细胞为主的血管炎相关病变（ALVAL）/局部不良组织反应（ALTR）：

a. ALVAL：建立了一个总分为10分的组织学评分系统，通过检查滑膜内层、炎症细胞和组织，评估 ALVAL 的程度。

    b. ALTR：包括与磨损相关和生物原因导致的所有不良反应。可发生在无症状、功能良好的 MoM 髋关节置换术中。

    c. MRI 通过金属伪影消除序列检测 ALTR。

Ⅳ. 陶瓷对陶瓷：

  A. 目前该界面的磨损率最低。

  B. 关节异响的风险：

    1. 与假体放置位置不良相关（边缘磨损）：

      可能是由于液膜润滑异常引起的。

    2. 澳大利亚国家联合登记处显示关节异响的发生率为 4.2%。

  C. 骨折风险：使用第四代陶瓷头可降低风险。

    1. 氧化铝陶瓷头：0.021%。

    2. 第四代氧化铝基复合陶瓷（Biolox Delta）：0.003%。

    3. 髋臼骨折风险稳定在 0.03%。

    4. 随着陶瓷头直径的增加，骨折风险降低。

半人工髋关节置换术 / 股骨头置换术

Ⅰ. 仅更换股骨假体，保留原有髋臼。

Ⅱ. 适应证（存在争议）：

  功能需求和活动水平低的老年人的股骨颈骨折：

    1. 脱位率低于全髋关节置换术。

    2. 存在髋臼疾病时禁用：

      髋臼软骨损伤 / 磨损导致的疼痛，需要行全髋关节置换术。

髋关节表面置换

Ⅰ. 股骨头表面置换，无须特别的截骨：

  A. MoM 界面。

  B. 增加股骨头尺寸（提高稳定性）。

Ⅱ. 骨量良好的年轻男性的临床结果最佳。

Ⅲ. 禁忌证：

  A. 绝对禁忌证：高龄、骨质疏松、骨量缺乏（骨折 / 感染病史、骨坏死、快速进展的骨性关节炎）、囊性变、髋关节发育不良、小髋臼。

  B. 相对禁忌证：女性、髋内翻或双下肢不等长。

Ⅳ. 并发症：

  A. 假体周围骨折：

    发生率显著高于全髋关节置换术（高达 4%）。

  B. 金属离子水平升高和炎性假瘤。

C.　由于 MoM 并发症存在很大程度上被放弃使用。

并发症

Ⅰ.　假体周围感染（Periprosthetic Joint Infection，PJI）：

A.　发生率：初次 THA，1%；翻修 THA，3%~5%。

B.　危险因素：免疫抑制、既往伤口感染史、伤口愈合不良、类风湿性关节炎、牛皮癣、糖尿病、吸烟、肥胖。

C.　临床表现：

1.　疼痛：每一次 THA 术后疼痛都应考虑感染，除非被证明另有原因。

2.　急性起病：红、肿、热、痛。

3.　伤口有引流液或形成窦道。

D.　诊断检查：

1.　血清筛查工具：

a.　红细胞沉降率（术后 3 个月恢复正常）。

b.　C- 反应蛋白（术后 3 周恢复正常）。

2.　如果以下一项或两项都升高，提示与感染相关：关节穿刺——关节液内出现白细胞＞3000/μL 并且多核细胞百分比 PMN ＞ 80%。

3.　X 线片可表现为普遍的骨吸收、骨膜反应。但在急性感染时，往往没有帮助。

E.　分类：

1.　急性 PJI：术后 3 周内。常为金黄色葡萄球菌、β- 溶血性链球菌、革兰阴性菌。

2.　慢性 PJI：术后 3 个月至数年。常为凝固酶阴性葡萄球菌、革兰阴性菌。

3.　急性血源性 PJI：THA 术后功能良好的髋关节的急性疼痛发作。

F.　治疗：

1.　更换股骨头假体 / 内衬，彻底冲洗和清创：用于考虑术后急性 PJI 和急性血源性 PJI。取决于感染细菌，成功率为 50%。

2.　二期翻修：（初次髋关节旷置术并放置抗生素骨水泥占位器，6 周静脉注射敏感抗生素，感染彻底清除后行二次翻修）：美国慢性 PJI 的治疗金标准；成功率为 80%。

3.　长期抗生素抑制：不适合或拒绝手术的患者。成功率为 10%~25%。

4.　髋关节融合固定术 /Girdlestone 手术：顽固性感染。

Ⅱ.　脱位：

A.　初次 THA 发生率为 1%。

B.　危险因素：

1.　髋关节手术史，女性，＞ 80 岁，吸毒 / 酗酒，后入路。

2.　假体位置：髋臼假体——外展 40°，前倾 15°。

3.　组件设计：头颈比减小。

4.　软组织张力：偏心距减小。

5.　软组织功能：神经肌肉功能障碍（帕金森病、多发性硬化症、中风等）、先前的肌肉

创伤 / 损伤。

    C.   临床表现：

        1.   通常与脱位直接相关。

        2.   前脱位：外旋伸髋。

        3.   后脱位：内旋屈髋。

        4.   感染表现

    D.   影像学表现：

        诊断：骨盆正侧位片，髋关节正侧位片 / 蛙式位片 / 穿桌侧位片。

    E.   治疗：

        1.   闭合复位：闭合复位成功治疗 2/3 的早期髋关节脱位。

        2.   翻修 THA：适用于因假体位置不良导致的复发性脱位。

        3.   髋关节旷置术，置入带抗生素骨水泥占位器：用于 PJI。

Ⅲ. 神经血管损伤：

    A.   神经损伤：

        1.   发生率：高达 3%。

        2.   原因：牵开器位置不当、受压、张力过大。

        3.   坐骨神经腓支最常受累。

        4.   危险因素：髋关节翻修术，女性，下肢延长 > 4cm，先天性髋关节发育不良。

        5.   结果：1/3 完全康复，1/3 部分康复，1/3 永久性麻痹。

    B.   血管损伤：

        1.   原因：在螺钉置入过程中，器械 / 牵开器刺入血管。

        2.   发生率：< 1%。

        3.   安全置入螺钉的髋关节象限系统：

            a.   后上象限："安全区"。

            b.   后下象限：有损伤坐骨神经、臀下血管 / 神经、阴部下血管 / 神经的风险。

            c.   前下象限：有损伤闭孔血管 / 神经的风险。

            d.   前上象限："死亡区"——有损伤髂外血管的风险。

Ⅳ. 异位骨化：

    A.   传统上常见的并发症：高达 80%。

    B.   风险因素：过度的软组织处理、传统的 Hardinge 入路、手术时间长。

    C.   预防：非甾体类抗炎药（经典——吲哚美辛 25mg，每天 3 次，持续 6 周），术后 72h 内单剂量术后放疗（700Gy）。

Ⅴ. 深静脉血栓（Venous Thromboembolic Events，VTE）：

    A.   THA 术后不进行任何 VTE 预防，发生率高达 60%。

    B.   危险因素：Virchow 三联征（血液瘀滞、血管内皮损伤、高凝状态）、既往 VTE 史、癌症、高龄、口服避孕药、高凝状态、肥胖。

    C.   临床表现：腿部红肿、小腿压痛、气短、心动过速、胸痛、低血压、发绀。

    D.   诊断：肺栓塞静脉造影、超声、CT 血管造影。

    E.   预防：

1. 术中：减少手术时间，区域麻醉 / 腰麻。
2. 术后：早期活动、气动腿部加压装置和药物预防。药物预防包括阿司匹林、华法林、LMWH（低分子量肝素）或新型 X 因子抑制剂。

Ⅵ. 聚乙烯内衬磨损 / 骨溶解：
   A. 发病机制：颗粒碎片→巨噬细胞活化→骨溶解→假体微动→假体松动。
   B. 危险因素：聚乙烯内衬保质期长、空气灭菌、年龄小。
   C. 诊断：
      1. X 线片（通常易低估骨溶解的程度）。
      2. 已开发出具有金属伪影消除序列的 MRI 和 CT，可有效显示溶骨性病变并测量磨损程度。
   D. 治疗：如果有临床症状、聚乙烯内衬磨损严重、复发性脱位 / 不稳，考虑髋关节翻修术。

Ⅶ. 金属对聚乙烯的腐蚀反应：
   A. 耳轴处的机械性腐蚀→金属碎片→过敏反应→关节积液、ALTR、炎性假瘤、组织破坏。
   B. 淋巴细胞驱动的反应（与巨噬细胞驱动的聚乙烯相关骨溶解反应）。
   C. 临床表现：髋部疼痛。
   D. 诊断：
      1. X 线片：内侧股骨距溶骨性病变。
      2. 金属离子水平：钴和铬。
         a. 与钴含量超过十亿分之一有关。
         b. 钴离子水平升高大于铬离子水平升高。
         c. MRI：评估积液、炎性假瘤、外展肌丢失。
   E. 治疗：将钴铬合金股骨头更换为陶瓷头。

结论

全髋关节置换术仍然是骨科最成功的手术之一。全面的临床及影像学评估和详细的术前计划可使手术成功的机会增加。可以选择多种手术入路开展全髋关节置换术，临床结果类似。全髋关节置换术可以使用骨水泥假体或者非骨水泥假体；对骨形态进行术前评估有助于制定决策。多种摩擦界面使用于全髋关节置换术，各自具有优势及风险，金属对聚乙烯和陶瓷对聚乙烯摩擦界面是最常用的界面。全髋关节置换术后的并发症很少见，但是一旦发生后果是灾难性的，因此必须在术前与患者详细沟通。

参考文献

[1] Lewallen D. Primary total hip arthroplasty: anterolateral and direct lateral approaches. In: Lieberman J, Berry D, eds. Advanced Reconstruction Hip. Rosemont, IL: American Academy for Orthopaedic Surgeons; 2005:11–16.
[2] Pelicci P, Su E. Primary total hip arthroplasty: posterolateral approach. In: Lieberman J, Berry D, eds. Advanced Reconstruction Hip. Rosemont, IL: American Academy for Orthopaedic Surgeons; 2005:3–10.
[3] Malek IA, Royce G, Bhatti SU, et al. A comparison between the direct anterior and posterior approaches for total hip arthroplasty: the role of an "enhanced recovery" pathway. Bone Joint J 2016;98-B(6):754–760.
[4] Poehling-Monaghan KL, Kamath AF, Taunton MJ, Pagnano MW. Direct anterior versus miniposterior THA with the same advanced perioperative protocols: surprising early clinical results. Clin Orthop Relat Res 2015;473(2):623–631.

[5]   Parvizi J, Restrepo C, Maltenfort MG. Total hip arthroplasty performed through direct anterior approach provides superior early outcome: results of a randomized, prospective study. Orthop Clin North Am 2016;47(3):497–504.

[6]   De Anta-Díaz B, Serralta-Gomis J, Lizaur-Utrilla A, Benavidez E, López-Prats FA. No differences between direct anterior and lateral approach for primary total hip arthroplasty related to muscle damage or functional outcome. Int Orthop 2016;40(10):2025–2030.

[7]   Maratt JD, Gagnier JJ, Butler PD, Hallstrom BR, Urquhart AG, Roberts KC. No diff erence in dislocation seen in anterior vs posterior approach total hip arthroplasty. J Arthroplasty 2016;31(Suppl 9):127–130.

[8]   Greidanus NV, Chihab S, Garbuz DS, et al. Outcomes of minimally invasive anterolateral THA are not superior to those of minimally invasive direct lateral and posterolateral THA. Clin Orthop Relat Res 2013;471(2):463–471.

[9]   Lindgren V, Garellick G, Kärrholm J, Wretenberg P. The type of surgical approach infl uences the risk of revision in total hip arthroplasty: a study from the Swedish Hip Arthroplasty Register of 90,662 total hipreplacements with 3 diff erent cemented prostheses. Acta Orthop 2012;83(6):559–565.

[10]   Jolles BM, Bogoch ER. Posterior versus lateral surgical approach for total hip arthroplasty in adults with osteoarthritis. Cochrane Database Syst Rev 2006;(3):CD003828.

[11]   Della Valle AG, Padgett DE, Salvati EA. Preoperative planning for primary total hip arthroplasty. J Am Acad Orthop Surg 2005;13(7):455–462.

[12]   Dorr LD, Absatz M, Gruen TA, Saberi MT, Doerzbacher JF. Anatomic porous replacement hip arthroplasty: fi rst 100 consecutive cases. Semin Arthroplasty 1990;1(1):77–86.

[13]   Corten K, Bourne RB, Charron KD, Au K, Rorabeck CH. Comparison of total hip arthroplasty performed with and without cement: a randomized trial. A concise follow-up, at twenty years, of previous reports. J Bone Joint Surg Am 2011;93(14):1335–1338.

[14]   Vaishya R, Chauhan M, Vaish A. Bone cement. J Clin Orthop Trauma 2013;4(4):157–163.

[15]   Clohisy JC, Harris WH. Matched-pair analysis of cemented and cementless acetabular reconstruction in primary total hip arthroplasty. J Arthroplasty 2001;16(6):697–705.

[16]   Iesaka K, Jaff e WL, Kummer FJ. Eff ects of preheating of hip prostheses on the stem-cement interface. J Bone Joint Surg Am 2003;85(3):421–427.

[17]   Barrack RL, Mulroy RD Jr, Harris WH. Improved cementing techniques and femoral component loosening in young patients with hip arthroplasty. A 12-year radiographic review. J Bone Joint Surg Br 1992;74(3):385–389.

[18]   Mulroy WF, Estok DM, Harris WH. Total hip arthroplasty with use of so-called secondgeneration cementing techniques. A fi fteen-year-average follow-up study. J Bone Joint Surg Am 1995;77(12):1845–1852.

[19]   Jasty M, Maloney WJ, Bragdon CR, Haire T, Harris WH. Histomorphological studies of the long-term skeletal responses to well fi xed cemented femoral components. J Bone Joint Surg Am 1990;72(8):1220–1229.

[20]   Howie DW, Middleton RG, Costi K. Loosening of matt and polished cemented femoral stems. J Bone Joint Surg Br 1998;80(4):573–576.

[21]   Jacobs JJ. Bearing Surfaces. Rosemont, IL: American Academy for Orthopaedic Surgeons; 2005.

[22]   Nebergall AK, Greene ME, Laursen MB, Nielsen PT, Malchau H, Troelsen A. Vitamin E diffused highly cross-linked polyethylene in total hip arthroplasty at fi ve years: a randomised controlled trial using radiostereometric analysis. Bone Joint J 2017;99-B(5):577–584.

[23]   Kurtz SM, Lau E, Baykal D, Springer BD. Outcomes of ceramic bearings after primary total hip arthroplasty in the Medicare population. J Arthroplasty 2017;32(3):743–749.

[24]   Campbell P, Ebramzadeh E, Nelson S, Takamura K, De Smet K, Amstutz HC. Histological features of pseudotumor-like tissues from metal-on-metal hips. Clin Orthop Relat Res 2010;468(9):2321–2327.

[25]   Massin P, Lopes R, Masson B, Mainard D; French Hip & Knee Society (SFHG). Does Biolox delta ceramic reduce the rate of component fractures in total hip replacement? Orthop Traumatol Surg Res 2014;100(6, Suppl):S317–S321.

[26]   Baker RP, Squires B, Gargan MF, Bannister GC. Total hip arthroplasty and hemiarthroplasty in mobile, independent patients with a displaced intracapsular fracture of the femoral neck. A randomized, controlled trial. J Bone Joint Surg Am 2006;88(12):2583–2589.

[27]   Della Valle C, Parvizi J, Bauer TW, et al; American Academy of Orthopaedic Surgeons. American Academy of Orthopaedic Surgeons clinical practice guideline on: the diagnosis of periprosthetic joint infections of the hip and knee. J Bone Joint Surg Am 2011;93(14):1355–1357.

[28]   Wasielewski RC, Crossett LS, Rubash HE. Neural and vascular injury in total hip arthroplasty. Orthop Clin North Am 1992;23(2):219–235.

[29]   Jacobs JJ, Mont MA, Bozic KJ, et al. American Academy of Orthopaedic Surgeons clinical practice guideline on: preventing venous thromboembolic disease in patients undergoing elective hip and knee arthroplasty. J Bone Joint Surg Am 2012;94(8):746–747.

[30]   Ries MD, Link TM. Monitoring and risk of progression of osteolysis after total hip arthroplasty. Instr Course Lect 2013;62:207–214.

[31]   Cooper HJ, Della Valle CJ, Berger RA, et al. Corrosion at the head-neck taper as a cause for adverse local tissue reactions after total hip arthroplasty. J Bone Joint Surg Am 2012;94(18):1655–1661.

[32]   Jennings JM, Dennis DA, Yang CC. Corrosion of the head-neck junction after total hip arthroplasty. J Am Acad Orthop Surg 2016;24(6):349–356.

第二十一章　全髋关节翻修术

Brett R. Levine

李凭跃　杨贻明 / 译
沈洪园 / 校

病因学

Ⅰ. 不稳（2005—2006 年翻修病例中占 22.5%，2009—2013 年翻修病例中占 17.3%）：

A. 据报道，初次置换病例中 1%~3% 发生脱位，这取决于外科医生的经验、手术入路、患者因素和植入物因素：

1. 早期（术后 6 周 ~6 个月）：

    a. 评估假体位置——股骨柄和髋臼杯的联合前倾：

        ⅰ. 最近，人们强调了髋关节置换术的构件须作为整体置于一个总前倾位置，而不一定是孤立地考量单个构件。

        ⅱ. Lewinnek 安全区：髋臼杯外展角为 40°±10°，前倾角为 15°±10°。

            （1）最近的研究对这一所谓的安全区提出了质疑。

            （2）58% 的全髋关节置换术（THA）后脱位病例在上述"安全区"内。

            （3）联合前倾角的支持者认为髋臼杯外展角和股骨柄前倾角的和约为 37° 是安全值，总体范围为 25°~50°。

    b. 创伤——通常发生于超出髋关节运动范围的损伤［伸展和外旋（ER）= 前脱位，屈曲和内旋（IR）= 后脱位］。

    c. 外展受限：

        ⅰ. 原发——修复失败，常见的是直接外侧入路，臀上神经（SGN）损伤导致去神经化。

        ⅱ. 继发——大转子（GT）骨折。

    d. 超出运动范围导致颈部撞击髋臼杯（这就解释了为什么外展功能不全的目标是尽可能最大化头颈比）：

        ⅰ. 前脱位——伸直和 ER。

        ⅱ. 后脱位——屈曲、外展和 IR。

2. 晚期（6 个月后）；如果早期不发生，则通常发生在几年后。

    a. 评估组件位置——请注意植入物的联合前倾：

        ⅰ. 放射性照片很重要，因为脱位可能是植入物无菌性松动的第一个症状。

        ⅱ. 髋臼杯可能会移位至更垂直和旋转的位置。

        ⅲ. 股骨柄可能下沉，导致撞击或外展功能不全。

        ⅳ. 增高内衬边缘可能降低撞击的运动范围并导致 THA 术后不稳。

    b. 创伤——可能与精神状态的改变、本体感觉或随年龄增长的神经肌肉障碍的进展有关。

    c. 外展受限：

        ⅰ. 原发——肌无力，修复失败（直接外侧入路或 GT 截骨术），SGN 损伤导致去神经。

ⅱ. 继发——晚期 GT 骨折（可发生在应力保护的近端骨附近），进行性神经肌肉疾病，这是由于局部组织不良反应（截轴或关节表面产生的金属碎片）造成的破坏。

d. 聚乙烯（PE）磨损——具有高度交联聚乙烯的部件断裂 [垂直部件定位和薄内衬（≤3mm）]；足够的磨损，使髋部不稳定。

B. 半脱位：

无明显脱位的不稳感：

a. 通常是脱位的前奏，内部有撞击与移动感。

b. 密切观察患者，并评估上述早期或晚期脱位的参数。

Ⅱ. 感染（2005—2006 年翻修病例中占 14.8%，2009—2013 年翻修手术中占 12.8%）：

A. 急性（术后 3~4 周内；就时间而言存在争议；许多人认为术后 6 周仍属于急性感染）：

1. CDC（疾病控制和预防中心）认为，90 天以内的感染被认为是一种急性感染。

2. 生物膜往往在 4 周时在植入物表面形成，极大地影响了假体保留的成功率。

B. 慢性（＞术后 4 周；也存在争议；许多人会认为 6 周后是慢性感染）：

1. CDC 认为慢性感染的时间为超过术后 90 天。

2. 感染可能已经侵入得更深，可以穿透骨 - 假体界面，甚至导致骨髓炎。

C. 急性血源性感染：

1. 可以在牙科手术后发生。

2. 任何可能引起败血症的疾病。

3. 细菌负荷超过身体防御力，种植于置换的关节。

Ⅲ. 假体松动（2005—2006 年翻修病例中占 19.7%，2009—2013 年翻修手术中占 16.8%）：这通常与髋关节活动时腹股沟区疼痛（杯松动）或大腿痛（柄松动）有关。

A. 无菌：骨长入 / 长上失败——如果骨整合没有早期发生，通常会形成纤维层，影响下一步固定，最多形成纤维稳定。

1. 早期微运动引起固定失效，假体下沉。

2. 宿主骨与假体接触不足。

3. 骨折：髋臼或股骨骨折。

4. 骨溶解——与磨损相关的骨丢失会导致继发性松动。

5. 骨质量差，照射骨，骨坏死等。

6. 材料不佳——非最佳骨长入 [孔径：尺寸（以往认为是 50~150 μm，但最近我们认为是 200~400 μm），互连接、强度] / 骨长上表面、表面摩擦系数低、生物相容性较差、较高的弹性模量。

B. 慢性 / 急性感染会导致松动或影响早期固定。

Ⅳ. PE 聚乙烯内衬 ± 骨溶解 [2005—2006 年翻修病例中 5.0%（内衬磨损）和 6.6%（骨溶解）；2009—2013 年翻修手术中 4.7%（内衬磨损）和 5.7%（骨溶解）]：这通常在发病时是隐匿的，临床症状表现为轻微的不适到疼痛和外展器功能的丧失。

A. 内衬磨损通常与骨溶解相关；局部颗粒引起的滑膜炎可导致疼痛，磨损严重可能导致金属菌病（头部磨损金属杯）、脱位或半脱位：

磨损是指运动过程中相互滑动的两个表面出现材料损失：

   a. 通常发生在磨损、黏附、疲劳和游离碎片中。

   b. 体积磨损通常是所产生颗粒质量的最重要指标。

   c. 高交联聚乙烯的磨损更少，产生更小但更高质量的颗粒，更少发生与磨损相关的骨溶解。

B. 骨溶解通常与身体清除的磨损碎片有关；它可能导致骨骼变得脆弱，随后假体周围骨折或部件松动：

  1. 年磨损程度降低会导致骨溶解的减少：

    通常，磨损量 $< 80\text{mm}^3/\text{a}$ 不会导致骨溶解，而 $> 140\text{mm}^3/\text{a}$ 都会导致显著的骨溶解。

  2. 骨流失程度与颗粒类型、数量、密度和大小有关：

   a. $0.3\sim1.0\,\mu\text{m}$ 的 PE 粒子是局部吞噬细胞最有效的刺激物；当 $< 0.3\,\mu\text{m}$ 时，它们通过吞噬作用而不是吞噬相关机制被消除。

   b. 与磨损颗粒和去除相关的生物机制遵循可预测的途径，包括：

    巨噬细胞、细胞受体、炎症过程和细胞因子的释放——所有这些都导致了在骨溶解中发现的破坏性过程。

V. 现今的轴承面问题（即金属对金属轴承面、陶瓷对陶瓷轴承面）：很多时候，这是一个延迟的诊断，因为最初的 X 线片和临床检查可能是良性的。

A. 金属病可能是部件设计、定位和稳定性造成的：

  1. 金属对金属：垂直杯的关节轴承面碎屑更多，可能导致边缘负荷；而头颈部腐蚀或者多重耳轴会进一步加剧这种情况（表 21.1）。

    由于金属对金属轴承面产生的碎屑造成的不良反应，许多现代植入物已经从市场上剔除。

  2. 软组织缺陷可能发生在所有的承重组合中，通常与承重产生的金属碎屑、机械因素辅助下的缝隙腐蚀或类似过程有关（表 21.2）：

   a. 局部组织不良反应 / 无菌性淋巴细胞为主的免疫反应——代表了一系列的软组织反应，从小的肿块到具有局部破坏性的大的液性聚集。

表 21.1　金属对金属全髋关节置换术的失败分类

类型	说明	治疗建议
1	金属敏感：稳定的、排列整齐的髋臼组件，金属离子含量升高，以及疼痛	如果是组合杯，仅将受力面修改为金属对聚乙烯或陶瓷对聚乙烯；如果是单体杯，则翻修为金属对聚乙烯或陶瓷对聚乙烯。
2	错位的髋臼杯：稳定的、错位的髋臼组件，金属离子升高，以及疼痛	翻修髋臼杯轴承面为金属对聚乙烯或陶瓷对聚乙烯
3	髋臼杯松动	翻修髋臼杯轴承面为金属对聚乙烯或陶瓷对聚乙烯
4	早期故障杯：已知早期故障率高的髋臼组件	翻修髋臼杯轴承面为金属对聚乙烯或陶瓷对聚乙烯
5	髂腰肌撞击：离子水平在正常范围内，髋臼杯后倾	松解髂腰肌或者翻修髋臼杯轴承面为金属对聚乙烯或陶瓷对聚乙烯并调整髋臼杯到最佳位置

表 21.2 金属对金属全髋关节成形术后软组织并发症的分类系统

类型	术中描述	治疗方案
I	包膜内积液，包膜完整	必要的话，改变轴承面类型或者髋臼杯。稳定性一般问题不大
II	包膜外积液，包膜有感染，外展肌完整	必要的话，改变轴承面类型或者髋臼杯。稳定性是一个需要重视的问题
III	包膜感染，外展肌感染	必要的话，改变轴承面类型或者髋臼杯。稳定性严重受损。应考虑约束性衬垫和其他抢救方案

      b.   假瘤：是局部不良反应最严重的表现之一，因为这种肿块具有局部破坏性，尽管不是恶性肿瘤，却很难处理。

   3.   全身反应：据报道，金属含量升高（即钴中毒）对肾脏、中枢神经系统、心脏、甲状腺和眼睛等终末器官有潜在影响。

  B. 陶瓷承重面：断裂和异响是陶瓷承重的两种病因，通常可以在临床或随访的 X 线片上诊断出来。

   1.   组件断裂：通常与创伤、组件撞击、股骨头或陶瓷衬垫的不完全就位有关。

      a.   在氧化铝表面和金属背衬的陶瓷衬里中更为常见。

      b.   股骨头骨折：文献中报告的概率为 0.002%~0.021%。

          发生率从大多数现代 Biolox Delta 球头的 0.009% 到 Biolox Forte 球头的 0.119%：

          风险因素包括较小的头部尺寸（28mm 的 Biolox Forte 球头有 0.382% 的骨折）和较高的体重指数。

      c.   髋臼衬垫断裂：

         i. 发生率从 Biolox Delta 衬垫的 0.126% 到 Biolox Forte 衬垫的 0.112%。

         ii. 总体发生率为 0.028%~2%，取决于衬垫类型和病例系列：

             （1）风险因素包括较小的头部尺寸和较高的体重指数；衬垫厚度并不影响骨折率。

             （2）人们注意到技术错误也会导致这些问题。

   2.   异响：在特定设计中，细微的分离和改变会导致响声；发生率为 1.4%~21%。

   3.   一般来说，与陶瓷对陶瓷轴承面有关的翻修发生在早期（手术后 4 年内），并且与异响和断裂有关。在法国矫形外科与创伤协会的一项研究中，这占了队列中陶瓷对陶瓷翻修病例的 12.2%（包括 23 例断裂和 6 例异响）。

   4.   据报道，衬垫脱离也是一个问题，因为这些植入物需要正确地放置和安装在莫尔斯锥度内：

         据报道，发生率高达 16%。

VI. 软组织撞击（即髂腰肌撞击）：在基于编码的大型数据库中很难量化百分比；而文献中报告的发生率高达 4.3%。

  A. 髂腰肌撞击：股骨头直径较大，杯体后倾，髋臼边缘突出都会造成撞击。

  B. 髂腰肌撞击是全髋关节置换术后腹股沟持续疼痛的一个潜在原因：通常在屈髋时发现

疼痛。

1. 处理髂腰肌肌腱撞击的典型方案包括注射、切断肌腱和髋臼侧翻修。

2. 最近，Chalmers 等报道了髋臼假体前方悬挂 ≥ 8mm 和全髋关节翻修术后导致的腹股沟疼痛的可预见的解决方案。

Ⅶ. 灾难性失败（2005—2006 年 9.9% 的翻修病例 1 例和 2009—2013 年 3.3% 的翻修病例 2 例：数量可能被低估，因为编码可能与其他机械问题重叠）：

A. 柄断裂：通常是与柄保持良好固定的部分相关的疲劳性断裂，而植入物的其余部分没有保持良好的固定，是有运动的。

常见于长圆柱形钴铬合金柄：

a. 水泥或非水泥柄可在远端密封而近端没有明显的支持。

b. 常见于柄的直径 ≤ 13mm（一般柄的强度是半径的 4 次方）。

B. 内衬断裂：更常见于陶瓷对陶瓷轴承面和高度交联聚乙烯材质下锁定结构周围的薄弱区域（见前面章节）。

C. 模块化组件失效——很难给这些病例一个准确的数字，但通常涉及植入物的头颈锥度和颈身锥度：

1. 在 0.5%~6% 的病例中，钛合金模块化颈部有断裂。

2. 钴铬合金模块化颈部则与腐蚀和局部组织不良反应综合征有关。

3. 肥胖、较大的股骨头直径、较长的偏心距和颈部可能更容易引发断裂和腐蚀。

4. 也可能是由于植入物的设计或制造本身的原因（两家公司相同设计的植入物之间的断裂率分别为 0.2% 和 1.5%）。

诊断

在全髋关节翻修术之前，有多种方式有助于进行正确的诊断，从基本的影像学检查开始，到更高级的检查和实验室检验。

Ⅰ. 普通 X 线片：标准 X 线片通常是在完整的病史和体格检查后做出诊断的一线检查；连续的 X 线片对做出诊断至关重要，应包括术前、术后即刻和任何可用的随访 X 线片。

A. 骨盆正位片：评估骨盆环和骶髂关节，以及髋关节置换组件和对侧髋关节需要一个良好的骨盆正位片。

评估以下区域、标记和线路很重要：

a. Shenton 线——看它是否完整、接近或至少与对侧髋关节（如果是原生的）相当；它可以帮助判断偏心距和肢体长度。

b. 使用泪滴连线或闭孔线测量组件的外展角。

c. 从闭孔上方的线评估组件是否移位。

d. 髂耻线有助于确定内侧迁移和内侧壁的完整性。

e. 肢体长度的粗略估计可以通过两侧小转子对比泪滴连线、闭孔线或者经坐骨线的相对高度来评估。

f. 应评估坐骨和髂骨的骨质质量、骨质疏松和整体完整性。

g. 评估髋臼组件后面的进行性骨溶解以及 DeLee 和 Charnley 区的透光线：

Udomkiat 等报道了以下非水泥髋臼松动的标准：

（1）手术后最初出现透光线的时间≥2年。

（2）2年后出现进行性透光线。

（3）环形透光线。

（4）组件移位。

（5）任何区域的透光线＞2mm。

 h. 可以根据 Paprosky 分类法对髋臼缺损进行分级（表21.3）。

B. 髋关节正位片——如果操作正确，应该可以很好地观察到大转子和股骨颈的其余部分：
随着对骨盆正位的早期发现，评估以下内容至关重要：

 a. 证据表明有大转子的骨质溶解、应力遮挡和骨折。

 b. 股骨柄应进行点焊评估（通常在组件涂层结束的地方），这标志着一个固定良好的植入物和近端应力遮挡。

 c. 如果是环形或者进行性的，尤其是在柄的涂层部位周围的透光线需要引起注意：

  ⅰ. 在没有涂层的柄的部分，看到围绕这一区域的透光线是很常见的。

  ⅱ. 骨质溶解的边界和区域最好用 Gruen 区来描述：在正位片和侧位片上各有7个（从外到内，从前到后）。

 d. 钙质吸收标志着应力遮挡和与磨损有关的骨质溶解；在有领的柄周围出现假瘤和骨肥大意味着骨骼被松动的假体不当加载。

 e. 带水泥的柄下沉时应怀疑有松动，水泥覆盖断裂，植入物与水泥脱黏（通常在植入物的肩部），或者是水泥与柄之间进行性的透光线，柄断裂。

 f. 异位骨化应该按照 Brooker 分类进行评估和分级：

  ⅰ. Ⅰ级：髋周软组织内可见孤立性骨岛。

表21.3 髋臼缺损的 Paprosky 分类法

	影像学表现	预计的骨缺损
Ⅰ型 少量的骨质流失	无移位 少量的骨质溶解	支撑骨完整
Ⅱ型 骨盆前后柱完整 且有支撑性	ⅡA：上内侧移位，无坐骨溶解，泪滴结构完整	上移＜2cm 穹顶有缺损，但边缘完好无损
	ⅡB：上外侧移位，无坐骨溶解，泪滴结构完整	上移＜2cm 穹顶和边缘均有缺损
	ⅡC：直线内移，泪滴结构缺失，坐骨少量溶解	上移＜2cm 内侧壁缺损或缺失
Ⅲ型 骨盆前后柱缺损 失去支撑性	ⅢA："向上和向外"——上移，泪滴结构部分完整，严重的内侧和坐骨骨质溶解	上移＞2cm Kohler 线完整 预计有30%~60%的骨与植入物仍有联系 髋臼边缘的支撑性的严重丧失
	ⅢB："向上和向内"——上移，泪滴结构丢失，严重的内侧和坐骨骨质溶解，骨盆可能不连续	上移＞2cm Kohler 线不完整 预计60%的骨与植入物仍有联系 髋臼边缘的支撑性的严重丧失

ⅱ. Ⅱ级：股骨或骨盆侧形成骨化，两者间隙＞1cm。

ⅲ. Ⅲ级：股骨或骨盆侧形成骨化，两者间隙＜1cm。

ⅳ. Ⅳ级：髋关节骨性强直。

g. 探查清楚股骨重塑很重要，因为内翻或外翻重塑可能使移出或植入新的股骨部件变得困难。

h. 基座结构是一块密集的骨骼区域，通常在松动的柄的顶端，上下均为反应骨：

穿过基座非常困难，可能需要进行股骨截骨术来暴露。

i. 股骨缺损也可按 Paprosky 分型法进行分型（表 21.4）。

C. 蛙式位片：很好地评估股骨近端畸形和重塑的情况。

D. 侧位片：可以评估髋臼的位置（至少是相对估计）；股骨头突出（在大口径全髋关节置换术中）；可以评估坐骨的质量和可能的不连续。

E. 进一步影像学评估：

1. 入口 / 出口位片：可用于观察骨盆环，不常用。

2. Judet（髂骨及闭孔斜）位片：可以很好地观察前柱和后柱；可以帮助更好地观察缺陷和（或）骨盆不连续的情况。

Ⅱ. CT：通常用于确定组件的确切位置或髋关节周围的骨质疏松程度：

A. 骨盆：这对评估髋臼组件的位置和悬垂比较好；也可以用来观察骨质疏松的区域。

一项研究表明，杯体被骨质疏松包围的区域如果＜40%，那么组件就不太可能会松动。

B. 股骨：如果包含股骨远端，可以评估股骨组件的位置；可以监测股骨骨质溶解和基座的存在和质量，评估股骨重塑，并可以明确是否存在细微的假体周围骨折。

Ⅲ. 磁共振成像：

金属伪影减少序列（MARS）磁共振成像：

1. 减少全髋置换组件周围的局部失真。

2. 可以评估局部软组织的损伤（外展肌、髂腰肌等）。

表 21.4 股骨缺损的 Paprosky 分型

类型	说明	治疗方案
Ⅰ	少量的骨缺损，骨干和干骺端完整	可以使用近端或远端固定柄（初次或翻修组件都适用）
Ⅱ	干骺端骨缺损，但骨干完整，股骨重塑程度小	首选远端固定柄（模块化或非模块化组件都适用）
Ⅲ A	干骺端和骨干骨缺损，近端明显重塑，固定的骨干＞4cm	首选远端固定柄（模块化或非模块化组件都适用）： 避免使用直径＜14mm 或＞18mm 的圆柱形钴铬合金柄 近端没有骨质支撑时避免使用模块化柄
Ⅲ B	干骺端和骨干骨缺损，近端明显重塑，固定的骨干＜4cm	首选远端固定柄（模块化或非模块化组件都适用）： 避免使用直径＜14mm 或＞18mm 的圆柱形钴铬合金柄 近端没有骨质支撑时避免使用模块化柄
Ⅳ	干骺端和骨干骨缺损，骨干无支撑性（基本上就是"烟囱样"股骨）	最常见的是需要一个巨型假体，异体骨及人工关节组会重建或者打压式颗粒性植骨 远端固定装置可能适用

3. 能够很好地发现金属碎片相关的局部不良反应综合征。

4. 在训练有素的放射科医生的指导下，获得适当的序列，病因如无菌性松动、磨损性滑膜炎和金属对金属界面并发症。

IV. 核医学：

A. 锝-99（^{99}Tc）标记二膦酸盐扫描（^{99}Tc-MDP）：

1. 用于评估假体松动、异位骨化成熟度或假体周围应力骨折。

2. 整体无特异性，并且在非复杂 THA 后 2 年内可呈阳性：

a. Lieberman 等发现，在进行诊断时，这种测试并不比连续 X 线片更有效。

b. 在模量不匹配、肿瘤、代谢性骨疾病、复杂的区域疼痛综合征和感染的情况下，也可能是阳性的。

B. 铟 111（^{111}In）标记白细胞扫描对排除感染，这一导致 THA 术后疼痛的原因，有着良好的阴性预测价值：

目前它已经与硫胶体扫描（下图）结合，以减少假阳性结果的发生。

C. 镓-67（^{67}Ga）柠檬酸扫描可与锝扫描结合使用，以排除感染；尽管在美国这种方法已经被铟扫描所取代。

D. 锝-99m 硫胶体 ^{111}In 标记闪烁扫描［TcSC-Ind 骨髓（BM）/白细胞（WBC）］——这两种测试的结合有助于解释骨髓填充在正常扫描中增加核素摄取的这一现象。

E. 氟脱氧葡萄糖正电子发射计算机断层扫描术（FDG-PET）——一种新型的检测组织能量消耗的成像方式。

Pill 等将 TcSC-Ind BM/WBC 与 FDG-PET 进行比较来排除感染：

a. FDG-PET 诊断感染的敏感性为 95.2%，特异性为 93%，阳性预测值为 80%，阴性预测值为 98.5%。

b. TcSC-Ind BM/WBC 敏感性为 50%，特异性为 95.1%，阳性预测值为 41.7%，阴性预测值为 88.6%。

V. 实验室测试：

A. 血液检查通常用于筛查试验，以确定感染的可能性和吸引术的必要性：

1. 全血细胞计数在诊断假体周围感染（PJI）中不是非常准确。

2. 红细胞沉降率（ESR）可提示蛋白质（正常和异常）增加，增强红细胞聚集，加速红细胞沉降，导致沉降率升高：

敏感但非特异性的炎症标志物；每个实验室的正常水平各不相同；目前的建议是＞30mm/h。

3. C-反应蛋白（CRP）是由肝脏产生的一种急性期蛋白，在炎症事件发生后 36h 内产生最多：

敏感但非特异性的标志物（优于 ESR），请注意，不同实验室的测量单位通常不同，目前推荐的是＞1mg/dL 则定义为增高。

4. 白细胞介素-6（IL-6）是单核细胞和巨噬细胞产生的炎症细胞因子，它可导致急性期蛋白的产生增加：

关于该生物标记物在检测感染方面的效用，已有相互矛盾的数据报道，前瞻性研究提供了 49%~81% 的敏感性和 58%~95% 的特异性；与此相比，一项 Meta

分析的敏感性和特异性则分别为 97% 和 91%。

5. D- 二聚体检测是一种检测体内纤溶活性的测试，最近被认为是 PJI 的一个可能的标志物：

    a. Shahi 等报道了 245 例患者，在该群体中 D- 二聚体检测诊断 PJI 的敏感性为 89%，特异性为 93%，优于 ESR 和 CRP。

    b. 目前的建议是浓度＞ 860ng/mL 则定义为增高。

6. 金属水平：评估特定金属（如钛、钴、铬和镍）的水平是困难的，因为实验室检测并不总是标准化的，并且检测方法会根据股骨头颈锥度腐蚀和 MoM 碎片（金属对金属表面碎片）的不同而有所不同。

    股骨头颈锥度腐蚀常与 5∶1 或更大的 Co/Cr 比值有关，Co 的比值通常为 8~11ppb，Cr 的比值为 1~5ppb；值得注意的是，一个功能良好的金属在 PE THA 上应导致低于 1ppb 的血清金属水平。

    ⅰ. 通常是由机械辅助的裂缝腐蚀引起的，这种腐蚀包括头颈连接处的微动以及耳轴钝化层的破裂和碎片生成，这是一个再氧化和腐蚀的黏性循环。

    ⅱ. 目前，＞ 1ppb 的 Co 对 ALTR 的敏感性为 95%，特异性为 94%，而＞ 2ppd 的 Co/Cr 对 ALTR 的敏感性为 83%，特异性为 72%：

        （1）MoM 血清水平：关节表面碎片可能与耳轴碎片复合，使其水平难以预测，但当与 ALTR 相关时，MoM 血清水平往往处于较高水平。

        （2）7ppb 作为确定过度磨损的 MoM 案例似乎是一个合理的参考数值。

        （3）在 MoM 患者中 Co/Cr 比值为 1.4、Co ≥ 7ppb、持续 Co 为 2.4ppb 提示与 ALTR 相关。

B. 抽吸术：

1. 细胞计数——抽吸液应送细胞计数并鉴别：

    a. 在金属碎片 / 腐蚀的设置中，应进行人工细胞计数，因为坏死组织可能会错误地提高白细胞计数。

    b. 临界值各不相同，但通常＞ 3000WBC/μL 则表明是慢性假体感染。

    c. 对于急性感染来说，这个数字要高得多：

        12 800WBC/μL（CRP 为 93mg/L，差异为 89%）。

2. 差值——在对细胞计数排序时，应该包含差值；过去已经使用了不同的差值水平，但是在感染诊断中最新的差值临界值应＞ 80% 中性粒细胞。

3. 培养——诊断病原微生物所必需的：

    a. 20% 的感染病例呈阴性（敏感性差）。

    b. 在穿刺抽吸前至少要停用抗生素 2 周。

    c. 对于营养需求较严格的微生物，可考虑延长培养时间。

4. 生物标记：人们认为，人体对病原体产生了一种可预测的免疫反应，这种免疫反应可以通过独特的基因表达标记来识别。

    a. 这使人们对利用生物标志物作为一个更敏感、具体、准确的手段诊断 PJI 产生了极大兴趣。

    b. 值得关注的生物标志物包括：

人 α 防御素 1 3、白细胞介素（1α，1β，6，8，10，17）、粒细胞集落刺激因子、血管内皮生长因子、CRP、中性粒细胞弹性酶 2、乳铁蛋白、中性粒细胞明胶酶相关脂蛋白、抵抗素、血小板应答素 1、杀菌 / 渗透性增强蛋白：

（1）在 Deirmengian 等的一项研究中，其中 5 个生物标志物的敏感性和特异性为 100%（α- 防御素、中性粒细胞弹性酶 2、杀菌 / 通透性增强蛋白、中性粒细胞明胶酶相关脂蛋白和乳铁蛋白）。

（2）Lee 等研究了 13 项诊断试验，发现 α- 防御素是基于最高 Log 诊断比值比的最佳滑膜标志物。

Ⅵ. 肌肉骨骼感染学会感染标准：

A. 主要标准——需符合以下条件之一：

1. 与关节 / 假体相通的窦道（或植入物本身暴露可见）。

2. 从有关关节的两套组织或液体标本中分离出来的一种共同病原体。

B. 次要标准：新评分系统——（感染，≥ 6 分；可能感染，2~5 分；未感染，0~1 分）。

1. D- 二聚体升高（＞ 860ng/mL）或 CRP 升高（＞ 1mg/dL）=2 分。

2. ESR 升高（＞ 30mm/h）=1 分。

3. 滑液白细胞计数升高（＞ 3000 细胞 /μL）或白细胞酯酶升高（++）=3 分。

4. 滑液 α- 防御素阳性（信号与截止比＞ 1）=3 分。

5. 滑膜 PMN 升高（＞ 80%）=2 分。

6. 滑膜 CRP 升高（6.9mg/L）=1 分。

C. 不确定的术前评分或未能抽出抽吸液——转为术中评估（≥ 6 分为感染，4~5 分为可能感染，≤ 3 分为未感染）：

1. 将术前评分与以下分值相加。

2. ×400 倍镜下组织学分析 5 个高倍镜视野，每高倍镜视野均有＞ 5 个中性粒细胞 =3 分。

3. 脓性物阳性 =3 分。

4. 单一培养阳性 =2 分。

治疗

Ⅰ. 不稳定性。包括一系列的障碍，包括轻度撞击、半脱位和脱位：

A. 当假体颈部接触杯缘、PE 衬垫突出处或邻近解剖结构（骨、肌腱、软组织）时，会发生撞击。

B. 反复发作可导致 PE 磨损和疲劳断裂；金属屑及局部组织不良反应；肌腱炎、骨嵌塞和软组织压迫引起的疼痛；或者 Frank 脱位。

C. 半脱位通常是脱位的前兆，应予以治疗并密切观察；通常患者会感到一种哐啷声或髋关节移动；这应该可以作为未来脱位的预兆。

Ⅱ. 脱位。总体比例变化不定，通常被引用为 1% 或更少；然而，医疗保险数据表明这个数字更接近 4%。

A.　早期脱位：术后 6 周 ~3 个月。

B.　Wera 等报道了 6 种不稳定类型：

1.　Ⅰ型。髋臼脱位（前倾 15°，外展 40°±10°）：

   髋臼翻修治疗——解决眼前的问题。

2.　Ⅱ型。股骨假体位置不正——股骨前倾 20°±10°：

   a.　股骨假体翻修治疗。

   b.　通过翻修治疗的Ⅰ型和Ⅱ型不稳定仅有 6% 的失败率。

3.　Ⅲ型。外展肌缺损——外展肌 – 粗隆复合体缺失或受损（臀肌撕裂，粗隆不愈合 / 缺失，严重异位骨化）：

   a.　如果组件在正确的位置，用约束衬垫处理；现代思维可能也会利用双动性全髋关节假体。

   b.　22% 的失败率且是最难治疗的。

4.　Ⅳ型。撞击——可能与不理想的头颈比例、修复移位失败、衬垫过高、残留的骨赘和植入物位置不正确有关：

   a.　通过评估撞击源并移除它来治疗。

   b.　使头颈比最大化。

   c.　根据需要重新放置植入物，去除骨赘。

   d.　避免抬高或使用突出的 PE 衬垫。

   e.　遵循这些原则，方可实现 7 种情况下的零脱位。

5.　Ⅴ型。PE 衬垫后期磨损——先前功能良好并伴 PE 偏心磨损的 THA：

   a.　模块化的球头更换推荐使用最大的球头尺寸。

   b.　80% 的成功率——最好在翻修时将股骨头放大。

6.　Ⅵ型。病因不明的不稳定——排除诊断：

   由于手术时不稳定的原因尚不清楚，通常采用限制性衬垫治疗或现在采用双动性全髋关节假体。

C.　治疗：

1.　从术前规划和预防脱位开始。

2.　首次脱位（通常在术后 6~12 周）→外展支具和（或）膝关节固定器治疗，髋关节预防措施，患者教育和肌肉训练：

   a.　Dewal 等发现，使用支具的急性脱位与不使用支具的复发脱位率无差异（61%：64%）；同样，慢性脱位患者使用支具也没有差异（55%：56%）。

   b.　历史上，Yuan 和 Shih 发现，他们的原发性 THA 脱位中只有 15% 需要再次手术（在 2728 例 THA 中），而 Joshi 等发现相似的结果，81% 的闭合复位取得了成功——最常见的复发脱位原因是假体位置不正和外展肌功能丧失。

   c.　成功的闭合复位通常会产生与未脱位患者相似的功能结果，尽管非脱位患者对手术效果更满意。

3.　复发性脱位→THA 术后 2 次或 2 次以上脱位→推荐手术治疗：

   使用以上分类来评估病因→通常病因都是多因素的：

   ⅰ．髋臼杯位置异常——通过侧位 X 线片评估髋臼杯位置，为选择杯型尺寸提供参考，并通过 CT 扫描确定杯型尺寸。

（1）请记住，脊柱盆腔活动度必须考虑在内，因为有越来越多的文献描述了在脊柱退行性关节疾病 / 僵硬 / 融合的情况下，坐位、站立和平躺时骨盆方向的改变：

Forsythe 等发现，既往脊柱融合术的患者脱位率为 5.2%，而对照组为 1.7%；多节段融合术和累及骶骨的患者风险最大。

（2）将臼杯调整到最佳位置 ± 更大的股骨头［最大化股骨头尺寸和（或）考虑双动性髋关节假体］：

（a）术中评估撞击点，尽量减少撞击。

（b）头颈比最大化。

（c）必要时可使用增高和偏置衬垫。

（3）不要在位置不正的髋臼假体中放置限制性衬垫。

（4）在可能的情况下，建议通过后路进行髋关节囊强化性闭合，就像采用直接外侧手术修复外展肌一样。

ⅱ. 软组织张力差［即，偏心距减少和（或）下肢短缩］：

（1）PE 置换：增加偏心距的衬垫 ± 颈长增加的更大尺寸的股骨头。

（2）大转子复位治疗（假体位置要放置良好）。

（3）在缺乏足够体量的外展肌时，可以进行臀大肌肌腱转移。

ⅲ. 多方面且令人满意的假体位置→更大的股骨头，并且可能的话，衬垫应尽可能升高：

（1）大直径股骨头、双动性或无约束的 3 级结构也是可能的解决方案。

（2）限制性衬垫在这些情况下发挥作用。

（3）如果需要关节囊修复或加固，有报道记载了使用同种异体跟腱或人工合成韧带假体的案例。

D. 晚期脱位：

处理方法（按照前面提到的分类法则）：

评估病因：

ⅰ. PE 磨损→严重的故障或偏心磨损可导致撞击和脱位：

（1）更换衬垫——须使用唇缘增高型或限制性衬垫；如果锁定装置受损，可能需要对衬垫进行固定。

（2）使用更大尺寸的股骨头。

（3）如果有必要，可以修改假体臼杯，改善假体的放置位置，优化衬垫和股骨头的选择——如果以上选项都不起作用的话，这是最后的选择。

ⅱ. 外展肌功能障碍→ MoM 和股骨头颈锥度腐蚀患者常出现 ALTR/ 假瘤形成、外展肌修复失败、粗隆截骨移位、SGN 损伤：

（1）类似于急性脱位，目标是尽可能恢复外展肌张力 / 功能。

（2）使用更大的股骨头或双动头最大化头颈比。

（3）选择使用限制性的内衬。

（4）通过翻修来臼杯改善位置，并有更多的衬垫和头的选择。

（5）臀大肌转移或大转子前移手术（如适用）。

iii. 多因素→需要确保假体位置合适；如果初次全髋关节置换术后发生变化，可能需要评估脊柱：

双动、置换聚乙烯衬垫和更大直径的股骨头或限制性衬垫仍然是可行的选择。

感染

Ⅰ. 急性感染：术后 4~6 周内的早期感染。

  A. 治疗选择如下：

    1. 冲洗、清创和假体翻修［清创、抗生素、冲洗和假体置换（DAIR）］：

      a. 成功率各不相同。

      b. de Vries 等报告了在 109 例全髋关节置换术的患者中，其中 84 例接受了 DAIR；与晚期感染相比，急性感染的植入物保留率为 74.3%（84% : 46.6%）。

      c. Estes 等描述了一种二期翻修的方案，其中清创伤口并放置临时水泥珠，然后在 7 天后更换假体——这使得 18/20 患者的感染得到控制。

    2. 一期翻修——在同一手术中取出并更换所有假体：

      Hansen 等报道了 27 例患者，平均随访时间为 50 个月：

      ⅰ. 他们发现 19 例（70%）患者保留了他们的假体（其中 4 例患者需要重复清创）。

      ⅱ. 总体成功为 56%。

    3. 二期翻修——取出植入物并放置一个间隔器（活动或固定），静脉给予抗生素，药物假期（至少 2 周）后培养结果为阴性，则进行第二阶段再植入（有时需要第二个间隔器）。

    4. 不带间隔器的永久性 Girblestone 关节融合术—损失大部分功能，也不能提供局部抗生素，只是一种治疗手段。

  B. 最近有人认为每个病例都应该根据宿主和感染的微生物来对症治疗：

    1. 耐甲氧西林金黄色葡萄球菌（MRSA）→二期翻修。

    2. 对甲氧西林金黄色敏感的葡萄球菌（MSSA）→认真考虑阶段翻修。

    3. 其他微生物→冲洗、清创、翻修头和聚乙烯、静脉注射抗生素。

Ⅱ. 慢性感染：迟发感染，通常发生在手术后 6 周以上。

  治疗选择如下：

    1. 冲洗、清创和假体置换（DAIR）：

      a. Bene 等最近提出，长期压制 / 长期使用抗生素会降低再次手术的风险。

      b. 对于固定良好的非骨水泥型全髋关节置换术患者而言，如果没有窦道且在宿主健康和微生物敏感的情况下，DAIR 可能会成功。

      c. Herman 等发现，尽管 DAIR 的感染根除率为 59%，但患者对其效果非常满意（与未感染者的结果相当）。

    2. 一期翻修——在同一手术中取出并更换所有假体：

      a. 在欧洲通常采用骨水泥型股骨柄和非骨水泥型臼杯；将感染的微生物敏感的抗

生素放置在水泥中：

    i. 具有单次手术、抗生素用量更少、减少住院时间、减少输血和降低总费用的优点。

    ii. 在良好的选择标准下，一期手术成功率极高——在 84 例全髋关节置换术后感染的患者中，一期手术成功率为 100%，二期手术成功率为 97.8%。

    iii. 全球数据表明，对于全髋关节置换术后感染的患者而言；一期翻修可能与二期翻修有效率相等。

  b. Whiteside 和 Roy 最近描述了一种取出骨水泥型植入物并在一期使用非骨水泥型植入物进行翻修的技术，同时放置导管和往关节腔内输注抗生素 6 周：

    他们发现 21 例全髋关节置换术后感染患者的感染根除率为 95%，平均随访时间为 63 个月。

  3. 二期翻修：

    a. 这是目前美国的金标准。

    b. 因涉及两次手术，手术费用可能更高；然而有报道称结果更好：

      感染根除率为 94.5%，而一期翻修的感染根除率为 56.8%。

    c. Whiteside 等建议在二期翻修手术后进行为期 3 个月的口服抗生素疗程，理由是接受延长抗生素治疗和未接受延长抗生素治疗的患者再感染率分别为 5% 和 19%。

    d. 有时，第二阶段可能不会进行——如果使用活动的间隔器效果很好或患者不适合再植入：

      Berend 等发现第一阶段术后 90 天死亡率为 4%，第二阶段术后存活率和感染控制率为 76%。

    e. 部分二期翻修——取出臼杯并保留股骨柄，在轴颈部放置水泥球：

      Ekpo 等发现，在 2 年的随访中，这种技术的感染根除率为 89%。

  4. 永久性 Girblestone 关节融合术——不是很实用，但能很好地缓解疼痛和控制感染；但该手术下一步即半骨盆切除术，这会严重致残。

III. 急性血源性感染→发生于手术的近段时间、隐匿的感染、牙科手术等（通常发生在初次手术多年后，但作为一次细菌转移到假体关节的急性事件）；这种感染的最大区别在于必须重视感染来源并对此进行适当治疗：

  治疗选择如下：

  1. 冲洗、清创和假体置换：

    a. 急性感染最常见的选择。

    b. Konigsberg 等报告了 20 例使用翻修假体进行治疗全髋关节置换术后发生急性血源性感染的患者，2 年存活率为 76%，非葡萄球菌感染的成功率更高。

    c. Fink 等发现，急性血源性感染的治疗成功率仅为 57.1%，而采用翻修假体方案治疗早期感染的成功率为 82.1%。

  2. 一期翻修：在同一手术中取出并更换所有假体。

  3. 二期翻修：可能是对于与耐药和强毒性的微生物引起的血源性感染的最佳选择（研究显示金黄色葡萄球菌感染和耐药微生物的预后不佳）；需要找到感染源并控制。

无菌性松动

髋臼侧松动：

A. 流行病学：技术的改进，包括骨整合界面和聚乙烯内衬，降低了无菌性松动的发生率，但这也是与颗粒引起的骨溶解相关的条件。

    1. Monoblock CoCr 髋臼杯的成功率因植入物设计而异，有几种型号已经因为磨损和无菌松动率高的问题被召回。

    2. 当代的植入物无论有无辅助固定，无菌性松动率都很低。

B. 它可能由骨整合失败、晚期聚乙烯内衬磨损后遗症或金属相关病理改变（即 ALTR）引起。

C. 根据缺损的骨量，使用增强的或者三法兰的非骨水泥型的臼杯翻修（优先考虑多孔型假体）；在严重缺损的情况下，可以使用杯网技术和打压植骨技术。

D. 髋臼缺损：

    Paprosky 分型：

    a. 基于髋臼中常见的骨量流失模式。

    b. 根据分型协助治疗。

    c. 必须判断是否存在骨盆不连续以及急性还是慢性，有助于治疗：

        i. 慢性不连续——没有骨盆愈合潜力：

            （1）骨盆牵引法——放置比最后一个扩孔钻大 4~8mm 的臼杯，并依靠骨盆韧带来保持稳定性。

            （2）用桥板固定骨盆，放置一个新的臼杯。

            （3）定制三法兰臼杯——定制假体解决术前 CT 扫描中的骨缺陷：

                （a）多中心研究报告了 95 例重建标本的患者在 3.5 年的随访中结果良好，并发症发生率为 22%，仅 1 例出现无菌性松动。

                （b）Moore 等回顾了至少 10 年期间 37 例使用定制三法兰臼杯的患者，发现 91% 在最近的随访中仍然功能良好；其中有 2 例患者发生感染，没有脱位的发生。

            （4）打压植骨——缺损处用网状物填充，同种异体移植物用一个骨水泥固定在这个骨床中的臼杯填充到缺损中：

                Abdullah 等报告了 47 例采用打压植骨的全髋关节置换术患者，并指出在平均 10 年的随访中存活率为 100%；然而，其中 4 例患者出现迁移和 8 例出现溶解，但未行翻修手术。

            （5）杯笼技术——将笼置于跨越骨质不连续或缺陷处的多孔杯的顶部：

                Hipfl 等在平均 47 个月的随访中报道了 35 个髋关节；他们发现患者 5 年存活率为 89%，并且没有发生无菌性松动病例。

        ii. 急性不连续——可能与创伤相关或由于遗漏的术中骨折：

            （1）骨盆切开复位内固定（ORIF）及臼杯翻修：

                Rogers 等在平均 34 个月的随访中回顾了 9 例患有急性骨盆不连续的患者，其中 8 例需要后柱加压钢板和翻修臼杯；在这个队列中均没有进行翻修。

（2）不太可能进行牵张技术或等待定制三法兰臼杯。

股骨假体松动

Ⅰ．流行病学：现代骨水泥型和非骨水泥型植入物使得无菌松动率有所降低。为了固定牢固并且多孔表面牢靠患者的骨质表面，需要适当的手术技术来确保植入物的位置。如果不遵守这些原则，则大腿持续疼痛和部件松动的风险会更高。此外，许多早期松动病例与遗漏术中骨折有关。

Ⅱ．更推荐翻修时使用加长柄：

    A．可以使用带或不带打压植骨的长骨水泥型股骨柄。

    B．使用非骨水泥型股骨柄：

        1．使用最短的股骨柄通过缺陷（任何孔/应力提升器都应绕过两个皮质直径）并进入骨质完整的宿主骨。

        2．无论是在整体设计还是模块化设计中，锯齿状、锥形柄在很大程度上接管了这个角色。

        3．因为圆柱形、CoCr柄必须正确放入才可避免后期疲劳骨折（柄直径 ≤ 13mm）、大腿疼痛（柄直径 ≥ 18mm）和腐蚀，所以不经常使用。

Ⅲ．股骨缺损：

    Paprosky 分型：

        1．根据骨骼中的位置和峡部的保存情况评估骨缺损。

        2．指导治疗方案和患者的整体管理（表 21.4）。

        3．缺损越大以及宿主在医学上受到的损害越大，这些困难的病例的预后往往越差。

内衬磨损

    聚乙烯内衬磨损和颗粒引起的骨溶解是全髋关节置换术后的常见问题。现代高交联和处理过的聚乙烯内衬降低了磨损率，并显著减少了假体周围的骨溶解。长期以来，承重面一直被认为是全髋关节置换术结构的薄弱环节。随着现在年轻患者接受全髋关节置换手术，未来可能会有大量因颗粒后遗症相关的内衬磨损或假体松动而进行的翻修手术。

Ⅰ．流行病学——在某些系列中，磨损后遗症继发的磨损和松动占翻修病例的比例高达 40%~60%。

Ⅱ．磨损率——文献中报告了不同的磨损率，具体取决于所用聚乙烯内衬的类型：

    A．据报道，无论股骨头大小（26mm、28mm、32mm、36mm 或 40mm）如何，辐照和重熔的高交联聚乙烯内衬的平均磨损为 0.024~0.41mm/a，只有 14% 的患者发生骨溶解。

    B．已发现注入维生素 E 的聚乙烯内衬具有相似的磨损率，比历史聚乙烯内衬磨损率明显降低；对于 32mm 和 36mm 的头部，发现年磨损分别为 0.02mm 和 0.01mm。

Ⅲ．治疗方案：

    A．尽可能更换聚乙烯内衬和股骨头：

        1．评估轴颈部是否有锥度损坏。

        2．避免混合制造头 - 柄组合，以免轴颈出现轻微的不匹配。

        3．当有足够的选项可用且锁定机制完好时可进行聚乙烯内衬置换。

B. 如果出现以下情况则置换臼杯：

    1. 臼杯位置无法获得足够的稳定性和（或）无法使用更大的头。

    2. 有时，如果不稳定与股骨的位置（型号、高度、偏心）有关，股骨假体也必须进行置换。

    3. 聚乙烯内衬不再生产——如果杯子大到足以容纳内衬并有空间容纳 1~2mm 的水泥，则可以将聚乙烯内衬黏合进去。

    4. 锁定机制损坏（这些情况也可以考虑往内衬注水泥）：

        可以将整个臼杯或内衬固定到位，以避免翻修固定和定位合适的髋臼假体。

C. 可触及的溶骨性病变进行骨移植。

金属对金属（MoM）和轴颈损伤

目前，人们对替代轴承和锥形连接的关注在过去 10 年间变得越来越普遍。由于这些担忧，MoM 植入物的使用率显著降低，双组件股骨假体也是如此。锥度腐蚀是多因素的，并不局限于 MoM 全髋关节置换术。大量研究正在进行，旨在调查此类问题的病因和预防其发生。

Ⅰ. 流行病学：

A. MoM 全髋关节置换术——据报道，现代 MoM 全髋关节置换术 10 年的翻修率为 18%~19%：

    1. 金属碎屑造成的损害可能很严重的，并会影响翻修结果。

    2. 早期检测和低阈值检查很重要。

B. 与 MACC 相关的锥度腐蚀估计占所有当前翻修的病因的 3%~4%。

Ⅱ. 后处理：

A. 评估假体位置：

    1. 垂直部件会导致边缘符合增加和磨损区域集中。

    2. 型号过大会导致撞击和产生金属碎屑。

B. 识别已知的早期失败率较高的植入物：

    有一些已知的植入物存在轴颈或磨损问题，应予以识别并在必要时早期怀疑和检查。

C. 获取金属离子水平：

    1. > 5~7ppb 的铬和（或）钴应引起对 MoM THA 或翻修的关注。

    2. 应意识到 > ppb 的金属对聚乙烯全髋关节置换术的危险性。

    3. 查看钴铬比来评估腐蚀情况。

D. 检查与植入假体的时间不成比例的植入体周围骨质溶解的平片。

E. 获得进一步的先进成像，如 MRI 和（或）超声，以评估软组织损伤和假瘤。

Ⅲ. 治疗：

A. 使用硬对软轴承面（最好是在聚乙烯上带有钛套筒的陶瓷）进行翻修。

B. 注意由于软组织损伤（即外展肌损伤）导致的不稳定。

C. 可能需要最大化头的尺寸。

D. 由于试图从系统中去除钴和铬，因此双动头翻修存在争议。

Ⅳ. 锥度腐蚀：

A. 根据腐蚀的严重程度翻修股骨柄。

B. 如果柄可挽救，则在翻修时使用带有钛套筒的陶瓷头。

陶瓷问题

当使用陶瓷对陶瓷（COC）承重时，可以预见极低的磨损率，但有报道称，异响和植入物断裂可能非常难以管理。

Ⅰ. 异响。在最近一项使用现代 COC 全髋关节置换术研究中，异响发生率为 9.6%，过去报道的发生率为 2%~21%：

A. 可能由边缘负重增加引起，但本质上可能是多因素的。

B. 修改为硬对软承重系统（CoCr 或陶瓷对聚乙烯）。

C. 如果臼杯是非组件式的或不匹配较软的承重面，则需要翻修。

Ⅱ. 骨折。Luo 等报道了现代 COC 承重系统，发现陶瓷内衬破裂的发生率为 0.76%，过去文献中报道的发生率为 0~5.7%：

A. 清除金属碎屑并修改为硬对软承重系统，最好在聚乙烯上使用新的陶瓷头。

B. 尽量避免使用金属头。因为如果有残余的陶瓷碎片，会迅速插入金属头并产生大量碎屑。

C. 去除陶瓷碎片是一个非常烦琐的过程，必须小心，因为碎片很锋利，很容易穿透手术手套。

总结

全髋关节翻修术可以从相对简单的诊断和手术到十分复杂的工作，所以在进行诊断时遵循步骤方法很重要，不要遗漏任何东西，并且及时确定失败的原因。一旦做出诊断，就必须制订治疗计划，应充分考虑骨缺损量、软组织完整性、髋关节稳定性、患者合并症和术前功能水平。

参考文献

[1] Bozic KJ, Kurtz SM, Lau E, Ong K, Vail TP, Berry DJ. The epidemiology of revision total hip arthroplasty in the United States. J Bone Joint Surg Am 2009;91(1):128–133.

[2] Gwam CU, Mistry JB, Mohamed NS, et al. current epidemiology of revision total hip arthroplasty in the United States: national inpatient sample 2009 to 2013. J Arthroplasty 2017;32(7):2088–2092.

[3] Dorr LD, Malik A, Dastane M, Wan Z. Combined anteversion technique for total hip arthroplasty. Clin Orthop Relat Res 2009;467(1):119–127.

[4] Lewinnek GE, Lewis JL, Tarr R, Compere CL, Zimmerman JR. Dislocations after total hip-replacement arthroplasties. J Bone Joint Surg Am 1978;60(2):217–220.

[5] Abdel MP, von Roth P, Jennings MT, Hanssen AD, Pagnano MW. What safe zone? the vast majority of dislocated THAs are within the lewinnek safe zone for acetabular component position. Clin Orthop Relat Res 2016;474(2):386–391.

[6] Moore KD, Beck PR, Petersen DW, Cuckler JM, Lemons JE, Eberhardt AW. Early failure of a cross-linked polyethylene acetabular liner. A case report. J Bone Joint Surg Am 2008;90(11):2499–2504.

[7] Berríos-Torres SI, Umscheid CA, Bratzler DW, et al; Healthcare Infection Control Practices Advisory Committee. Centers for disease control and prevention guideline for the prevention of surgical site infection, 2017. JAMA Surg 2017;152(8):784–791.

[8] Sukur E, Akman YE, Ozturkmen Y, Kucukdurmaz F. Particle disease: a current review of the biological mechanisms in periprosthetic osteolysis after hip arthroplasty. Open Orthop J 2016;10:241–251.

[9] Oparaugo PC, Clarke IC, Malchau H, Herberts P. Correlation of wear debris-induced osteolysis and revision with volumetric wear-rates of polyethylene: a survey of 8 reports in the literature. Acta Orthop Scand 2001;72(1):22–28.

[10] Fabi D, Levine B, Paprosky W, et al. Metal-on-metal total hip arthroplasty: causes and high incidence of early failure. Orthopedics 2012;35(7):e1009–e1016.

[11] Bolognesi MP, Ledford CK. Metal-on-metal total hip arthroplasty: patient evaluation and treatment. J Am Acad Orthop Surg 2015;23(12):724–731.

[12] Bradberry SM, Wilkinson JM, Ferner RE. Systemic toxicity related to metal hip prostheses. Clin Toxicol (Phila) 2014;52(8):837–

847.

[13]　Massin P, Lopes R, Masson B, Mainard D; French Hip & Knee Society (SFHG). Does Biolox Delta ceramic reduce the rate of component fractures in total hip replacement? Orthop Traumatol Surg Res 2014;100(6, Suppl):S317–S321.

[14]　Howard DP, Wall PDH, Fernandez MA, Parsons H, Howard PW. Ceramic-on-ceramic bearing fractures in total hip arthroplasty: an analysis of data from the National Joint Registry. Bone Joint J 2017;99-B(8):1012–1019.

[15]　Baek SH, Kim WK, Kim JY, Kim SY. Do alumina matrix composite bearings decrease hip noises and bearing fractures at a minimum of 5 years after THA? Clin Orthop Relat Res 2015;473(12):3796–3802.

[16]　Baek SH, Kim SY. Cementless total hip arthroplasty with alumina bearings in patients younger than fi fty with femoral head osteonecrosis. J Bone Joint Surg Am 2008;90(6):1314–1320.

[17]　McDonnell SM, Boyce G, Baré J, Young D, Shimmin AJ. The incidence of noise generation arising from the large-diameter Delta Motion ceramic total hip bearing. Bone Joint J 2013;95-B(2):160–165.

[18]　Keurentjes JC, Kuipers RM, Wever DJ, Schreurs BW. High incidence of squeaking in THAs with alumina ceramic-on-ceramic bearings. Clin Orthop Relat Res 2008;466(6): 1438–1443.

[19]　Migaud H, Putman S, Kern G, et al; SoFCOT Study Group. Do the reasons for ceramic-onceramic revisions diff er from other bearings in total hip arthroplasty? Clin Orthop Relat Res 2016;474(10):2190–2199.

[20]　Lachiewicz PF, Kauk JR. Anterior iliopsoas impingement and tendinitis after total hip arthroplasty. J Am Acad Orthop Surg 2009;17(6):337–344.

[21]　Henderson RA, Lachiewicz PF. Groin pain after replacement of the hip: aetiology, evaluation and treatment. J Bone Joint Surg Br 2012;94(2):145–151.

[22]　Chalmers BP, Sculco PK, Sierra RJ, Trousdale RT, Berry DJ. Iliopsoas impingement after primary total hip arthroplasty: operative and nonoperative treatment outcomes. J Bone Joint Surg Am 2017;99(7):557–564.

[23]　Gofton WT, Illical EM, Feibel RJ, Kim PR, Beaulé PE. a single-center experience with a titanium modular neck total hip arthroplasty. J Arthroplasty 2017;32(8):2450–2456.

[24]　Grupp TM, Weik T, Bloemer W, Knaebel HP. Modular titanium alloy neck adapter failures in hip replacement--failure mode analysis and infl uence of implant material. BMC Musculoskelet Disord 2010;11:3.

[25]　Pour AE, Borden R, Murayama T, Groll-Brown M, Blaha JD. High risk of failure with bimodular femoral components in THA. Clin Orthop Relat Res 2016;474(1):146–153.

[26]　Shah RR, Goldstein JM, Cipparrone NE, Gordon AC, Jimenez ML, Goldstein WM. Alarmingly high rate of implant fractures in one modular femoral stem design: a comparison of two implants. J Arthroplasty 2017;32(10):3157–3162.

[27]　Chang CY, Huang AJ, Palmer WE. Radiographic evaluation of hip implants. Semin Musculoskelet Radiol 2015;19(1):12–20.

[28]　DeLee JG, Charnley J. Radiological demarcation of cemented sockets in total hip replacement. Clin Orthop Relat Res 1976;(121):20–32.

[29]　Udomkiat P, Wan Z, Dorr LD. Comparison of preoperative radiographs and intraoperative fi ndings of fi xation of hemispheric porous-coated sockets. J Bone Joint Surg Am 2001;83(12):1865–1870.

[30]　Paprosky WG, Perona PG, Lawrence JM. Acetabular defect classifi cation and surgical reconstruction in revision arthroplasty. A 6-year follow-up evaluation. J Arthroplasty 1994;9(1):33–44.

[31]　Gruen TA, McNeice GM, Amstutz HC. "Modes of failure" of cemented stem-type femoral components: a radiographic analysis of loosening. Clin Orthop Relat Res 1979;(141):17–27.

[32]　Engh CA, Massin P, Suthers KE. Roentgenographic assessment of the biologic fi xation of porous-surfaced femoral components. Clin Orthop Relat Res 1990;(257):107–128.

[33]　Harris WH, McGann WA. Loosening of the femoral component after use of the medullary-plug cementing technique. Follow-up note with a minimum fi ve-year follow-up. J Bone Joint Surg Am 1986;68(7):1064–1066.

[34]　Brooker AF, Bowerman JW, Robinson RA, Riley LH Jr. Ectopic ossifi cation following total hip replacement. Incidence and a method of classifi cation. J Bone Joint Surg Am 1973;55(8):1629–1632.

[35]　Weeden SH, Paprosky WG. Minimal 11-year follow-up of extensively porous-coated stems in femoral revision total hip arthroplasty. J Arthroplasty 2002;17(4, Suppl 1): 134–137.

[36]　Egawa H, Ho H, Hopper RH Jr, Engh CA Jr, Engh CA. Computed tomography assessment of pelvic osteolysis and cup-lesion interface involvement with a press-fi t porous-coated acetabular cup. J Arthroplasty 2009;24(2):233–239.

[37]　Berkowitz JL, Potter HG. Advanced MRI techniques for the hip joint: focus on the postoperative hip. AJR Am J Roentgenol 2017;209(3):534–543.

[38]　Mittal R, Khetarpal R, Malhotra R, Kumar R. The role of Tc-99m bone imaging in the management of pain after complicated total hip replacement. Clin Nucl Med 1997;22(9): 593–595.

[39]　Dangwal TR, Aggarwal V, Malhotra V, Baveja U, Mittal SK. Clinical spectrum of chronic liver disease in north Indian children. Trop Gastroenterol 1997;18(4):174–176.

[40]　Oswald SG, Van Nostrand D, Savory CG, Callaghan JJ. Three-phase bone scan and indium white blood cell scintigraphy following porous coated hip arthroplasty: a prospective study of the prosthetic tip. J Nucl Med 1989;30(8):1321–1331.

[41]　Lieberman JR, Huo MH, Schneider R, Salvati EA, Rodi S. Evaluation of painful hip arthroplasties. Are technetium bone scans necessary? J Bone Joint Surg Br 1993;75(3):475–478.

[42]　Pill SG, Parvizi J, Tang PH, et al. Comparison of fl uorodeoxyglucose positron emission tomography and (111)indium-white blood cell imaging in the diagnosis of periprosthetic infection of the hip. J Arthroplasty 2006;21(6, Suppl 2):91–97.

[43]　Di Cesare PE, Chang E, Preston CF, Liu CJ. Serum interleukin-6 as a marker of periprosthetic infection following total hip and knee arthroplasty. J Bone Joint Surg Am 2005;87(9):1921–1927.

[44]　Saleh A, George J, Faour M, Klika AK, Higuera CA. Serum biomarkers in periprosthetic joint infections. Bone Joint Res 2018;7(1):85–93.

[45]　Parvizi J, Tan TL, Goswami K, et al. The 2018 defi nition of periprosthetic hip and knee infection: an evidence-based and validated

criteria. J Arthroplasty 2018;33(5):1309–1314.e2.

[46] Berbari E, Mabry T, Tsaras G, et al. Infl ammatory blood laboratory levels as markers of prosthetic joint infection: a systematic review and meta-analysis. J Bone Joint Surg Am 2010;92(11):2102–2109.

[47] Shahi A, Kheir MM, Tarabichi M, Hosseinzadeh HRS, Tan TL, Parvizi J. Serum D-dimer test is promising for the diagnosis of periprosthetic joint infection and timing of reimplantation. J Bone Joint Surg Am 2017;99(17):1419–1427.

[48] Hothi HS, Eskelinen AP, Berber R, et al. Factors associated with trunnionosis in the metal-on-metal pinnacle hip. J Arthroplasty 2017;32(1):286–290.

[49] Plummer DR, Berger RA, Paprosky WG, Sporer SM, Jacobs JJ, Della Valle CJ. Diagnosis and management of adverse local tissue reactions secondary to corrosion at the head-neck junction in patients with metal on polyethylene bearings. J Arthroplasty 2016;31(1):264–268.

[50] Levine BR, Hsu AR, Skipor AK, et al. Ten-year outcome of serum metal ion levels after primary total hip arthroplasty: a concise follow-up of a previous report*. J Bone Joint Surg Am 2013;95(6):512–518.

[51] Kwon YM, MacAuliff e J, Arauz PG, Peng Y. Sensitivity and specifi city of metal ion level in predicting adverse local tissue reactions due to head-neck taper corrosion in primary metal-on-polyethylene total hip arthroplasty. J Arthroplasty 2018;33(9):3025–3029.

[52] Laaksonen I, Galea VP, Donahue GS, Matuszak SJ, Muratoglu O, Malchau H. The cobalt/chromium ratio provides similar diagnostic value to a low cobalt threshold in predicting adverse local tissue reactions in patients with metal-on-metal hip arthroplasty. J Arthroplasty 2018;33(9):3020–3024.

[53] Ting NT, Della Valle CJ. Diagnosis of periprosthetic joint infection: an algorithm-based approach. J Arthroplasty 2017;32(7):2047–2050.

[54] Deirmengian C, Kardos K, Kilmartin P, Cameron A, Schiller K, Parvizi J. Diagnosing periprosthetic joint infection: has the era of the biomarker arrived? Clin Orthop Relat Res 2014;472(11):3254–3262.

[55] Lee YS, Koo KH, Kim HJ, et al. Synovial fl uid biomarkers for the diagnosis of periprosthetic joint infection: a systematic review and meta-analysis. J Bone Joint Surg Am 2017;99(24):2077–2084.

[56] Parvizi J, Zmistowski B, Berbari EF, et al. New defi nition for periprosthetic joint infection: from the Workgroup of the Musculoskeletal Infection Society. Clin Orthop Relat Res 2011;469(11):2992–2994.

[57] Phillips CB, Barrett JA, Losina E, et al. Incidence rates of dislocation, pulmonary embolism, and deep infection during the fi rst six months after elective total hip replacement. J Bone Joint Surg Am 2003;85(1):20–26.

[58] Wera GD, Ting NT, Moric M, Paprosky WG, Sporer SM, Della Valle CJ. Classifi cation and management of the unstable total hip arthroplasty. J Arthroplasty 2012;27(5):710–715.

[59] Waddell BS, Koch C, Trivellas M, Burket JC, Wright T, Padgett D. Have large femoral heads reduced prosthetic impingement in total hip arthroplasty? Hip Int 2019;29(1):83–88.

[60] Rowan FE, Benjamin B, Pietrak JR, Haddad FS. Prevention of dislocation after total hip arthroplasty. J Arthroplasty 2018;33(5):1316–1324.

[61] Dewal H, Maurer SL, Tsai P, Su E, Hiebert R, Di Cesare PE. Effi cacy of abduction bracing in the management of total hip arthroplasty dislocation. J Arthroplasty 2004;19(6): 733–738.

[62] Yuan L, Shih C. Dislocation after total hip arthroplasty. Arch Orthop Trauma Surg 1999;119(5–6):263–266.

[63] Joshi A, Lee CM, Markovic L, Vlatis G, Murphy JC. Prognosis of dislocation after total hip arthroplasty. J Arthroplasty 1998;13(1):17–21.

[64] Forsythe ME, Whitehouse SL, Dick J, Crawford RW. Functional outcomes after nonrecurrent dislocation of primary total hip arthroplasty. J Arthroplasty 2007;22(2):227–230.

[65] Weeden SH, Paprosky WG, Bowling JW. The early dislocation rate in primary total hip arthroplasty following the posterior approach with posterior soft-tissue repair. J Arthroplasty 2003;18(6):709–713.

[66] Williams JT Jr, Ragland PS, Clarke S. Constrained components for the unstable hip following total hip arthroplasty: a literature review. Int Orthop 2007;31(3):273–277.

[67] Mäkinen TJ, Fichman SG, Rahman WA, et al. The focally constrained liner is a reasonable option for revision of unstable total hip arthroplasty. Int Orthop 2016;40(11): 2239–2245.

[68] Lavigne MJ, Sanchez AA, Coutts RD. Recurrent dislocation after total hip arthroplasty: treatment with an Achilles tendon allograft. J Arthroplasty 2001;16(8, Suppl 1):13–18.

[69] Barbosa JK, Khan AM, Andrew JG. Treatment of recurrent dislocation of total hip arthroplasty using a ligament prosthesis. J Arthroplasty 2004;19(3):318–321.

[70] Walmsley DW, Waddell JP, Schemitsch EH. Isolated head and liner exchange in revision hip arthroplasty. J Am Acad Orthop Surg 2017;25(4):288–296.

[71] Chalmers BP, Ledford CK, Taunton MJ, Sierra RJ, Lewallen DG, Trousdale RT. Cementation of a dual mobility construct in recurrently dislocating and high risk patients undergoing revision total arthroplasty. J Arthroplasty 2018;33(5):1501–1506.

[72] de Vries L, van der Weegen W, Neve WC, Das H, Ridwan BU, Steens J. The eff ectiveness of debridement, antibiotics and irrigation for periprosthetic joint infections after primary hip and knee arthroplasty. A 15 years retrospective study in two community hospitals in the Netherlands. J Bone Jt Infect 2016;1:20–24.

[73] Estes CS, Beauchamp CP, Clarke HD, Spangehl MJ. A two-stage retention débridement protocol for acute periprosthetic joint infections. Clin Orthop Relat Res 2010;468(8): 2029–2038.

[74] Hansen E, Tetreault M, Zmistowski B, et al. Outcome of one-stage cementless exchange for acute postoperative periprosthetic hip infection. Clin Orthop Relat Res 2013;471(10):3214–3222.

[75] Bene N, Li X, Nandi S. Increased antibiotic duration improves reoperation free survival after total hip arthroplasty irrigation and debridement. J Orthop 2018;15(2):707–710.

[76] Rahman WA, Kazi HA, Gollish JD. Results of single stage exchange arthroplasty with retention of well fi xed cement-less femoral

component in management of infected total hip arthroplasty. World J Orthop 2017;8(3):264–270.

[77]　Herman BV, Nyland M, Somerville L, MacDonald SJ, Lanting BA, Howard JL. Functional outcomes of infected hip arthroplasty: a comparison of diff erent surgical treatment options. Hip Int 2017;27(3):245–250.

[78]　Zahar A, Gehrke TA. One-stage revision for infected total hip arthroplasty. Orthop Clin North Am 2016;47(1):11–18.

[79]　Klouche S, Leonard P, Zeller V, et al. Infected total hip arthroplasty revision: one- or two-stage procedure? Orthop Traumatol Surg Res 2012;98(2):144–150.

[80]　Kunutsor SK, Whitehouse MR, Blom AW, et al; Global Infection Orthopaedic Management Collaboration. One- and two-stage surgical revision of peri-prosthetic joint infection of the hip: a pooled individual participant data analysis of 44 cohort studies. Eur J Epidemiol 2018;33(10):933–946.

[81]　Whiteside LA, Roy ME. One-stage revision with catheter infusion of intraarticular antibiotics successfully treats infected THA. Clin Orthop Relat Res 2017;475(2):419–429.

[82]　Wolf M, Clar H, Friesenbichler J, et al. Prosthetic joint infection following total hip replacement: results of one-stage versus two-stage exchange. Int Orthop 2014;38(7):1363–1368.

[83]　Berend KR, Lombardi AV Jr, Morris MJ, Bergeson AG, Adams JB, Sneller MA. Two-stage treatment of hip periprosthetic joint infection is associated with a high rate of infection control but high mortality. Clin Orthop Relat Res 2013;471(2):510–518.

[84]　Ekpo TE, Berend KR, Morris MJ, Adams JB, Lombardi AV Jr. Partial two-stage exchange for infected total hip arthroplasty: a preliminary report. Clin Orthop Relat Res 2014;472(2):437–448.

[85]　Konigsberg BS, Della Valle CJ, Ting NT, Qiu F, Sporer SM. Acute hematogenous infection following total hip and knee arthroplasty. J Arthroplasty 2014;29(3):469–472.

[86]　Fink B, Schuster P, Schwenninger C, Frommelt L, Oremek D. A standardized regimen for the treatment of acute postoperative infections and acute hematogenous infections associated with hip and knee arthroplasties. J Arthroplasty 2017;32(4):1255–1261.

[87]　Vilchez F, Martínez-Pastor JC, García-Ramiro S, et al. Effi cacy of debridement in hematogenous and early post-surgical prosthetic joint infections. Int J Artif Organs 2011;34(9):863–869.

[88]　Althuizen MN, V Hooff ML, v d Berg-v Erp SH, V Limbeek J, Nijhof MW. Early failures in large head metal-on-metal total hip arthroplasty. Hip Int 2012;22(6):641–647.

[89]　Macheras GA, Lepetsos P, Leonidou AO, Anastasopoulos PP, Galanakos SP, Poultsides LA. Survivorship of a porous tantalum monoblock acetabular component in primary hip arthroplasty with a mean follow-up of 18 years. J Arthroplasty 2017;32(12):3680–3684.

[90]　Volpin A, Konan S, Biz C, Tansey RJ, Haddad FS. Reconstruction of failed acetabular component in the presence of severe acetabular bone loss: a systematic review. Musculoskelet Surg 2019;103(1):1–13.

[91]　Rogers BA, Whittingham-Jones PM, Mitchell PA, Safi r OA, Bircher MD, Gross AE. The reconstruction of periprosthetic pelvic discontinuity. J Arthroplasty 2012;27(8): 1499–1506.e1.

[92]　Hasenauer MD, Paprosky WG, Sheth NP. Treatment options for chronic pelvic discontinuity. J Clin Orthop Trauma 2018;9(1):58–62.

[93]　Moore KD, McClenny MD, Wills BW. Custom trifl ange acetabular components for large acetabular defects: minimum 10-year follow-up. Orthopedics 2018;41(3):e316–e320.

[94]　Berend ME, Berend KR, Lombardi AV, Cates H, Faris P. The patient-specifi c Trifl ange acetabular implant for revision total hip arthroplasty in patients with severe acetabular defects: planning, implantation, and results. Bone Joint J 2018;100-B(1, Supple A):50–54.

[95]　Abdullah KM, Hussain N, Parsons SJ, Porteous MJL, Atrey A. 11-year mean follow-up of acetabular impaction grafting with a mixture of bone graft and hydroxyapatite porous synthetic bone substitute. J Arthroplasty 2018;33(5):1481–1486.

[96]　Hipfl C, Janz V, Löchel J, Perka C, Wassilew GI. Cup-cage reconstruction for severe acetabular bone loss and pelvic discontinuity: mid-term results of a consecutive series of 35 cases. Bone Joint J 2018;100-B(11):1442–1448.

[97]　Park CW, Eun HJ, Oh SH, Kim HJ, Lim SJ, Park YS. Femoral stem survivorship in Dorr type A femurs after total hip arthroplasty using a cementless tapered wedge stem: a matched comparative study with type B femurs. J Arthroplasty 2019;34(3):527–533.

[98]　White CA, Carsen S, Rasuli K, Feibel RJ, Kim PR, Beaulé PE. High incidence of migration with poor initial fi xation of the Accolade stem. Clin Orthop Relat Res 2012;470(2): 410–417.

[99]　Lachiewicz PF, Soileau ES, Martell JM. Wear and osteolysis of highly crosslinked polyethylene at 10 to 14 years: the eff ect of femoral head size. Clin Orthop Relat Res 2016;474(2):365–371.

[100]　Lachiewicz PF, O'Dell JA, Martell JM. Large metal heads and highly cross-linked polyethylene provide low wear and complications at 5-13 years. J Arthroplasty 2018;33(7):2187–2191.

[101]　Lindalen E, Thoen PS, Nordsletten L, Hovik O, Rohrl SM. Low wear rate at 6-year follow-up of vitamin E-infused cross-linked polyethylene: a randomised trial using 32- and 36-mm heads. Hip Int 2019;29(4):355–362.

[102]　Narkbunnam R, Amanatullah DF, Electricwala AJ, Huddleston JI III, Maloney WJ, Goodman SB. Outcome of 4 surgical treatments for wear and osteolysis of cementless acetabular components. J Arthroplasty 2017;32(9):2799–2805.

[103]　Berstock JR, Whitehouse MR, Duncan CP. Trunnion corrosion: what surgeons need to know in 2018. Bone Joint J 2018;100-B(1, Supple A):44–49.

[104]　Matharu GS, Judge A, Murray DW, Pandit HG. Outcomes after metal-on-metal hip revision surgery depend on the reason for failure: a propensity score-matched study. Clin Orthop Relat Res 2018;476(2):245–258.

[105]　Sultan AA, Cantrell WA, Khlopas A, et al. Evidence-based management of trunnionosis in metal-on-polyethylene total hip arthroplasty: a systematic review. J Arthroplasty 2018;33(10):3343–3353.

[106]　Marinier M, Edmiston TA, Kearns S, Hannon CP, Levine BR. A survey of the prevalence of and techniques to prevent trunnionosis. Orthopedics 2018;41(4):e557–e562.

[107]　Luo Y, Sun XF, Chen J, Cui W, Wang T. Could larger diameter of 4th generation ceramic bearing increase the rate of squeaking after THA?: a retrospective study. Medicine (Baltimore) 2018;97(52):e13977.

第二十二章　髋关节康复

David J. Kaufman

区永亮 / 译
贾震宇 / 校

异常步态的评估

Ⅰ．全面的体格检查和解剖学知识是指导髋关节疼痛物理治疗（PT）的关键：

逐一评估髋关节动作及其相关肌肉群是一个必要的开始：

1. 屈肌：腰肌、髂肌、耻骨肌和股直肌。
2. 伸肌：臀大肌和腘绳肌。
3. 外展肌：臀中肌和臀小肌。
4. 收肌：大收肌、长收肌和短收肌。
5. 外旋肌：臀大肌，上 / 下孖肌，闭孔内 / 外肌和股方肌。
6. 内旋肌：阔筋膜张肌、臀小肌和股薄肌。

Ⅱ．步态异常可能由以下原因引起：

A. 疼痛。
B. 无力。
C. 结构异常。
D. 活动受限。
E. 以上的组合。

Ⅲ．观察步态和单腿站姿的变化可提供有关髋关节功能和潜在病理学的重要动态信息：

A. 主要的步态特征包括脚的行进角度、骨盆运动、站姿阶段、步幅、躯干运动和手臂摆动。
B. 步态异常及其相关解剖相关的描述见表 22.1。

髋关节疼痛的康复原则

Ⅰ．需要适当的诊断和鉴别脊柱疾病、牵涉痛、关节外肌肉损伤、关节内病理改变、肌肉失衡和

表 22.1 步态评估

步态类型	临床相关性
Trendelenburg 步态：站立阶段对侧骨盆下降	外展肌无力
防痛步态：站立阶段缩短，摆动时间延长	下肢疼痛
髋关节病理性步态：躯干移位在疼痛的一侧，对侧骨盆抬高	髋关节内疼痛
脚部前进角度外旋	股骨后倾，扭转异常，髋关节积液
脚部前进角度内旋	股骨前倾过度，扭转异常
股四头肌回避现象：膝关节伸展增加	四肢无力，膝关节疼痛，前交叉韧带损伤
落脚或跨步步态：髋关节和膝关节屈曲增加，踝关节背屈消失	坐骨神经损伤，踝关节背屈无力

僵硬：

　　髋关节是从腰椎延伸到脚的运动链的一部分：

1. 这条运动链上任何一点的功能障碍都会影响髋关节功能。
2. 当髋关节变得更僵硬时，腰椎、膝关节、踝关节和（或）足部的活动需求增加，可导致继发性损伤。

Ⅱ. 治疗的目标包括以下几点：

A. 提高运动度（ROM）：

　　通过手法和牵引技术可以拉伸关节囊和周围肌肉，并有助于保持活动能力。

B. 减轻疼痛：

　　用于放松肌肉，缓解疼痛及抗炎。

C. 提高肌肉力量：

　　加强髋关节周围的肌肉，包括腹部核心肌群和髋外展肌，对使步态正常化特别有用。

D. 尽量减少不动或活动受限的有害影响：

　　对侧手可用手杖：

a. 允许手臂来回摆动。
b. 加宽支撑底座。
c. 外展肌较长的杠杆臂可减少受影响一侧的关节反作用力高达 30%。

E. 保持身体健康：

1. 减轻体重可显著改善患者症状，提高功能状态，同时减少对所有关节的作用力。
2. 像游泳或骑自行车这样的娱乐活动可以增进健康，同时最大限度地减少髋关节受力。

F. 家教锻炼计划：

　　教育和鼓励患者进行活动、锻炼和穿鞋，以减轻疼痛并优化功能。

术前注意事项

Ⅰ. 全面的宣教，以确定患者对手术和康复课程的期望：

A. 根据患者的基本功能状态、合并症和术后目标量身定制。
B. 术前教育对术前和术后焦虑均有一定的改善作用：
　　对疼痛、功能结果和住院时间的影响尚无定论。
C. 解决患者和家属的问题或担忧：
　　建立切合实际的期望。

Ⅱ. 整理家庭环境：

A. 去除地毯。
B. 调整浴室马桶座、淋浴、椅子位置。
C. 楼梯管理。
D. 尽量减少可能造成伤害或困难的康复障碍。

Ⅲ. 安排社会支持：

A. 膳食。
B. 辅助乘车前往物理治疗或找其他医生就诊。

Ⅳ. 术前康复或术前强化和步态训练可以控制及改善术后疼痛和术后最初几周的功能：

    A. 最好的证据是关注行动不便患者的术前强化、平衡和步态训练。

    B. 培训患者使用相关耐用医疗设备，包括步行辅助设备。

Ⅴ. 制定出院计划，手术后可能会有所调整：

    全髋关节置换术（THA）的术前康复计划已被证明可以降低出院后到专业护理机构的比例，并提高出院回家的比例。

髋关节镜术后康复

Ⅰ. 物理治疗和恢复活动的方案因所执行的关节镜检查手术而不同：

    A. 髋外展支架常用于限制术后髋关节活动。

    B. 连续被动运动（CPM）机可用于恢复活动度。

    C. 俯卧有助于防止屈曲挛缩的发生。

    D. 保护性负重可用于一系列髋关节镜手术。

Ⅱ. 至今尚没有达成共识的康复方案，具体的康复措施需要根据具体手术操作而定：

    A. 盂唇修复需要限制负重一段时间，限制髋外展，并且禁止超过中立位的外旋。

    B. 盂唇切除通常需要 10~14 天的部分负重，避免过度屈曲和外展。

    C. 鉴于术后早期股骨颈骨折的风险，盂唇切除术/骨成形术后需要限制负重一段时间。

    D. 微骨折需要长达 6 周的限制性负重。

    E. 关节囊紧缩术后患者应在术后 3~4 周内进行有限的髋关节屈曲、伸展和外旋，以保护前关节囊。

Ⅲ. 鼓励所有髋关节镜检查术后患者进行渐进性的 ROM 和强化训练：

    A. 一般在术后第 2 天左右开始进行适度的等长收缩，在术后第 3 周左右开始逐渐增加主动 ROM（AROM）。

    B. 重要的是要避免可能导致关节炎或肌腱炎的活动。

全髋关节置换术后康复

Ⅰ. 住院康复：

    A. 通常在手术后 0~3 天。

    B. 功能目标包括以下几点：

      1. 早期活动。

      2. 肌肉激活。

      3. 步态训练。

      4. 楼梯训练。

      5. AROM 和主动辅助 ROM。

    C. 接受早期住院康复治疗的患者住院时间更短，独立生活的时间也更早：

      1. "快速康复"临床路径鼓励在手术当天进行 PT 和活动。

      2. 当使用非骨水泥假体时，早期康复必须平衡快速恢复的好处和对植入物实现骨整合所需稳定环境的需要。

  D. 早期康复作为一种低风险、低成本的策略被大力提倡，以减少深静脉血栓（DVT）的风险：

    早期康复是美国骨科医师学会委员会"一致"推荐的DVT预防策略，反映了专家对该策略实用性的认同。

  E. 辅助装置可提高生物力学稳定和体感反馈：

    包括拐杖、助行器或手杖，取决于患者的需要和外科医生施加的限制。

  F. 承重：

    1. 初次生物型或混合固定后，通常允许完全承重：

      a. 传统认为，需要保护承重6周。

      b. 现代研究表明，这是没有必要的，但仍有一些外科医生在使用。

    2. 股骨粗隆截骨、复杂翻修或骨折后可限制负重。

  G. 出院前的楼梯训练对于如何安全使用患肢和避免术后早期髋关节扭转力是很重要的：

    1. 上楼梯：用非手术腿引导。

    2. 下楼梯：用手术腿引导。

Ⅱ.髋关节注意事项：

  A. 标准后侧入路髋关节置换术后预防措施包括限制髋关节屈曲、髋关节内收和内旋，尤其是在软组织修复愈合后的前6周：

    1. 在此期间应避免髋关节屈曲＞90°。

    2. 鼓励患者使用升高的马桶座圈、"助臂夹"和"穿袜辅助器"，以避免术后早期髋关节过度屈曲。

    3. 当触及地板时，患者应触及两腿之间，保持髋关节向外旋转，而不是伸向侧面。

    4. 外展支具的使用并没有显示出能够降低翻修THA后脱位的比例。

  B. 标准前侧入路髋关节置换术后预防措施包括限制髋关节伸展和外旋：

    通常发生在快速旋转型运动或在床上转动时（从仰卧到俯卧时，脚旋转和相对伸展）。

  C. 有证据表明，标准前侧入路髋关节置换术后预防措施作用有限：

    在一项对630例接受前路全髋关节置换术的患者进行的随机研究中，作者发现以下额外的髋关节预防措施并不能降低脱位率：使用外展枕、使用升高的马桶座、避免侧卧、避免驾驶或乘坐汽车。

Ⅲ. 门诊康复：

  A. 大部分术后康复发生在出院后。

  B. 髋关节和膝关节置换术的新支付方式正在推动缩短住院时间和尽量减少使用治疗服务的趋势：

    1. 早期术后康复可以安全地在多种情况下进行：

      a. 门诊PT。

      b. 家庭PT。

      c. 专业护理设施。

      d. 住院康复设施。

    2. 住院康复与家庭康复在功能状态方面没有差异。

3.　具有良好的基础活动能力和社会支持的患者是早期转入门诊 PT 的理想人选。

C.　在某些接受全髋关节置换术的患者中，自我指导治疗在恢复功能方面可能与正式的 PT 一样有效。

全髋关节置换术后的康复治疗

Ⅰ.　优质证据：

A.　全髋关节置换术后治疗方案的对照试验在范围设计和结果评估工具的变化方面受到限制。

B.　包括频率、持续时间和设备需求在内的详细协议往往是基于经验或有限的证据，而不是严格的指南。

C.　多项研究表明，在外科医生或其他卫生专业人员的监督下，对渐进性功能锻炼计划达成了共识：

1.　包括术后 6~8 周的渐进阻力训练和体重支持训练。

2.　随着功能的改善，运动项目应该针对特定的损伤，包括髋关节外展肌、步态训练和核心力量加强。

D.　从双侧支持，如助行器或拐杖，过渡到手杖，目标是脱离所有辅助设备：

允许逐渐过渡到正常的步幅和节奏。

E.　这些装置承受部分体重并减少关节反作用力：

减轻疼痛，弥补力弱，降低跌倒风险。

Ⅱ.　全髋关节置换术后康复计划组成部分：

A.　渐进式阻力训练：

1.　低强度的骨骼肌刺激，频繁重复举起较轻的负荷，早期集中在股四头肌。

2.　直腿抬高训练通常在手术后几周开始，因为这会增大关节反应力，并可能导致疼痛性肌腱炎，从而延缓康复进程。

B.　外展肌强化：

1.　对术后正常步态和姿势至关重要。

2.　在最初的 4~6 周内往往是紧绷的，会导致"倾斜"的姿势，并产生肢体长度不一致的错觉。

C.　强化核心力量。

D.　主动辅助关节活动度训练：

当髋关节通过一个完整的 ROM 时，治疗师提供人工协助，减少患者主动施加的肌肉力量。

E.　被动关节活动度训练：

1.　主要适用于术前髋关节屈曲挛缩或外展肌、内收肌周围紧绷的患者。

2.　由于术前肢体长度差异的代偿，膝关节屈曲挛缩在对侧并不罕见。

3.　在股骨粗隆截骨术或外展肌修复术中，可能延迟 6~12 周。

F.　非标准康复手段：

神经肌肉电刺激疗法：

一些证据表明，低频电刺激与常规 PT 结合使用可以改善力量和平衡。

后期康复

Ⅰ. 患者经过规范的康复指导治疗后 / 出院时开始：

可能是术后 6 周至 3 个月，取决于基础功能状态、合并症和技术因素：

1. 包括逐渐地恢复更多的体育活动和运动。
2. 长期锻炼计划，以保持体重和总体健康。

Ⅱ. 恢复驾驶的前提是停止服用麻醉药和有能力进行躲避动作：

A. 取决于患者的力量、反应时间、长时间坐着的能力和信心水平。

B. 在一项对 130 例 THA 患者的回顾中，81% 的患者能够在 6 周后恢复驾驶。

Ⅲ. 患者可逐渐恢复娱乐活动，并鼓励低至中等的对抗性活动：

建议适度进行步行、骑车、游泳和高尔夫运动。

Ⅳ. 通常不鼓励进行高对抗性的活动，因为理论上会增加人工关节表面磨损或骨折、假体松动、假体周围骨折或脱位等风险：

在 2009 年对 139 例美国髋关节和膝关节外科医生协会成员进行的一项调查中，71% 的人不赞成慢跑，83% 的人不赞成有难度的滑雪，49% 的人不赞成单打网球。

Ⅴ. 患者很少讨论性行为的恢复，86% 的外科医生表示他们很少或从不讨论这个话题，45%~60% 的患者希望了解更多信息：

THA 术后 2~3 个月患者可恢复性行为，建议采用安全体位以减少脱位风险。

参考文献

[1] MacDonald CW, Whitman JM, Cleland JA, Smith M, Hoeksma HL. Clinical outcomes following manual physical therapy and exercise for hip osteoarthritis: a case series. J Orthop Sports Phys Ther 2006;36(8):588–599.

[2] Weigl M, Angst F, Stucki G, Lehmann S, Aeschlimann A. Inpatient rehabilitation for hip or knee osteoarthritis: 2 year follow up study. Ann Rheum Dis 2004;63(4):360–368.

[3] McDonald S, Hetrick S, Green S. Pre-operative education for hip or knee replacement. Cochrane Database Syst Rev 2004;(1):CD003526.

[4] Wallis JA, Taylor NF. Pre-operative interventions (non-surgical and non-pharmacological) for patients with hip or knee osteoarthritis awaiting joint replacement surgery: a systematic review and meta-analysis. Osteoarthritis Cartilage 2011;19(12):1381–1395.

[5] Nankaku M, Tsuboyama T, Akiyama H, et al. Preoperative prediction of ambulatory status at 6 months after total hip arthroplasty. Phys Ther 2013;93(1):88–93.

[6] Cabilan CJ, Hines S, Munday J. The impact of prehabilitation on postoperative functional status, healthcare utilization, pain, and quality of life: a systematic review. Orthop Nurs 2016;35(4):224–237.

[7] Enseki KR, Martin RL, Draovitch P, Kelly BT, Philippon MJ, Schenker ML. The hip joint: arthroscopic procedures and postoperative rehabilitation. J Orthop Sports Phys Ther 2006;36(7):516–525.

[8] Munin MC, Rudy TE, Glynn NW, Crossett LS, Rubash HE. Early inpatient rehabilitation after elective hip and knee arthroplasty. JAMA 1998;279(11):847–852.

[9] Berger RA, Sanders SA, Thill ES, Sporer SM, Della Valle C. Newer anesthesia and rehabilitation protocols enable outpatient hip replacement in selected paticnts. Clin Orthop Relat Res 2009;467(6):1424–1430.

[10] American Academy of Orthopaedic Surgery (AAOS). Preventing Venous Thromboembolic Disease in Patients Undergoing Elective Hip and Knee Arthroplasty: Evidence-based guideline and evidence report. Rosemont, IL: AAOS; 2011.

[11] Dutton M. Orthopaedic Examination, Evaluation, and Intervention. 2nd ed. New York, NY: McGraw-Hill; 2008:1695.

[12] Murray TG, Wetters NG, Moric M, Sporer SM, Paprosky WG, Della Valle CJ. The use of abduction bracing for the prevention of early postoperative dislocation after revision total hip arthroplasty. J Arthroplasty 2012;27(8, Suppl):126–129.

[13] Cheng TE, Wallis JA, Taylor NF, et al. A prospective randomized clinical trial in total hip arthroplasty comparing early results between the direct anterior approach and the posterior approach. J Arthroplasty 2017;32(3):883–890.

[14] Tamaki T, Oinuma K, Miura Y, Higashi H, Kaneyama R, Shiratsuchi H. Epidemiology of dislocation following direct anterior total hip arthroplasty: a minimum 5-year follow-up study. J Arthroplasty 2016;31(12):2886–2888.

[15] Peak EL, Parvizi J, Ciminiello M, et al. The role of patient restrictions in reducing the prevalence of early dislocation following total hip arthroplasty. A randomized, prospcctive study. J Bone Joint Surg Am 2005;87(2):247–253.

[16]   Iorio R, Clair AJ, Inneh IA, Slover JD, Bosco JA, Zuckerman JD. Early results of Medicare's bundled payment initiative for a 90-day total joint arthroplasty episode of care. J Arthroplasty 2016;31(2):343–350.

[17]   Galea MP, Levinger P, Lythgo N, et al. A targeted home- and center-based exercise program for people after total hip replacement: a randomized clinical trial. Arch Phys Med Rehabil 2008;89(8):1442–1447.

[18]   Austin MS, Urbani BT, Fleischman AN, et al. formal physical therapy after total hip arthroplasty is not required: a randomized controlled trial. J Bone Joint Surg Am 2017;99(8):648–655.

[19]   Okoro T, Lemmey AB, Maddison P, Andrew JG. An appraisal of rehabilitation regimes used for improving functional outcome after total hip replacement surgery. Sports Med Arthrosc Rehabil Ther Technol 2012;4(1):5.

[20]   Di Monaco M, Vallero F, Tappero R, Cavanna A. Rehabilitation after total hip arthroplasty: a systematic review of controlled trials on physical exercise programs. Eur J Phys Rehabil Med 2009;45(3):303–317.

[21]   Abbas G, Waheed A. Resumption of car driving after total hip replacement. J Orthop Surg (Hong Kong) 2011;19(1):54–56.

[22]   Swanson EA, Schmalzried TP, Dorey FJ. Activity recommendations after total hi p and knee arthroplasty: a survey of the American Association for Hip and Knee Surgeons. J Arthroplasty 2009;24(6, Suppl):120–126.

[23]   Issa K, Pierce TP, Brothers A, Festa A, Scillia AJ, Mont MA. Sexual activity after total hip arthroplasty: a systematic review of the outcomes. J Arthroplasty 2017;32(1):336 340.

[24]   Charbonnier C, Chagué S, Ponzoni M, Bernardoni M, Hoff meyer P, Christofi lopoulos P. Sexual activity after total hip arthroplasty: a motion capture study. J Arthroplasty 2014;29(3):640–647.

第二十三章　滑膜增生性疾病

Hassan Alosh

陈旭琼 / 译
沈洪园 / 校

滑膜软骨瘤病

Ⅰ. 流行病学：

　　A. 关节内软骨破碎游离形成可钙化的结节。

　　B. 男女发病比例为 2∶1。

　　C. 髋关节是第二位最常受影响的关节（膝关节是第一位）。

　　D. 单关节发病。

　　E. 通常发生在 30~50 岁。

Ⅱ. 特点：

　　A. 临床表现：

　　　　1. 病史：大多数患者主诉腹股沟和臀部疼痛，活动后明显。还可出现机械症状，包括僵硬、摩擦和运动卡顿。最常表现为疼痛、运动受限和机械症状。

　　　　2. 体格检查：刺激性髋关节运动，如屈曲、外展和外旋（FABER）或屈曲、内收和内旋（FADIR）通常会引起难于忍受的疼痛。患者也可能出现髋关节运动受限，尤其是内旋时。

　　B. 影像学表现：

　　　　1. X 线片：如果钙化，可见游离体。晚期，可发展成骨关节炎，即关节间隙狭窄、软骨下骨硬化和骨赘形成（图 23.1）。

　　　　2. 计算机断层扫描（CT）：可以显示或不显示软骨游离体。

　　　　3. MRI：未钙化的游离体为 T1 低信号和 T2 高信号。钙化游离体在 T1 和 T2 上的信号都较低（图 23.2）。

　　　　4. 组织学意义不大；可发现不同钙化阶段的软骨结节。

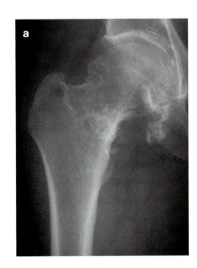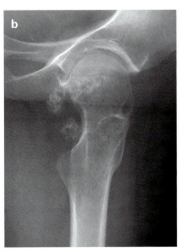

图 23.1 （a、b）X 线片显示明显钙化的滑膜软骨瘤病

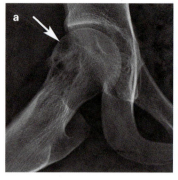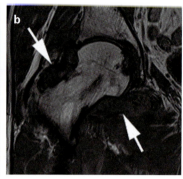

图 23.2 （a、b）2 例患者的磁共振成像显示明显滑膜软骨瘤病

Ⅲ. 治疗：

    A. 手术治疗：

        1. 关节镜清理的目的是降低发病率和更快地恢复。潜在的缺点包括滑膜切除不完全和无法处理所有游离体。技术上还需要精通不易掌握的髋关节镜：

            对最近 197 例患者的 Meta 分析显示，随访时患者的复发率为 7.1%。由于关节镜检查中存在软骨完全缺失，随访时观察到预测到的 THA。

        2. 无股骨头脱位的切开清理和滑膜切除术者比股骨头脱位者具有更高的复发率：

            a. 应用改良的 Hardinge 入路，可避免进入后关节囊，防止损害股骨头的血运。

            b. 不脱位的开放清理术的复发率高达 15%。

        3. 开放股骨脱位滑膜切除术后无复发，但并发症发生率＞20%，包括股骨头缺血性坏死、神经麻痹和术中股骨骨折。转子截骨术有利于脱位。

    B. 并发症 / 缺点：

        1. 滑膜切除术后存在关节退变风险。

        2. 关节退变比术前的更严重预示着骨性关节炎的进展。

        3. 伴有软骨瘤病的严重关节退变是髋关节置换术治疗的指征。

色素绒毛结节滑膜炎

Ⅰ. 流行病学：

    A. 滑膜绒毛增殖与含铁血黄素沉积。

    B. 与 5q33 染色体重排相关。

    C. 显示孤立性或弥漫性的肥厚性滑膜病灶。

    D. 髋关节是第二位好发关节（膝关节为第一位）。

    E. 通常为单关节疾病，但也可多关节受累。

    F. 性别发病变差别不大，发病年龄为 30~40 岁。

Ⅱ. 特点：

    A. 临床表现：

        1. 病史：髋关节孤立色素沉着绒毛结节性滑膜炎（PVNS）病灶将表现为髋关节运动时卡顿或交锁感。弥漫性疾病也可能出现活动后症状，但也可表现为弥漫性的腹股沟和臀部钝痛，活动后加重。

2. 体格检查：髋关节因受到刺激导致主动活动受限。Stinchfield（髋关节屈曲对抗）试验和 FADIR 试验通常会导致腹股沟疼痛。在弥漫性疾病中，患者也可能出现髋关节固定于屈曲挛缩位。

3. 关节液可能含有富铁血黄素液体和巨细胞，但也可能是正常的。

B. 影像学表现：

1. 虽然髋关节 PVNS 经常出现伴随的关节炎，但平片通常为正常。

2. CT 扫描：PVNS 比骨骼肌的密度更高。

3. MRI：T1 和 T2 序列通常包含低和高信号区域（图 23.3）。

　　a. 低信号显示铁血黄素沉积区域。

　　b. T1 上高信号，提示出血或脂肪沉积。

　　c. T2 上高信号表示关节积液。

　　d. MRI 表现难于与血友病、滑膜血管瘤或树枝状脂肪瘤鉴别。

C. 其他检查：

1. 确诊依赖于活检：经皮、关节镜或开放。

2. 病理学：单核基质细胞与含铁血黄素多核巨细胞浸润滑膜。

III. 治疗：

A. 非手术治疗：

1. 对有症状的患者的作用不大。

2. 可的松注射可以暂时缓解症状，但不能治愈。

B. 外科手术治疗：

1. 局限的 PVNS 可通过关节镜下切除，但缺乏复发的长期随访数据。

2. 弥散性 PVNS 通过滑膜切除术，甚至进行关节置换术。

3. 单纯滑膜全切除术治疗髋关节 PVNS 复发率较高（35%），结合关节置换术复发率下降到 8%（图 23.4）：

　　a. 退行性关节疾病的严重程度与更高的复发风险相关。

　　b. 股骨头脱位的关节成形术可获得更彻底的滑膜切除术：

　　　　i. 在髋关节置换术系列报告中，没有 PVNS 复发的报告。然而，无菌性松动是骨水泥型 THA 的并发症。

　　　　ii. 近年来应用的非骨水泥型假体可避免无菌性松动，翻修时只需要更换磨损

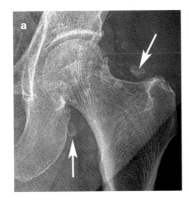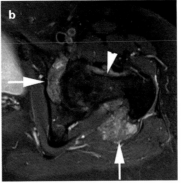

图 23.3（a、b）髋关节色素绒毛性滑膜炎显示对比 MRI 矢状面的弥漫性强化

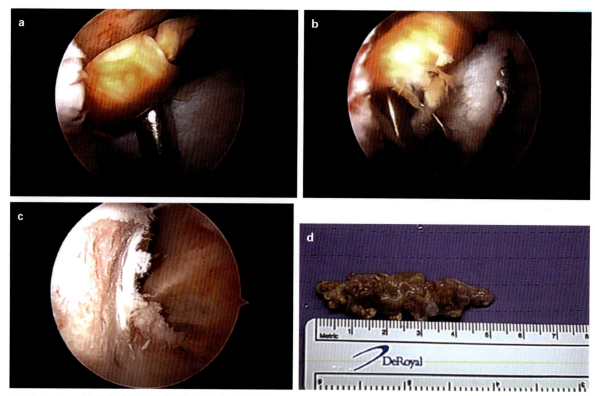

图 23.4（a~d）关节镜髋关节滑膜切除术治疗色素性绒毛性滑膜炎

的聚乙烯。

4. 使用放射性或放射性同位素的辅助治疗可能有效：

    a. 可作为手术切除后的辅助治疗。

    b. 也可用于复发病例从而替代外科手术。

    c. 低剂量辐射后的复发率低：

        ⅰ. 低剂量辐射可在手术后 6 周开始。

        ⅱ. 辐射部位有皮肤破裂、关节僵硬和恶性肿瘤的理论风险。

    d. 关节内置入放射性同位素也可用于控制弥漫性疾病和防止复发：

        ⅰ. 钇 –90（Y–90）和镝 –165（Dy–165）被用于辅助治疗。

        ⅱ. 滑膜切除术失败和进行关节内置入放射性同位素的再次滑膜切除术的复发率为 18%。

C. 并发症 / 缺点：

1. 滑膜肉瘤或滑膜血管瘤可能有类似的表现和影像学。

2. 切除术后的复发很常见，常规的术后 MRI 监测可能有助于发现早期复发。

滑膜血管瘤

Ⅰ. 流行病学：

    A. 滑膜中的血管增殖。

    B. 髋关节中罕见。

C. 最常见于儿童和青少年。

D. 可出现局部或弥漫性病变。

E. 多关节受累提示为遗传综合征，如 Maffucci 综合征：

    1. 多种内生软骨瘤和血管瘤。

    2. 恶变风险较高（> 30%）。

II. 特点：

A. 临床表现：

    1. 病史：孤立性或较小病变可无症状，不会引起机械症状或疼痛。弥漫性疾病会出现僵硬、疼痛和活动受限。

    2. 体格检查：可能显示活动受限，髋关节屈曲挛缩，腹股沟 / 臀部刺激征。

B. 影像学表现：

    1. X 线片通常显示阴性。

    2. CT 扫描通常并不明确。

    3. MRI 通常可以类似 PVNS 表现：

        a. T1 和 T2 信号下降显示含铁血黄素沉积。

        b. T1 高信号增加显示出血区。

        c. 可以帮助区分关节外的受累程度。

C. 其他检查：

    1. 组织学和病史可以帮助鉴别 PVNS。诊断不清时，术中标本和组织学可以鉴别 PVNS 和滑膜血管瘤。

    2. 血管瘤通常出现在较年轻的患者中。

    3. 组织学显示随机分布的含弥漫的铁血黄素的毛细血管和海绵状血管。

III. 治疗：

A. 非手术性治疗：

    1. 非手术治疗作用小。

    2. 非甾体类抗炎药可以缓解症状。

    3. 对遗传性疾病（如 Maffucci 综合征）和多关节受累的患者，如果无法进行手术切除，则观察。

B. 外科手术治疗：

    1. 孤立病变可通过关节镜成功切除。

    2. 持续出血会使关节镜切除术复杂化，则需要进行开放治疗。

    3. 广泛的关节损伤需要进行全髋关节置换术。

C. 并发症 / 缺点：

    1. 临床表现和影像非常类似于 PVNS。

    2. 病史和组织学可以鉴别其他病变。

    3. 遗传综合征患者发生肉瘤转化的风险很高，应定期随访。

参考文献

[1]　Boyer T, Dorfmann H. Arthroscopy in primary synovial chondromatosis of the hip: description and outcome of treatment. J Bone Joint Surg Br 2008;90(3):314–318.

[2]　de Sa D, Horner NS, MacDonald A, et al. Arthroscopic surgery for synovial chondromatosis of the hip: a systematic review of rates and predisposing factors for recurrence. Arthroscopy 2014;30(11):1499–1504.e2.

[3]　Duif C, von Schulze Pellengahr C, Ali A, et al. Primary synovial chondromatosis of the hip - is arthroscopy suffi cient? A review of the literature and a case report. Technol Health Care 2014;22(5):667–675.

[4]　Ferro FP, Philippon MJ. Arthroscopy provides symptom relief and good functional outcomes in patients with hip synovial chondromatosis. J Hip Preserv Surg 2015;2(3):265–271.

[5]　Lim S-J, Chung HW, Choi YL, Moon YW, Seo JG, Park YS. Operative treatment of primary synovial osteochondromatosis of the hip. J Bone Joint Surg Am 2006;88(11):2456–2464.

[6]　Lim S-J, Park Y-S. Operative treatment of primary synovial osteochondromatosis of the hip. Surgical technique. J Bone Joint Surg Am 2007;89(Suppl 2, Pt.2):232–245.

[7]　González Della Valle A, Piccaluga F, Potter HG, Salvati EA, Pusso R. Pigmented villonodular synovitis of the hip: 2- to 23-year followup study. Clin Orthop Relat Res 2001;(388):187–199.

[8]　Vastel L, Lambert P, De Pinieux G, Charrois O, Kerboull M, Courpied JP. Surgical treatment of pigmented villonodular synovitis of the hip. J Bone Joint Surg Am 2005;87(5):1019–1024.

[9]　Mankin H, Trahan C, Hornicek F. Pigmented villonodular synovitis of joints. J Surg Oncol 2011;103(5):386–389.

[10]　Startzman A, Collins D, Carreira D. A systematic literature review of synovial chondromatosis and pigmented villonodular synovitis of the hip. Phys Sportsmed 2016;44(4):425–431.

[11]　Lee S, Haro MS, Riff A, Bush-Joseph CA, Nho SJ. Arthroscopic technique for the treatment of pigmented villonodular synovitis of the hip. Arthrosc Tech 2015;4(1):e41–e46.

[12]　Byrd JWT, Jones KS, Maiers GP II. Two to 10 years' follow-up of arthroscopic management of pigmented villonodular synovitis in the hip: a case series. Arthroscopy 2013;29(11):1783–1787.

[13]　Yoo JJ, Kwon YS, Koo KH, Yoon KS, Min BW, Kim HJ. Cementless total hip arthroplasty performed in patients with pigmented villonodular synovitis. J Arthroplasty 2010;25(4):552–557.

[14]　Shabat S, Kollender Y, Merimsky O, et al. The use of surgery and yttrium 90 in the management of extensive and diff use pigmented villonodular synovitis of large joints. Rheumatology (Oxford) 2002;41(10):1113–1118.

[15]　Berger B, Ganswindt U, Bamberg M, Hehr T. External beam radiotherapy as postoperative treatment of diff use pigmented villonodular synovitis. Int J Radiat Oncol Biol Phys 2007;67(4):1130–1134.

[16]　Chin KR, Barr SJ, Winalski C, Zurakowski D, Brick GW. Treatment of advanced primary and recurrent diff use pigmented villonodular synovitis of the knee. J Bone Joint Surg Am 2002;84(12):2192–2202.

[17]　Demertzis JL, Kyriakos M, Loomans R, McDonald DJ, Wessell DE. Synovial hemangioma of the hip joint in a pediatric patient. Skeletal Radiol 2014;43(1):107–113.

[18]　Adelani MA, Wupperman RM, Holt GE. Benign synovial disorders. J Am Acad Orthop Surg 2008;16(5):268–275.

[19]　Kim S-J, Cho S-H, Ko D-H. Arthroscopic excision of synovial hemangioma of the hip joint. J Orthop Sci 2008;13(4):387–389.

第二十四章　髋关节原发性和转移性肿瘤

Yale A. Fillingham, Matthew Colman

陈旭琼 / 译
沈洪园 / 校

良性肿瘤

Ⅰ. 良性骨肿瘤的 Enneking 分期系统：

  A. 良性骨肿瘤的分期用阿拉伯数字表示，以区分恶性骨肿瘤的分期用罗马数字表示。

  B. Enneking 分期分为 1~3 期：

    1. 1 期（静止）：

      良性骨肿瘤，病灶静止或自愈。例如：内生软骨瘤和非骨化纤维瘤（NOF）。

    2. 2 期（活跃）：

      良性骨肿瘤，逐渐增大，但会受到解剖屏障的限制。例如：单房性骨囊肿（UBC）和动脉瘤样骨囊肿（ABC）。

    3. 3 期（局部侵袭性）：

      良性骨肿瘤，其大小逐渐增长而不受解剖屏障的限制。例如：骨巨细胞瘤。

Ⅱ. 滑膜病变：

  A. 色素沉着绒毛结节性滑膜炎（PVNS）：

    1. 临床表现：

      a. 最常见于中年人，男性发病率高于女性。

      b. 通常只累及单个关节，最常见的是髋关节或膝关节。

      c. 通常会有关节疼痛，伴有间歇性的关节积液和僵硬。关节液通常是血性的。

    2. 诊断：

      a. X 线片：

        X 线片可显示肿胀的软组织或近皮质侵蚀和硬化边缘。

      b. MRI：

        T1 和 T2 加权图像上的低信号（黑色）提示关节内病变，为肿瘤中含大量铁血黄素。

      c. 组织病理学：

        ⅰ. 通常扩散到整个关节，但也有可能只有在关节内局部区域。

        ⅱ. 组织病理学显示富细胞组织，含脂组织细胞、巨细胞和慢性炎症区域。细胞密度高，类似肉瘤。

        ⅲ. 由于血管密度高，组织中通常含有大量含铁血黄素。

    3. 治疗和预后：

      a. 治疗选择全滑膜切除术。

      b. 由于全滑膜完全切除较困难，复发率可以 > 50%。

      c. PVNS 的自然史通常会导致过早的关节退行性变，最终需全髋关节置换术。

  B. 滑膜软骨瘤病：

1. 临床表现：
   a. 好发于 20~70 岁。常见于孤立的大关节，髋关节和膝关节发生率相当。
   b. 常见的症状包括隐匿性的关节疼痛和肿胀。常因出现游离体继发机械症状。
2. 诊断：
   a. X 线片：
      X 线片显示关节周围有大小不等的钙化区域，代表游离体（图 24.1）。
   b. 组织病理学：
      ⅰ. 滑膜软骨瘤病的起源是嵌于滑膜的未分化的间充质细胞发展成的透明软骨结节。
      ⅱ. 游离体有透明软骨区，软骨内骨化继发成不同程度的钙化。
3. 治疗和预后：
   a. 治疗需行滑膜全切除术和游离体摘除。由于关节镜下取出游离体的体积有限，通常需要开放性切除滑膜和取出游离体。
   b. 由于全滑膜切除术难于完全切除，复发率较高。
   c. 即使去除游离体，较高的复发率可导致早期关节退行性变，从而需行全髋关节置换术。

Ⅲ. 骨纤维性病变：
A. 孤立性骨囊肿（UBC）：
   1. 临床表现：
      a. 常见于 20 岁以下患者，多发于股骨和肱骨近端。
      b. UBC 通常偶然发现或发生病理性骨折而发现。
   2. 诊断：
      a. X 线片：

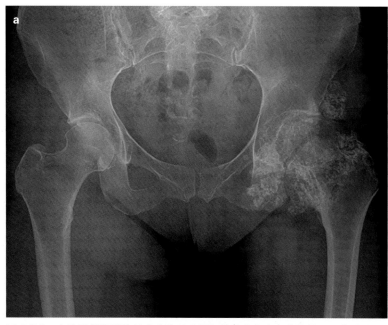
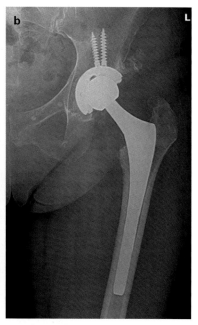

图 24.1 左髋关节滑膜软骨瘤病和严重退行性关节疾病患者的骨盆正位片（a），行全髋关节置换术（b）

ⅰ. X 线片显示位于中央的单个干骺端囊肿（可能出现多分叶囊肿）。

ⅱ. 囊肿最初靠近骨骺，然后逐渐远离骨骺。虽然囊肿看起来显示膨胀生长，但它很少会扩张到超出原有宽度。

ⅲ. X 线片上的典型特征为"落叶"征，提示皮质骨骨折碎片落入囊肿内（图 24.2）。

    b. MRI：

        囊肿在 Tt2 加权像上呈均匀高信号。但囊肿病理性骨折后可类似 ABC 的液 – 液平面。

    c. 组织病理学：

        囊性液与滑膜液相似，囊性膜很薄，少有巨细胞。

3. 治疗和预后：

    a. 随着骨骺闭合，病变通常会自行消退。

    b. 病理性骨折的治疗与创伤性骨折没有区别。

    c. 即将发生的病理性骨折可以通过预防性固定治疗。

B. 动脉瘤样骨囊肿（ABC）：

1. 临床表现：

    a. 多见于年龄 < 20 岁的患者，股骨近端干骺端、胫骨近端和股骨远端是最常见的 3 个部位。

    b. 也有可能偶然发现，但患者常主诉髋关节隐痛。

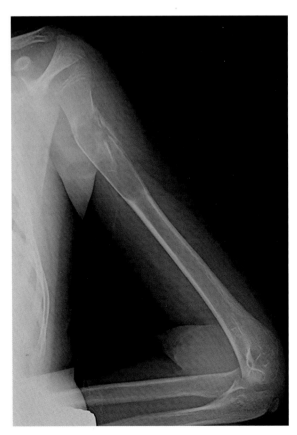

图 24.2　肱骨 X 线片显示"落叶"征，代表肱骨囊肿皮质骨折

2. 诊断：

   a. X 线片：

      X 线片显示干骺端偏心位置的单发多小叶膨胀性囊肿（可有内骨小梁）。

   b. MRI：

      典型的表现为液 - 液平面代表囊肿混合血液和液体复合成分（图 24.3）。

   c. 组织病理学：

      ⅰ. 囊肿内无内皮细胞，但间隔内有巨细胞和未成熟的类骨基质。

      ⅱ. 多分叶结构为充满血液的区域，代表"血湖"。

3. 治疗和预后：

   a. 病灶为局部侵袭性，所以在股骨近端进行刮除、植骨和预防性固定治疗。

   b. 复发率约为 20%，生长期的儿童复发率高达 50%。

C. 纤维结构不良：

1. 临床表现：

   a. 发病年龄 < 30 岁，多见于股骨近端。

   b. 大多数病变是无症状的，X 线片上偶然发现。

   c. McCune-Albright 综合征是纤维结构不良、咖啡斑和内分泌障碍（通常是性早熟）的综合征。

   d. Mazabraud 综合征是一种伴肌内黏液瘤的多骨纤维结构不良。

2. 诊断：

   a. X 线片：

      ⅰ. 病变可出现在股骨近端干骺端或骨干，继发于小而分散骨岛的"磨玻璃"样外观。

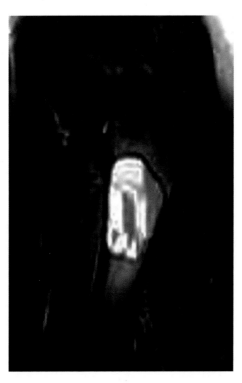

图 24.3 左侧股骨近端 T2 MRI 冠状图像显示动脉瘤性骨囊肿病变的液 - 液平面特征

ⅱ. 骨骼强度减低引起反复微骨折，导致典型的"牧羊人"综合征畸形。

b. 组织病理学：

ⅰ. 不规则的编织骨被描述为有"字母汤"或"汉字"的外观。

ⅱ. 与大多数具有骨样基质的良性肿瘤不同，纤维性异常增生骨的成骨细胞边缘很少或没有。

c. 遗传学：

ⅰ. Gs 蛋白是一种跨膜细胞因子信号蛋白。纤维性异常增生的特征是染色体 20q13 的突变导致 Gs α 蛋白的激活，因而环磷酸腺苷（cAMP）的增加。

ⅱ. 该突变导致成纤维细胞生长因子 23（FGF-23）的增加，引起肾脏磷酸盐的耗损。

3. 治疗和预后：

a. 无症状的病变无须治疗，可进行观察，因为病变会在患者达到骨骼成熟后停止生长。

b. 股骨近端畸形或病理性骨折的治疗包括刮除、植骨、矫正畸形和内固定。

c. 恶变率为 1%。

Ⅳ. 良性软骨病变：

A. 软骨母细胞瘤：

1. 临床表现：

a. 大多数好发于 25 岁以下。

b. 典型表现为髋关节疼痛和跛行，病变可在常规 X 线片中发现。

2. 诊断：

a. X 线片：

ⅰ. 成软骨细胞瘤是骨骺的特征性病变之一。X 线片显示边界清楚的溶骨性病变。

ⅱ. 通常病变会同时累及骺端和干骺端。

ⅲ. 在股骨近端病变可能位于股骨头骨骺或大转子骺。

b. 组织病理学：

ⅰ. 病变部位会有增生的成软骨细胞。这些细胞通常被描述为"鹅卵石"或"铁丝网"状。

ⅱ. 巨细胞散在单个核成软骨细胞范围内。

3. 治疗和预后：

a. 有症状的患者采用刮除和植骨治疗。

b. 尽管病变的分类是良性的，但可通过肺转移，此时肺部需进行手术切除治疗。

B. 内生软骨瘤：

1. 临床表现：

a. 单发内生软骨瘤通常在平片上偶然发现。

b. 好发于 20 岁以下。绝大多数发生在手部，长骨中最常见的部位是股骨近端。

c. Ollier 病是一种非遗传性疾病，以多发性内生软骨瘤病变为特征。

d. Maffucci 综合征是包括多发内生软骨瘤病变与软组织血管瘤。

2. 诊断：
   a. X 线片：
      i. 病变会有不同类型的钙化，通常被描述为环状、点状或点状，分布均匀。
      ii. 超过皮质宽度 50% 是转化为软骨肉瘤恶性的特征。
      iii. 内生软骨瘤在骨扫描上通常表现为"热"病变。
   b. 组织病理学：
      病变细胞数量减少，可见大量透明基质。

3. 治疗和预后：
   a. 观察是治疗疼痛性病变的主要方法，考虑到恶性变，需要刮除和植骨。
   b. 单个内生软骨瘤有 1% 的恶性转化风险。
   c. 大约 1/3 的 Ollier 病会恶化为软骨肉瘤。
   d. 所有 Maffucci 综合征患者都有恶化为软骨肉瘤的风险，并有其他内脏器官癌症发生的风险。

恶性肿瘤

Ⅰ. 恶性肿瘤的分期：
   A. 恶性骨肿瘤的分期采用罗马数字表示。
   B. 分期的确定是基于肿瘤的分级，位置，以及是否转移。
   C. 包括Ⅰ期、Ⅱ期和Ⅲ期，其中Ⅰ期是低度恶性肿瘤，Ⅱ期是高度恶性肿瘤，Ⅲ期为有转移的恶性肿瘤，不论是否低度恶性或高度恶性。Ⅰ期和Ⅱ期进一步分为 A 期和 B 期，这是根据肿瘤是否突破间室，分为间室内（A）或间室外（B）（表 24.1）。

Ⅱ. 恶性软骨病变：
   A. 普通型和去分化软骨肉瘤：
   1. 临床表现：
      a. 年龄分布广泛，一般为 30~70 岁，男性发病率略高于女性。近 75% 的病例仅发生在躯干、臀部和肩部。
      b. 患者通常主诉病变部位疼痛。
      c. 软骨肉瘤可在症状出现前已经长得很大，患者可因神经血管或泌尿生殖系统受压引发症状为主诉。

表 24.1 恶性肿瘤的分期

分期	肿瘤分级	部位	转移
Ⅰ A	低度	间室内	无
Ⅰ B	低度	间室外	无
Ⅱ A	高度	间室内	无
Ⅱ B	高度	间室外	无
Ⅲ	低度或高度	间室内或间室外	有

2. 诊断：

  a. X 线片：

    ⅰ. 病变位于伴有骨溶解缺陷的干骺端或骨干。

    ⅱ. 轴向和近端病变通常具有更强的侵袭性。

    ⅲ. 较大的肿瘤表现为伴有点状或点状钙化的软组织肿块。

    ⅳ. 普通型软骨肉瘤和去分化软骨肉瘤在平片上无法区分。

  b. 组织病理学：

    ⅰ. 可见丰富的蓝灰色软骨样基质和数量不等的细胞和双核软骨细胞。

    ⅱ. 去分化软骨肉瘤与普通型软骨肉瘤的不同之处在于它具有二形性，低级别软骨肉瘤的边界区域与高级别间叶细胞梭形细胞的区域相邻。

    ⅲ. 由于软骨肉瘤瘤体较大，组织病理学取样有限，可能误将肿瘤按普通型分类而不是去分化。

3. 治疗和预后：

  a. 普通型软骨肉瘤和去分化软骨肉瘤的典型治疗方法是广泛切除。

  b. 软骨肉瘤对放疗和化疗的辅助治疗反应较差。

  c. 软骨肉瘤多通过血液转移到肺。

  d. 根据组织学分级，普通型软骨肉瘤 5 年生存率分别为：Ⅰ期，80%~90%；Ⅱ期，50%~80%；Ⅲ期，0~40%。

  e. 去分化软骨肉瘤的 5 年生存率约为 10%。

  f. 反转录聚合酶链反应检测显示端粒酶活性升高的软骨肉瘤复发率较高。

B. 透明细胞型软骨肉瘤：

1. 临床表现：

  a. 年龄分布广泛，发病高峰在 30 多岁。与女性相比，男性的发病率更高，男女比例为 2∶1。

  b. 病灶通常位于股骨近端骨骺端。

  c. 最常见的症状是髋关节疼痛。

2. 诊断：

  a. X 线片：

    ⅰ. 早期病变为边缘良好的骨骺和类似无菌性坏死的周围硬化，表现为良性。

    ⅱ. 后期显示恶性表现，边界不清和溶骨性病变。

  b. 组织病理学：

    ⅰ. 细胞结构与普通型软骨肉瘤相似，但细胞有丰富的透明细胞质。

3. 治疗和预后：

  a. 由于透明细胞软骨肉瘤被认为是一种低度肿瘤，所以通常只需进行广泛切除治疗。

  b. 透明细胞软骨肉瘤患者的存活率较高，10 年存活率为 80%~85%。

Ⅲ. 骨肿瘤：

  骨肉瘤：

  1. 临床表现：

      a. 骨肉瘤多见于股骨远端和胫骨近端，但也有发生在股骨近端和髋臼的。

      b. 原发性传统骨肉瘤通常见于年龄＜ 30 岁的患者。成人继发性骨肉瘤通常由于辐射暴露或 Paget 病。

      c. 最初的症状通常是关节周围痛性肿块。疼痛的一个区别特征是夜间疼痛明显，且对消炎镇痛药没有反应。

      d. 视网膜母细胞瘤肿瘤抑制基因突变的患者易发生骨肉瘤。

2. 诊断：

      a. X 线片：

            病变通常位于干骺端，表现为溶骨和硬化的混合外观。X 线片可见基质矿化呈日晒型，骨膜反应形成 Codman 三角形。

      b. MRI：

         ⅰ. 应包括整个股骨，以明确跳跃病变的存在可能。

         ⅱ. MRI 上可详细显示软组织受累的程度。由于软组织受累，大多数传统骨肉瘤为ⅡB 期。

      c. 组织病理学：

         ⅰ. 恶性细胞具有细胞异型性和多核分裂率的特征。

         ⅱ. 肿瘤细胞呈梭形，形成类骨基质。类骨质不会有任何成骨细胞环，这是非恶性类骨质基质的鉴别特征。

3. 治疗和预后：

      a. 完整的检查后，患者接受新辅助化疗，术后广泛手术切除和辅助化疗。

      b. 在历史上，广泛的手术切除仅限于截肢。目前，重建植入物设计的重大进展进行保肢治疗。因为手术切除范围较广无法一次性重建骨质。

      c. 局限性普通骨肉瘤的长期无病生存率为 75%，而转移性骨肉瘤的生存率则低得多，只有 25%。

      d. 最常见的转移部位是肺部，其他骨骼转移是第二好发部位。由于存在肺部转移的风险，患者一般需进行胸部 CT 扫描。

转移性

Ⅰ. 一般情况：

  A. 典型的转移瘤发生于 40 岁以上的患者。

  B. 患者并不总是有恶性肿瘤的既往史或恶性肿瘤的危险因素。最常见的症状是疼痛。

  C. X 线表现需根据病变的数目、大小、位置和类型来描述。

  D. 病变的组织学将取决于恶性肿瘤的原发灶。

Ⅱ. 原发性不明的转移瘤的诊断检查：

  A. 获得详细的病史，以评估以往的恶性肿瘤或使患者处于特定发生恶性肿瘤的风险因素。

  B. 主要对乳房、前列腺、甲状腺和腹部进行检查。

  C. 实验室检查应包括碱性磷酸酶、基础代谢（BMP）、全血计数（CBC）、红细胞沉降率（ESR）、肝功能、前列腺特异性抗原（PSA）和血清蛋白电泳。

D. 平片应该包括胸部和任何疼痛的四肢或关节的 X 线片。应进行全身骨骼扫描以检查多发骨骼病变的可能。

E. 进一步的影像应该包括胸部、腹部和骨盆的 CT。

F. 应进行活检以确认病变不是原发性骨恶性肿瘤。

Ⅲ. 预防性固定：

A. Mirel 标准：

  1. 根据病灶部位、疼痛类型、病灶类型、大小进行 12 点评分（表 24.2）。

  2. 预防固定的指征是 Mirel 评分＞ 8 分。

B. 推荐术后全骨放疗：

  1. 骨髓瘤、淋巴瘤和生殖细胞肿瘤被认为对辐射非常敏感。

  2. 肾癌、黑色素瘤和非小细胞肺癌被认为对辐射不敏感。

C. 如果患者存活预计不足 3 个月，则考虑非手术治疗。

表 24.2 Mirel 评分

变量	1 点	2 点	3 点
病变部位	上段	下段	粗隆周围
疼痛	轻度	中度	功能性
病变类型	成骨	混合	溶骨
大小	＞ 1/3 直径	1/3~2/3 直径	＞ 2/3 直径

参考文献

[1] Kakhki VR, Anvari K, Sadeghi R, Mahmoudian AS, Torabian-Kakhki M. Pattern and distribution of bone metastases in common malignant tumors. Nucl Med Rev Cent East Eur 2013;16(2):66–69.

[2] Messerschmitt PJ, Garcia RM, Abdul-Karim FW, Greenfi eld EM, Getty PJ. Osteosarcoma. J Am Acad Orthop Surg 2009;17(8):515–527.

[3] Bickels J, Dadia S, Lidar Z. Surgical management of metastatic bone disease. J Bone Joint Surg Am 2009;91(6):1503–1516.

[4] Kaila R, Ropars M, Briggs TW, Cannon SR. Aneurysmal bone cyst of the paediatric shoulder girdle: a case series and literature review. J Pediatr Orthop B 2007;16(6):429–436.

[5] Lin PP, Thenappan A, Deavers MT, Lewis VO, Yasko AW. Treatment and prognosis of chondroblastoma. Clin Orthop Relat Res 2005;438(438):103–109.

[6] Parekh SG, Donthineni-Rao R, Ricchetti E, Lackman RD. Fibrous dysplasia. J Am Acad Orthop Surg 2004;12(5):305–313.

[7] Rougraff BT. Evaluation of the patient with carcinoma of unknown origin metastatic to bone. Clin Orthop Relat Res 2003;(415, Suppl):S105–S109.

[8] Chin KR, Barr SJ, Winalski C, Zurakowski D, Brick GW. Treatment of advanced primary and recurrent diff use pigmented villonodular synovitis of the knee. J Bone Joint Surg Am 2002;84(12):2192–2202.

[9] Wilkins RM. Unicameral bone cysts. J Am Acad Orthop Surg 2000;8(4):217–224.

[10] Marco RA, Gitelis S, Brebach GT, Healey JH. Cartilage tumors: evaluation and treatment. J Am Acad Orthop Surg 2000;8(5):292–304.

[11] Rougraff BT, Kneisl JS, Simon MA. Skeletal metastases of unknown origin. A prospective study of a diagnostic strategy. J Bone Joint Surg Am 1993;75(9):1276–1281.

[12] Shpitzer T, Ganel A, Engelberg S. Surgery for synovial chondromatosis. 26 cases followed up for 6 years. Acta Orthop Scand 1990;61(6):567–569.

[13] Mirels H. Metastatic disease in long bones. A proposed scoring system for diagnosing impending pathologic fractures. Clin Orthop Relat Res 1989;(249):256–264.

[14] Enneking WF. A system of staging musculoskeletal neoplasms. Clin Orthop Relat Res 1986;(204):9–24.

[15] Enneking WF, Spanier SS, Goodman MA. A system for the surgical staging of musculoskeletal sarcoma. Clin Orthop Relat Res 1980; (153):106–120.

第二十五章　髋关节骨坏死

Matthew W. Tetreault, Roshan P. Shah

沈洪园 / 译
陈加荣 / 校

流行病学

Ⅰ. 股骨头坏死（ONFH）是缺血性坏死（AVN）的同义词。

Ⅱ. 发病率：

    A. 美国每年有 2 万 ~3 万例新病例。

    B. 美国约 10% 的全髋关节置换术是由于 ONFH 所致。

Ⅲ. 人口统计：

    A. 男女比例取决于 / 随病因学而变化，例如，男性主要是酒精相关的 ONFH，女性主要是狼疮相关的 ONFH。

    B. 平均年龄＜ 50 岁。

Ⅳ. 位置：

    A. 通常发生在股骨头前外侧。

    B. 50%~70% 双侧髋关节受累。

    C. 3% 的患者有多灶性骨坏死，累及≥ 3 个关节。

    D. 对于膝关节、肩关节或全身其他关节骨坏死的患者，应评估髋关节。

Ⅴ. 危险因素：

    A. 创伤：

        1. 髋部骨折会破坏股骨头的局部血液供应。

        2. 髋关节脱位：

            a. 前脱位与 ONFH 发生率为 9%~30%。

            b. 后脱位与 ONFH 发生率为 10%~40%。

            c. 延迟复位超过 12h，ONFH 的发生率增加 5.6 倍。

        3. 儿童股骨头骨骺滑脱（SCFE）损伤后可发生骨坏死：

            25% 的病例在不稳定 SCFE 后出现 ONFH。

    B. 非创伤性：

        1. 类固醇（外源性或内源性）是造成 10%~30% 的 ONFH 病例的原因。

        2. 每周摄入高达 320g 乙醇（5 瓶葡萄酒）的酒精会使风险增加 2.8 倍：

            过量饮酒和使用糖皮质激素与 80% 以上的非创伤性病例有关。

        3. 镰状细胞贫血（SS）和镰状细胞血红蛋白 C（SC）有较高的 ONFH 发生率，SC 发生在晚年。镰状细胞特征具有发生 ONFH 的中等风险。

        4. 减压失调（减压病、弯曲病、沉箱病）。

        5. 系统性红斑狼疮（SLE）。

        6. 骨髓替代疾病（如 Gaucher 病）。

        7. 慢性肾功能衰竭或血液透析。

8. 胰腺炎。

9. 妊娠。

10. 高脂血症。

11. 高尿酸血症。

12. 辐射。

13. 移植患者（实体器官或造血细胞移植）。

14. 凝血因子异常（例如，导致纤溶功能低下或血栓形成的遗传缺陷，如因子 V Leiden，一种外显率不完全的常染色体显性疾病，易导致过度凝血）。

15. 吸烟。

16. 血液病（白血病、淋巴瘤）。

17. 有或没有进行抗反转录病毒治疗的人类免疫缺陷病毒（HIV）感染。

18. 特发性：

    a. 在儿童中，特发性 ONFH 以 Legg-Calvé-Perthes（LCP）病的形式出现，发病率约为 15/100 000。

    b. 多发性骨骺发育不良（MED）与 LCP 的区别在于其对称性疾病、双侧受累、髋臼早期改变和干骺端囊肿的缺失。

解剖学

I. 相关血管系统：

  A. 囊外动脉环：

    1. 股骨颈的底部。

    2. 包括：

      a. 后方的旋股内侧动脉（MFCA）。

      b. 前方的旋股外侧动脉（LFCA）。

      c. 臀上动脉和臀下动脉血供较小。

    3. 旋股内侧动脉（MFCA）：

      a. 成人股骨头负重区的主要血液供应。

      b. 起源于股深动脉。

      c. 股深动脉发出后向后行，发出连续的分支（上支、上支、髋臼支、下支和深支）。深支的保护是预防 ONFH 的重要措施。

      d. 血管支沿着闭孔外肌的下边界（向转子间嵴）在髂腰肌和耻骨肌之间走行。

      e. 从后面看，深支位于股方肌和下孖肌之间（图 25.1）。

      f. 深支的主要分支穿过闭孔外肌腱的后部，然后穿过联合肌腱的前部继续上行。

      g. 随后深支穿髋关节囊，直到上孖肌肌腱的止点（以及梨状肌肌腱远端）。

  B. 颈升血管：

    1. 起源于囊外环。

    2. 4 条血管支组成：前、后、内侧和外侧。

    3. 这些血管位于股骨颈的关节囊附着处（前在转子间线，后在转子间嵴）。

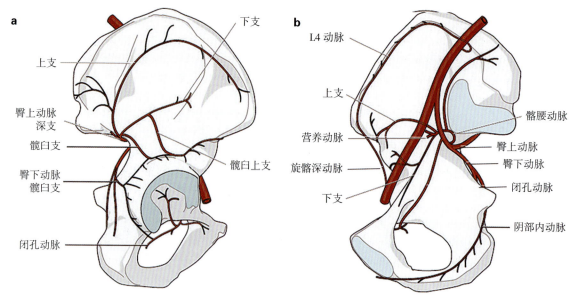

图 25.1 （a、b）旋股内侧动脉的关节囊外路径。邻近大转子内侧边界的区域有血管损伤的危险，代表血管危险区

4. 外侧血管供给股骨头最大的容积。

5. LFCA 供应前方血供，MFCA 通常供给其他部位血供。

C. 滑膜下关节内环：

1. 起源于支持带血管，在颈部的关节软骨边缘形成环状。

2. 骨骺动脉从此处进入头部，穿入骨软骨交界处 2~4mm 的骨内（图 25.2）：

从头部后上方进入的外侧骺动脉是最重要的。

D. 圆韧带动脉：

1. 通常起源于闭孔动脉，偶见于 MFCA。

2. 形成内侧骨骺血管。

3. 儿童股骨头的血供更稳定；成人股骨头的血供量少且多变。

E. 骨内血管：

股骨颈内血管（髓腔内）提供相对较少的股骨头血供。

Ⅱ. 年龄相关变化：

股骨头的血供随着年龄的增长而变化：

1. 出生至 4 岁：主要为 MFCA 和 LFCA，圆韧带动脉。

2. 4 岁至成人：MFCA 的后上和后下支持带血管。LFCA 或圆韧带的血供最小量：

推论：使用梨状肌起始点的顺行髓内钉治疗儿童股骨骨折可破坏后上供给带血管并引起 ONFH。

3. 成人：MFCA 至外侧骺动脉。

病理生理学

ONFH 是由于血供紊乱引起股骨头供血受损，导致细胞死亡、骨折和关节面塌陷：

A. 非创伤性骨坏死：

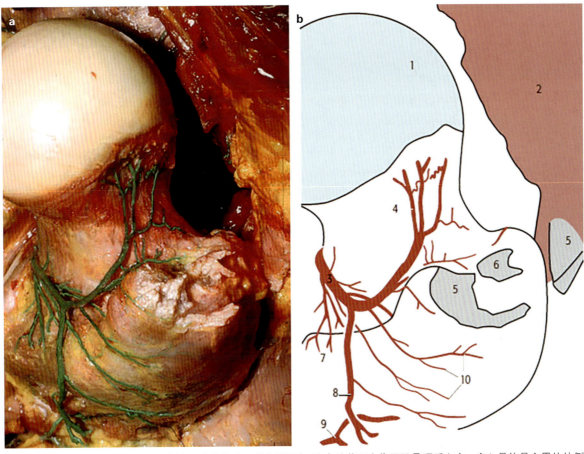

图25.2 （a）显示终末支穿入骨内的照片（右髋，后上视图）。终末关节下支位于股骨颈后上方，穿入骨软骨交界处外侧2~4mm处。（b）图示：（1）股骨头，（2）臀中肌，（3）旋股内侧动脉（MFCA）深支，（4）MFCA的关节下终支，（5）臀中肌止点和肌腱，（6）梨状肌肌腱止点，（7）带营养血管的小粗隆，（8）粗隆支，（9）穿支动脉的分支，（10）转子支

1. 发病机制可能是多因素的，包括遗传、代谢和局部因素。
2. 提出的途径包括：
   a. 血管闭塞：
      i. 脂质：
         （1）全身性疾病如系统性红斑狼疮（SLE）和酗酒时出现的糖皮质激素增多与循环脂质的变化有关，从而在供应骨骼的动脉中引发微栓塞。
         （2）脂肪栓塞风险的增加也归因于骨髓脂肪细胞体积的增加（脂肪细胞肥大），这阻碍了静脉血流动。
      ii. 血管内凝血和血栓形成：
         （1）抗磷脂抗体、遗传性血栓性和纤溶降低影响凝血和纤溶途径。
         （2）红细胞镰状化和骨髓增生在镰状细胞状态下可以引起血管阻塞。
         （3）脑苷脂填充的细胞在骨髓中的积聚可以在像Gaucher病这样的情况下阻塞血管。
         （4）减压病伴随着压力的增加会刺激氮气泡的形成，从而导致动脉闭塞和坏死。这也导致血浆纤溶酶原激活物抑制剂水平升高，增加凝血。
   b. 直接细胞毒性：

ⅰ．细胞损伤可能是由辐射、化疗或氧化应激引起的。

ⅱ．这可能导致间充质干细胞向脂肪细胞谱系转移的成骨分化减少。

B．创伤相关性骨坏死：

1．直接机械损伤、压迫或扭结可造成的骨外血管破裂。这些血管沿股骨颈的位置使得它们在创伤时容易受到直接损伤。

2．囊内髋部（股骨头和颈）骨折比囊外髋部（股骨转子间和股骨转子下）骨折更易发生骨坏死，继发于前文（图 25.3）所述的血供中断的可能性和发生囊内血肿的风险：

   a．股骨头骨折。骨坏死的发生率为 6%~23%：
      手术和非手术治疗均有报告。

   b．股骨颈骨折：

      ⅰ．根据最近的 Meta 分析，骨坏死的总发生率为 14.3%（范围：10%~25%）。

      ⅱ．初始骨折明显移位和骨折复位不良的风险更高。

      ⅲ．股骨颈头下区骨折有特殊危险；此部位的创伤破坏了外侧骨骺血管（来自 MFCA）与圆韧带动脉之间的吻合支。

      ⅳ．囊内股骨颈骨折固定时间与骨坏死风险之间的关系存在争议。一项回顾性研究报告，在损伤后 12h 内进行手术固定时，ONFH 发生率较低。其他研究未能证明骨折固定时间和 ONFH 发生率之间存在显著差异。

      ⅴ．囊内血肿减压术通过减少供应股骨头的血管的骨外压迫来降低骨坏死的风险。评估这一理论的临床证据很少，且结果相互矛盾；至少一项回顾性研究发现两者之间没有关系，而另一项研究发现 Garden Ⅱ 型和 Ⅲ 型骨折行髋关节减压可降低骨坏死的风险。

3．大转子区的囊外骨折位于供应股骨头的动脉分支入口的远端，因此骨坏死的发生率明显较低。

4．髋关节脱位也可能中断股骨头的骨外血管供应：

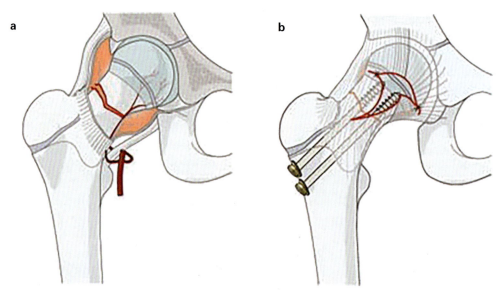

图 25.3（a、b）髋部骨折的预后因解剖位置而异。与囊外髋部（如转子间）骨折相比，囊内髋部骨折更容易破坏股骨头的血液供应，从而增加股骨头缺血性坏死的风险

a. MFCA 的深支可在后脱位时损伤，因为它位于闭孔外肌后方和股方肌前方。

b. 与后脱位相关的骨坏死发生率为 5%~60%，取决于骨折和其他损伤的复位时间和严重程度。

c. 在一项病例对照研究中，髋关节后脱位患者的骨坏死率在 6h 前和 6h 后分别降低了 4.8% 和 52.9%。

d. 缺乏关于髋关节前脱位长期预后的数据，有限的文献表明骨坏死率约为 10%。

评价

Ⅰ. 临床的表现：

A. 症状：

1. 疼痛。为骨坏死最常见的症状：

a. 腹股沟疼痛最常见，其次是大腿和臀部疼痛。

b. 多数为负重或运动引起。

c. 约 2/3 患者有休息痛，1/3 患者有夜间痛。

d. 虽然罕见，但多发性关节炎疼痛提示多灶性病变。

2. 部分患者是无症状的，骨坏死的诊断是偶然发现的。同时，对侧的无症状受累也常被注意到。

B. 检查：

1. 物理检查表现基本上是非特异性的。

2. 可能有疼痛，最终（随着疾病进展，继发髋臼受累）活动度受限，特别是内旋和外展受限：

与慢性退行性关节疾病患者相比，常能保持更好的活动度。

3. Stinchfield 试验阳性：仰卧位疼痛伴髋关节屈曲。

4. 髋关节屈曲挛缩和由此产生的跛行可能出现在疾病晚期。

Ⅱ. 影像学检查：

A. X 线检查：

1. 推荐患髋的前后位（AP）和蛙式侧位 X 线检查，以及对侧髋关节的前后位（AP）和侧位 X 线检查。

2. 侧位片是评估股骨头上部软骨下异常的必要资料。

3. 在骨坏死症状开始后，X 线片可保持正常数月：

a. 最早的发现是轻微的密度变化。

b. 随着病情的进展，伴随出现股骨头硬化和囊性形成区域。

c. 新月征（软骨下透光）是软骨下塌陷的证据。

d. 后期包括股骨头球形丧失或塌陷。最终可见关节间隙狭窄和髋臼侧退行性改变（影像学例子见下文"分类"部分）。

B. 磁共振成像（MRI）：

1. 优于 X 线检查或骨扫描，研究报告敏感性和特异性＞99%。比 X 线检查更准确地评估骨坏死病变的大小。

2. 当怀疑有骨坏死，X 线片显示正常需排除，或骨坏死明确需明确分期时，建议 MRI 检查。重要的是，当其他研究均为阴性时，MRI 变化可在疾病进程的早期发现。

3. "双线征"是典型表现：

    a. T1：病灶分界好，T1 不均匀。早期表现为暗 / 低信号带，代表缺骨缺血灶低信号改变。

    b. T2：出现第二条高强度线（在 T1 图像内），代表增生的肉芽组织。这是双线征标志（图 25.4）。

4. 骨髓水肿（T2 加权 MRI 表现为高信号；图 25.5）并不总是可见；这一发现预示着疼痛的恶化和进展。

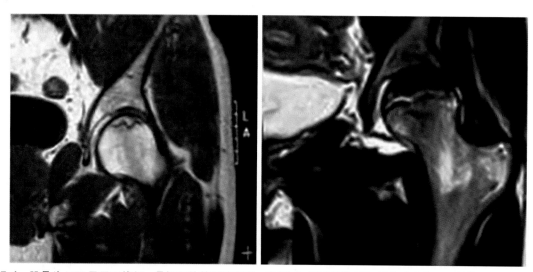

图 25.4 股骨头 MRI 显示双线征，骨坏死的特征性表现。在 T1 加权冠状位 MRI 图像（左）上，从前面可以看到一条低信号的螺旋线，将缺血和脂肪骨髓区分开。在 T2 加权冠状位 MRI 图像上（右），低信号线与内外高信号线平行，代表坏死骨和健康骨交界处的增生肉芽组织

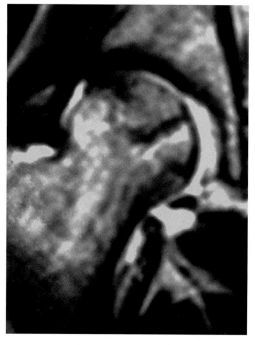

图 25.5 右髋冠状位 T2 加权像，股骨头坏死，股骨颈内高信号，提示骨髓水肿

C. 骨扫描:

    1. 锝 –99m 骨扫描: 坏死骨和反应骨交界区处骨转换增加导致寒冷区域周围摄取增加, 这被称为 "甜甜圈标志"。

    2. 骨扫描呈中度敏感, 非特异性。其敏感性和特异性均低于 MRI, 其敏感性在早期病变患者中最低。因此, 骨扫描通常不推荐于骨坏死的诊断或筛查。

诊断

Ⅰ. 有临床症状的患者, 其疼痛和骨异常原因不太可能或已通过适当的检查排除时, 而 MRI 或放射学检查结果与骨坏死一致, 骨坏死可确诊。

Ⅱ. 无对比剂 MRI 检查仍然是诊断有症状和无症状患者, 特别是疾病早期诊断的 "金标准"。它已在很大程度上取代了骨髓压测量、静脉造影和骨活检作为诊断早期疾病的手段。对于疾病的晚期, MRI 可能是不必要的。

鉴别诊断

鉴别诊断包括, 疼痛、影像学相似:

A. 髋关节暂时性骨量减少 (也称为骨髓水肿综合征):

    1. 可能发生在孤立性或伴随损伤, 导致神经损伤, 例如: 慢性疼痛和一过性骨减少是复杂局部疼痛综合征的特征。

    2. 当髋关节受到影响时, 提示暂时性骨质减少 (T1 加权信号减弱, T2 加权信号增强) 的 MRI 征象可能从股骨头延伸到股骨颈。也可能存在灌注。

    3. 无发热、白细胞增多或急性期反应物 [红细胞沉降率和 (或) C– 反应蛋白] 升高是髋关节骨坏死和短暂性骨减少的典型症状, 有助于排除感染性病因。

B. 软骨下骨折:

    1. 通常发生在原有骨质减少的患者中, 通常认为是不完全性骨折。

    2. 这种骨折在平片上很难辨认。由于头的塌陷是进行性的, 早期病变有时会出现轻微的股骨头扁平。

    3. 这些罕见骨折的特点: 在平行于关节面的软骨下区域的 T1 和 T2 加权 MRI 上呈线性低信号区。

分类

几个分类系统描述了疾病的临床和放射学严重程度 / 进展 (值得注意的是, 其中许多分类系统是为了研究目的, 实际上可以归结为 ONFH 的病因以及股骨头是否塌陷, 以确定治疗方案):

A. Ficat 和 Arlet 分类 (表 25.1):

    1. 早期分类仍然常用。

    2. 未考虑坏死程度, 因此评估进展程度不够。

    3. 0 期 (临床前和放射学前期 "无症状髋关节") 是对 ONFH 患者在原有的 4 期分类基

表 25.1 Ficat 和 Arlet 分类

分期	疼痛	影像学表现
0：临床、放射学前期 [a]	无	正常
1：放射学前期	有	正常
2：塌陷前期	有	股骨头正常的球形，但有骨重塑的迹象（骨质疏松、硬化、囊肿）
3：早期塌陷	有	软骨下塌陷（新月征）或股骨头塌陷
4：骨性关节炎	有	髋臼退行性改变伴关节间隙缩小

a：后期添加到最初的分类系统

       础上增加的一种分期。

  B.   Steinberg 分期系统（表 25.2）：

       合并了 MRI 和股骨头受累百分比。

  C.   ARCO 分期系统（表 25.3）：

    1.   为了给临床试验带来一致性而开发的。

    2.   结合了 Ficat 和 Arlet 分类以及 Steinberg 分期的功能。

    3.   修订包括早期和晚期阶段。

表 25.2　Steinberg 分期系统

分期	表现
0	正常 X 线检查、骨扫描和磁共振成像
I	正常 X 线检查、异常骨扫描和（或）磁共振成像 A. 轻度（受累股骨头 < 15%） B. 中度（受累股骨头 15%~30%） C. 重度（受累股骨头 > 30%）
II	股骨头的囊性和硬化性改变 A. 轻度（受累股骨头 < 15%） B. 中度（受累股骨头 15%~30%） C. 重度（受累股骨头 > 30%）
III	软骨下塌陷（新月征），股骨头不扁平 A. 轻度（受累股骨头 < 15%） B. 中度（受累股骨头 15%~30%） C. 重度（受累股骨头 > 30%）
IV	股骨头压扁 / 股骨头塌陷 A. 轻度（受累股骨头 < 15%） B. 中度（受累股骨头 15%~30%） C. 重度（受累股骨头 > 30%）
V	关节间隙狭窄和（或）髋臼改变 A. 轻度 B. 中度 C. 重度
VI	退行性关节病进展

表 25.3　Association Research Circulation Osseous（ARCO）分期系统

分期	表现
0	所有诊断研究正常，仅通过组织学诊断
1	平片和 CT 正常，骨扫描或 MRI 阳性，活检阳性 股骨头受累程度 15%（A）、15%~30%（B）或 > 30%（C） 位置内侧（A）、中央（B）或外侧（C）
2	X 线阳性，无塌陷（无新月征） 受累程度 A、B 或 C 和位置 A、B 或 C
早 3	X 线出现新月征和（或）股骨头关节面变平 无塌陷 受累程度 A、B 或 C 和位置 A、B 或 C
晚 3	X 线股骨头塌陷和（或）股骨头关节面变平 受累程度 A、B 或 C 和位置 A、B 或 C
4	平片关节间隙狭窄和髋臼受累，以及其他迹象的骨性关节炎

预后

Ⅰ. Kerboul 角（图 25.6）：

　　A. 评估早期股骨头坏死的程度。

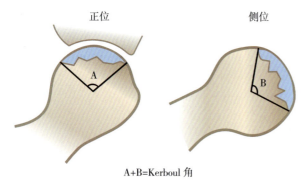

正位　　　　　　　　　　侧位

A+B=Kerboul 角

图 25.6 Kerboul 角是由股骨头病变范围和股骨头中心在正位和侧位上形成的角度之和。改良 Kerboul 角利用了角的总和的概念，并将其应用于 MRI 冠状面、矢状面的中位图像

    B. 测量 AP 和侧位髋关节 X 线片上股骨头坏死弧形成的角度之和。

    C. 如果数值＜ 200°，临床效果更好。

Ⅱ. 改良 Kerboul 联合坏死角（图 25.6）：

    A. 应用于 MRI 的角度总和概念；在矢状面和冠状面 MRI 上，计算股骨头坏死的弧度之和。

    B. 预测股骨头塌陷的风险：

        1. 低风险：＜ 190°。

        2. 中风险：190° ~240°。

        3. 高风险：＞ 240°。

        治疗方案包括非手术治疗、保髋手术和髋关节置换手术。由于没有金标准，需要考虑患者的年龄、合并症和功能影响等方面进行个性化治疗。非手术或保髋治疗的主要目的是防止股骨头塌陷和延缓疾病的进展。

Ⅲ. 非手术：

    A. 药物制剂（双膦酸盐、血管扩张剂、他汀类、抗凝剂）：

        1. 双膦酸盐：通过降低破骨细胞活性来对抗 ONFH 的塌陷。据报道，与安慰剂相比，阿仑膦酸钠可在 24~28 个月的随访中预防 Steinberg Ⅱ 期和Ⅲ期非创伤性 ONFH 的早期塌陷，并在 1 年的随访中减轻疼痛。早期 ONFH 早期髓芯减压术的治疗可能是有益的。然而，减缓 ONFH 进展和防止进展为全髋关节置换术的证据仍然存在争议。

        2. 血管舒张剂：前列环素可能通过对末梢血管的舒张作用来改善血供。虽然 ONFH 早期的临床和放射学结果有改善的报道，但长期的益处仍有待确定。

        3. 他汀类：考虑到与 ONFH 循环相关的脂肪细胞数量和大小的增加，降脂剂可能是有益的。他汀类药物对服用类固醇的患者有保护作用，但逆转类固醇诱导的 ONFH 作用仍不确定。

        4. 抗凝剂：可能增加血液流向股骨头缺血区域。主要对潜在凝血障碍患者有益。

    B. 其他非手术方式（体外冲击波疗法、电刺激、高压氧）：

        缺乏长期随访的随机临床试验。

Ⅳ. 保髋术式：

    A. 髓芯减压：

        1. 目前早期 ONFH 最常见的治疗的方法。

        2. 目的是对股骨头进行减压，恢复血液流动，减轻疼痛。

        3. 小直径钻孔和多次钻孔被提议作为大口径钻孔的替代方案，以更好地到达股骨头的前部（最常见坏死受累区域），同时降低骨质削弱和股骨转子下骨折的发病率。

4. 虽可减缓 ONFH 的进展，但是能否引起坏死区域的重建暂无定论。

5. 疗效仍有争议，但与保守治疗相比，更大宗、更好的系列报告显示，其并发症发生率低，疗效更好，包括症状缓解、保留股骨头和延迟关节成形术。

B. 带血管蒂游离腓骨移植（FVFG）：

1. 理论上通过提供支持性骨诱导和骨传导移植物来增加髓芯减压的益处。

2. 在某些中心，FVFG 的疗效是肯定的，特别是在年轻患者中；然而，它在现代关节置换术中所起的作用是有争议的。

3. 延长的手术时间，供区发病率，股骨近端骨折的风险限制了它的广泛应用。

C. 非血管化骨移植：

1. 用于填充股骨头坏死区域。

2. 可通过髓芯减压骨道或通过股骨头或颈部的一个窗口（活动门板术式）进行。后者需要髋关节外科脱位术式。

D. 钽植入物：

1. 多孔钽棒理论上可在髓芯减压的同时提供结构性支撑：
   关于这项技术成功与否的数据有限，因此作为常规术式。

2. 增加了髋关节置换术的复杂性等问题，该术式的泛应用因而受限。

E. 细胞疗法：

1. 最近人们对生物疗法产生兴趣，这种疗法可以通过提供成骨细胞（间充质干细胞）和（或）骨诱导剂（骨形态发生蛋白）来增强髓芯减压的效果。

2. 目标假设 ONFH 重塑所需的祖细胞供应不足。

3. 双盲比较髓芯减压术伴和不伴骨髓穿刺的情况发现，增加骨髓注射 24 个月时坏死病灶缩小，5 年后可防止塌陷。

4. 随后的前瞻性随机试验比较了髓芯减压术伴和不伴骨髓穿刺的情况，结果显示 2 年后的疼痛缓解和功能评分相当或有所改善。在 4 项研究中，有 3 项研究发现对影像学进展有较好的保护作用，第 4 项研究发现对骨再生或头的存活无任何益处。

5. 生物疗法的数据是初步的，其在细胞获取、处理和传递方法上有很大的差异。需要进一步调查。

F. 股骨近端截骨术：

1. 多中股骨近端截骨术已成功治疗 ONFH。

2. 常采用改变转子间角或经转子间旋转截骨术，目的是将受累股骨头移离负重区。

3. 技术上有挑战性。

4. 后期转为全髋关节置换术（THA）比初次全髋关节置换术（THA）更为复杂，假体远期寿命也更短。

5. 应仅由经验丰富的外科医生，仔细选择不合适进行全髋关节置换术的患者（如 < 45 岁、Kerboul 角 < 200°、不再服用类固醇）。

V. 关节置换和半关节置换：

A. 髋关节表面置换：

对于骨坏死有争议。一些作者在严格挑选的患者中报告了可接受的结果，而其他人报告了与其他诊断相比较差的假体累积生存率，并将 ONFH 列为表明置换的相对禁忌证。

B. 股骨头置换：

1. 年轻骨坏死患者比全髋关节置换效果差，可能是由于缺乏髋臼退行性硬化。

2. 问题包括前突进展和聚乙烯磨损颗粒所致骨溶解和股骨组件松动。

C. 全髋关节置换术：

1. 一般为晚期症状性 ONFH 或老年患者适用。

2. 美国 THA 中，ONFH 占比＞ 10%。

3. 最有效地减轻疼痛和提高活动度的术式。

4. 与早期研究报道失败率为 37%~53% 相比，全髋关节置换治疗 ONFH 的结果有所改善；在过去 20 年中，使用现代植入物和改进的手术技术在中期随访中取得了令人鼓舞的结果：

    a. 最近平均随访 17.3 年的研究报道了 98% 股骨柄在位率和 85% 的非骨水泥臼杯在位率。最常见的原因是臼杯磨损或松动。

    b. 双活动髋臼组件在 10 年内表现出良好的稳定性和结果。

5. 虽然全髋关节置换术治疗 ONFH 的疗效很好，但仍可能低于全髋关节置换术治疗骨性关节炎的疗效：

    a. 肾功能衰竭和（或）肾移植和镰状细胞病与较差的预后相关。

    b. 一般来说，ONFH 的潜在病因影响 THA 的预后、并发症发生率和生存率。

6. ONFH 患者在手术时通常比骨关节炎患者年轻：

    年龄＜ 35 岁的 ONFH 患者 THA 的 20 年假体生存率为 66%。手术年龄≥ 25 岁的患者与年轻患者相比，其术后假体存活率显著提高。

参考文献

[1]   Moya-Angeler J, Gianakos AL, Villa JC, Ni A, Lane JM. Current concepts on osteonecrosis of the femoral head. World J Orthop 2015;6(8):590–601.

[2]   Mankin HJ. Nontraumatic necrosis of bone (osteonecrosis). N Engl J Med 1992;326(22):1473–1479.

[3]   Jones LC, Mont MA. Osteonecrosis (avascular necrosis of bone). UpToDate Web site. Updated 2016. Accessed November 2016</bok>.

[4]   LaPorte DM, Mont MA, Mohan V, Jones LC, Hungerford DS. Multifocal osteonecrosis. J Rheumatol 1998;25(10):1968–1974.

[5]   Shah KN, Racine J, Jones LC, Aaron RK. Pathophysiology and risk factors for osteonecrosis. Curr Rev Musculoskelet Med 2015;8(3):201–209.

[6]   Kellam P, Ostrum RF. Systematic review and meta-analysis of avascular necrosis and posttraumatic arthritis after traumatic hip dislocation. J Orthop Trauma 2016;30(1):10–16.

[7]   Zaltz I, Baca G, Clohisy JC. Unstable SCFE: review of treatment modalities and prevalence of osteonecrosis. Clin Orthop Relat Res 2013;471(7):2192–2198.

[8]   Dilisio MF. Osteonecrosis following short-term, low-dose oral corticosteroids: a population-based study of 24 million patients. Orthopedics 2014;37(7):e631–e636.

[9]   Shigemura T, Nakamura J, Kishida S, et al. Incidence of osteonecrosis associated with corticosteroid therapy among different underlying diseases: prospective MRI study. Rheumatology (Oxford) 2011;50(11):2023–2028.

[10]   Arbab D, König DP. Atraumatic femoral head necrosis in adults. Dtsch Arztebl Int 2016;113(3):31–38.

[11]   Matsuo K, Hirohata T, Sugioka Y, Ikeda M, Fukuda A. Influence of alcohol intake, cigarette smoking, and occupational status on idiopathic osteonecrosis of the femoral head. Clin Orthop Relat Res 1988;(234):115–123.

[12]   Fukushima W, Fujioka M, Kubo T, Tamakoshi A, Nagai M, Hirota Y. Nationwide epidemiologic survey of idiopathic osteonecrosis of the femoral head. Clin Orthop Relat Res 2010;468(10):2715–2724.

[13]   Mont MA, Hungerford DS. Non-traumatic avascular necrosis of the femoral head. J Bone Joint Surg Am 1995;77(3):459–474.

[14]   Milner PF, Kraus AP, Sebes JI, et al. Sickle cell disease as a cause of osteonecrosis of the femoral head. N Engl J Med

1991;325(21):1476–1481.

[15] Sharareh B, Schwarzkopf R. Dysbaric osteonecrosis: a literature review of pathophysiology, clinical presentation, and management. Clin J Sport Med 2015;25(2):153–161.

[16] Dimant J, Ginzler EM, Diamond HS, et al. Computer analysis of factors infl uencing the appearance of aseptic necrosis in patients with SLE. J Rheumatol 1978;5(2):136–141.

[17] Abeles M, Urman JD, Rothfi eld NF. Aseptic necrosis of bone in systemic lupus erythematosus. Relationship to corticosteroid therapy. Arch Intern Med 1978;138(5):750–754.

[18] Goldblatt J, Sacks S, Beighton P. The orthopedic aspects of Gaucher disease. Clin Orthop Relat Res 1978;(137):208–214.

[19] Boechat MI, Winters WD, Hogg RJ, Fine RN, Watkins SL. Avascular necrosis of the femoral head in children with chronic renal disease. Radiology 2001;218(2):411–413.

[20] Steib-Furno S, Luc M, Pham T, et al. Pregnancy-related hip diseases: incidence and diagnoses. Joint Bone Spine 2007;74(4):373–378.

[21] Aaron RK, Gray R. Osteonecrosis: etiology, natural history, pathophysiology, and diagnosis. In: Callaghan JJ, Rosenberg AG, Rubash HE, eds. The Adult Hip. 2nd ed. Philadelphia, PA: Lippincott Williams & Wilkins; 2007:465–476.

[22] Lopez-Ben R, Mikuls TR, Moore DS, et al. Incidence of hip osteonecrosis among renal transplantation recipients: a prospective study. Clin Radiol 2004;59(5):431–438.

[23] Tauchmanovà L, De Rosa G, Serio B, et al. Avascular necrosis in long-term survivors after allogeneic or autologous stem cell transplantation: a single center experience and a review. Cancer 2003;97(10):2453–2461.

[24] Schulte CM, Beelen DW. Avascular osteonecrosis after allogeneic hematopoietic stem-cell transplantation: diagnosis and gender matter. Transplantation 2004;78(7):1055–1063.

[25] Zalavras CG, Vartholomatos G, Dokou E, Malizos KN. Genetic background of osteonecrosis: associated with thrombophilic mutations? Clin Orthop Relat Res 2004;(422):251–255.

[26] Hadjigeorgiou G, Dardiotis E, Dardioti M, Karantanas A, Dimitroulias A, Malizos K. Genetic association studies in osteonecrosis of the femoral head: mini review of the literature. Skeletal Radiol 2008;37(1):1–7.

[27] Glueck CJ, Freiberg RA, Boppana S, Wang P. Thrombophilia, hypofi brinolysis, the eNOS T-786C polymorphism, and multifocal osteonecrosis. J Bone Joint Surg Am 2008;90(10):2220–2229.

[28] Karimova EJ, Rai SN, Howard SC, et al. Femoral head osteonecrosis in pediatric and young adult patients with leukemia or lymphoma. J Clin Oncol 2007;25(12):1525–1531.

[29] Niinimäki R, Hansen LM, Niinimäki T, et al. Incidence of severe osteonecrosis requiring total joint arthroplasty in children and young adults treated for leukemia or lymphoma: a nationwide, register-based study in Finland and Denmark. J Adolesc Young Adult Oncol 2013;2(4):138–144.

[30] Miller KD, Masur H, Jones EC, et al. High prevalence of osteonecrosis of the femoral head in HIV-infected adults. Ann Intern Med 2002;137(1):17–25.

[31] Barker DJ, Hall AJ. The epidemiology of Perthes' disease. Clin Orthop Relat Res 1986; (209):89–94.

[32] Gautier E, Ganz K, Krügel N, Gill T, Ganz R. Anatomy of the medial femoral circumfl ex artery and its surgical implications. J Bone Joint Surg Br 2000;82(5):679–683.

[33] Dewar DC, Lazaro LE, Klinger CE, et al. The relative contribution of the medial and lateral femoral circumfl ex arteries to the vascularity of the head and neck of the femur: a quantitative MRI-based assessment. Bone Joint J 2016;98-B(12):1582–1588.

[34] Chung SM. The arterial supply of the developing proximal end of the human femur. J Bone Joint Surg Am 1976;58(7):961–970.

[35] Shuler FD, Schmitz MR. Anatomy: lower extremity and pelvis. In: Miller MD, Thompson SR, Hart JA, eds. Review of orthopaedics. 6th ed. Philadelphia, PA: Elsevier Saunders; 2012:185.

[36] Townsend DR, Hoffi nger S. Intramedullary nailing of femoral shaft fractures in children via the trochanter tip. Clin Orthop Relat Res 2000;(376):113–118.

[37] Chang CC, Greenspan A, Gershwin ME. Osteonecrosis: current perspectives on pathogenesis and treatment. Semin Arthritis Rheum 1993;23(1):47–69.

[38] Jones JP Jr. Fat embolism and osteonecrosis. Orthop Clin North Am 1985;16(4):595–633.

[39] Miyanishi K, Kamo Y, Ihara H, Naka T, Hirakawa M, Sugioka Y. Risk factors for dysbaric osteonecrosis. Rheumatology (Oxford) 2006;45(7):855–858.

[40] Zalavras CG, Lieberman JR. Osteonecrosis of the femoral head: evaluation and treatment. J Am Acad Orthop Surg 2014;22(7):455–464.

[41] Assouline-Dayan Y, Chang C, Greenspan A, Shoenfeld Y, Gershwin ME. Pathogenesis and natural history of osteonecrosis. Semin Arthritis Rheum 2002;32(2):94–124.

[42] Roeder LF Jr, DeLee JC. Femoral head fractures associated with posterior hip dislocation. Clin Orthop Relat Res 1980;(147):121–130.

[43] Epstein HC, Wiss DA, Cozen L. Posterior fracture dislocation of the hip with fractures of the femoral head. Clin Orthop Relat Res 1985;(201):9–17.

[44] Stannard JP, Harris HW, Volgas DA, Alonso JE. Functional outcome of patients with femoral head fractures associated with hip dislocations. Clin Orthop Relat Res 2000;(377):44–56.

[45] Kloen P, Siebenrock KA, Raaymakers E, Marti RK, Ganz R. Femoral head fractures revisited. Eur J Trauma 2002;28(4):221–233.

[46] Marchetti ME, Steinberg GG, Coumas JM. Intermediate-term experience of Pipkin fracture-dislocations of the hip. J Orthop Trauma 1996;10(7):455–461.

[47] Slobogean GP, Sprague SA, Scott T, Bhandari M. Complications following young femoral neck fractures. Injury 2015;46(3):484–491.

[48] Barnes R, Brown JT, Garden RS, Nicoll EA. Subcapital fractures of the femur. A prospective review. J Bone Joint Surg Br 1976;58(1):2–24.

[49]	Nikolopoulos KE, Papadakis SA, Kateros KT, et al. Long-term outcome of patients with avascular necrosis, after internal fi xation of femoral neck fractures. Injury 2003;34(7):525–528.
[50]	Wang T, Sun JY, Zha GC, Jiang T, You ZJ, Yuan DJ. Analysis of risk factors for femoral head necrosis after internal fi xation in femoral neck fractures. Orthopedics 2014;37(12):e1117–e1123.
[51]	Garden RS. Malreduction and avascular necrosis in subcapital fractures of the femur. J Bone Joint Surg Br 1971;53(2):183–197.
[52]	Papakostidis C, Panagiotopoulos A, Piccioli A, Giannoudis PV. Timing of internal fi xation of femoral neck fractures. A systematic review and meta-analysis of the fi nal outcome. Injury 2015;46(3):459–466.
[53]	Doak J, Schiller J, Eberson C. Circulation of the pediatric and adolescent hip. In: Aaron RK, ed. Skeletal circulation in Clinical Practice. Singapore: World Scientifi c; 2015:296–321.
[54]	Shrader MW, Jacofsky DJ, Stans AA, Shaughnessy WJ, Haidukewych GJ. Femoral neck fractures in pediatric patients: 30 years experience at a level 1 trauma center. Clin Orthop Relat Res 2007;454(454):169–173.
[55]	Ng GP, Cole WG. Eff ect of early hip decompression on the frequency of avascular necrosis in children with fractures of the neck of the femur. Injury 1996;27(6):419 421.
[56]	Barquet A, Mayora G, Guimaraes JM, Suárez R, Giannoudis PV. Avascular necrosis of the femoral head following trochanteric fractures in adults: a systematic review. Injury 2014;45(12):1848–1858.
[57]	Hougaard K, Thomsen PB. Traumatic posterior dislocation of the hip: prognostic factors infl uencing the incidence of avascular necrosis of the femoral head. Arch Orthop Trauma Surg 1986;106(1):32–35.
[58]	Dwyer AJ, John B, Singh SA, Mam MK. Complications after posterior dislocation of the hip. Int Orthop 2006;30(4):224–227.
[59]	McKee MD, Garay ME, Schemitsch EH, Kreder HJ, Stephen DJ. Irreducible fracture-dislocation of the hip: a severe injury with a poor prognosis. J Orthop Trauma 1998;12(4):223–229.
[60]	Zlotorowicz M, Czubak J, Caban A, Kozinski P, Boguslawska-Walecka R. The blood supply to the femoral head after posterior fracture/dislocation of the hip, assessed by CT angiography. Bone Joint J 2013;95-B(11):1453–1457.
[61]	Bastian JD, Turina M, Siebenrock KA, Keel MJ. Long-term outcome after traumatic anterior dislocation of the hip. Arch Orthop Trauma Surg 2011;131(9):1273–1278.
[62]	Dreinhöfer KE, Schwarzkopf SR, Haas NP, Tscherne H. Isolated traumatic dislocation of the hip. Long-term results in 50 patients. J Bone Joint Surg Br 1994;76(1):6–12.
[63]	Zizic TM, Marcoux C, Hungerford DS, Stevens MB. The early diagnosis of ischemic necrosis of bone. Arthritis Rheum 1986;29(10):1177–1186.
[64]	Mazieres B. Osteonecrosis. In: Hochberg MC, Silman AJ, Smolen JS, Weinblatt ME, Weisman MH, eds. Rheumatology. 3rd ed. London: Mosby; 2003:1877.
[65]	Mont MA, Ulrich SD, Seyler TM, et al. Bone scanning of limited value for diagnosis of symptomatic oligofocal and multifocal osteonecrosis. J Rheumatol 2008;35(8):1629–1634.
[66]	Markisz JA, Knowles RJ, Altchek DW, Schneider R, Whalen JP, Cahill PT. Segmental patterns of avascular necrosis of the femoral heads: early detection with MR imaging. Radiology 1987;162(3):717–720.
[67]	Bassett LW, Gold RH, Reicher M, Bennett LR, Tooke SM. Magnetic resonance imaging in the early diagnosis of ischemic necrosis of the femoral head. Preliminary results. Clin Orthop Relat Res 1987;(214):237–248.
[68]	Coleman BG, Kressel HY, Dalinka MK, Scheibler ML, Burk DL, Cohen EK. Radiographically negative avascular necrosis: detection with MR imaging. Radiology 1988;168(2):525–528.
[69]	Hauzeur JP, Pasteels JL, Schoutens A, et al. The diagnostic value of magnetic resonance imaging in non-traumatic osteonecrosis of the femoral head. J Bone Joint Surg Am 1989;71(5):641–649.
[70]	Miller IL, Savory CG, Polly DW Jr, Graham GD, McCabe JM, Callaghan JJ. Femoral head osteonecrosis. Detection by magnetic resonance imaging versus single-photon emission computed tomography. Clin Orthop Relat Res 1989; (247):152–162.
[71]	Gillespy T III, Genant HK, Helms CA. Magnetic resonance imaging of osteonecrosis. Radiol Clin North Am 1986;24(2):193–208.
[72]	Glickstein MF, Burk DL Jr, Schiebler ML, et al. Avascular necrosis versus other diseases of the hip: sensitivity of MR imaging. Radiology 1988;169(1):213–215.
[73]	Ito H, Matsuno T, Minami A. Relationship between bone marrow edema and development of symptoms in patients with osteonecrosis of the femoral head. AJR Am J Roentgenol 2006;186(6):1761–1770.
[74]	Dumont M, Danais S, Taillefer R. "Doughnut" sign in avascular necrosis of the bone. Clin Nucl Med 1984;9(1):44.
[75]	Amanatullah DF, Strauss EJ, Di Cesare PE. Current management options for osteonecrosis of the femoral head: part 1, diagnosis and nonoperative management. Am J Orthop 2011;40(9):E186–E192.
[76]	Etienne G, Mont MA, Ragland PS. The diagnosis and treatment of nontraumatic osteonecrosis of the femoral head. Instr Course Lect 2004;53:67–85.
[77]	Davies M, Cassar-Pullicino VN, Darby AJ. Subchondral insuffi ciency fractures of the femoral head. Eur Radiol 2004;14(2):201–207.
[78]	Yamamoto T, Bullough PG. The role of subchondral insuffi ciency fracture in rapid destruction of the hip joint: a preliminary report. Arthritis Rheum 2000;43(11):2423–2427.
[79]	Ficat RP, Arlet J. Ischemia and necrosis of bone. Baltimore, MD: Williams and Wilkins; 1980:171–182.
[80]	Steinberg ME, Hayken GD, Steinberg DR. A quantitative system for staging avascular necrosis. J Bone Joint Surg Br 1995;77(1):34–41.
[81]	Gardeniers JWM, Gosling-Gardeniers AC, Rijnen WHC. The ARCO staging system: generation and evolving since 1991. In: Koo KH, Mont MA, Jones LC, eds. Osteonecrosis. Berlin: Springer-Verlag; 2014:215.
[82]	Kerboul M, Thomine J, Postel M, Merle d'Aubigné R. The conservative surgical treatment of idiopathic aseptic necrosis of the femoral head. J Bone Joint Surg Br 1974;56(2):291–296.
[83]	Ha YC, Jung WH, Kim JR, Seong NH, Kim SY, Koo KH. Prediction of collapse in femoral head osteonecrosis: a modifi ed Kerboul method with use of magnetic resonance images. J Bone Joint Surg Am 2006;88(Suppl 3):35–40.

[84] Lai KA, Shen WJ, Yang CY, Shao CJ, Hsu JT, Lin RM. The use of alendronate to prevent early collapse of the femoral head in patients with nontraumatic osteonecrosis. A randomized clinical study. J Bone Joint Surg Am 2005;87(10):2155–2159.

[85] Nishii T, Sugano N, Miki H, Hashimoto J, Yoshikawa H. Does alendronate prevent collapse in osteonecrosis of the femoral head? Clin Orthop Relat Res 2006;443(443):273–279.

[86] Kang P, Pei F, Shen B, Zhou Z, Yang J. Are the results of multiple drilling and alendronate for osteonecrosis of the femoral head better than those of multiple drilling? A pilot study. Joint Bone Spine 2012;79(1):67–72.

[87] Chen CH, Chang JK, Lai KA, Hou SM, Chang CH, Wang GJ. Alendronate in the prevention of collapse of the femoral head in nontraumatic osteonecrosis: a two-year multicenter, prospective, randomized, double-blind, placebo-controlled study. Arthritis Rheum 2012;64(5):1572–1578.

[88] Jäger M, Tillmann FP, Thornhill TS, et al. Rationale for prostaglandin I2 in bone marrow oedema: from theory to application. Arthritis Res Ther 2008;10(5):R120.

[89] Wang GJ, Cui Q, Balian G. The Nicolas Andry award. The pathogenesis and prevention of steroid-induced osteonecrosis. Clin Orthop Relat Res 2000;(370):295–310.

[90] Pritchett JW. Statin therapy decreases the risk of osteonecrosis in patients receiving steroids. Clin Orthop Relat Res 2001;(386):173–178.

[91] Glueck CJ, Freiberg RA, Sieve L, Wang P. Enoxaparin prevents progression of stages I and II osteonecrosis of the hip. Clin Orthop Relat Res 2005;(435):164–170.

[92] Guo P, Gao F, Wang Y, et al. The use of anticoagulants for prevention and treatment of osteonecrosis of the femoral head: a systematic review. Medicine (Baltimore) 2017;96(16):e6646.

[93] Wang CJ, Huang CC, Yip HK, Yang YJ. Dosage effects of extracorporeal shockwave therapy in early hip necrosis. Int J Surg 2016;35:179–186.

[94] Lieberman JR, Berry DJ, Mont MA, et al. Osteonecrosis of the hip: management in the 21st century. Instr Course Lect 2003;52:337–355.

[95] Al Omran A. Multiple drilling compared with standard core decompression for avascular necrosis of the femoral head in sickle cell disease patients. Arch Orthop Trauma Surg 2013;133(5):609–613.

[96] Lavernia CJ, Sierra RJ, Grieco FR. Osteonecrosis of the femoral head. J Am Acad Orthop Surg 1999;7(4):250–261.

[97] Koo KH, Kim R, Ko GH, Song HR, Jeong ST, Cho SH. Preventing collapse in early osteonecrosis of the femoral head. A randomised clinical trial of core decompression. J Bone Joint Surg Br 1995;77(6):870–874.

[98] Stulberg BN, Davis AW, Bauer TW, Levine M, Easley K. Osteonecrosis of the femoral head. A prospective randomized treatment protocol. Clin Orthop Relat Res 1991;(268):140–151.

[99] Cao L, Guo C, Chen J, Chen Z, Yan Z. Free vascularized fibular grafting improves vascularity compared with core decompression in femoral head osteonecrosis: a randomized clinical trial. Clin Orthop Relat Res 2017;475(9):2230–2240.

[100] Ligh CA, Nelson JA, Fischer JP, Kovach SJ, Levin LS. The effectiveness of free vascularized fibular flaps in osteonecrosis of the femoral head and neck: a systematic review. J Reconstr Microsurg 2017;33(3):163–172.

[101] Sabesan VJ, Pedrotty DM, Urbaniak JR, Ghareeb GM, Aldridge JM. Free vascularized fibular grafting preserves athletic activity level in patients with osteonecrosis. J Surg Orthop Adv 2012;21(4):242–245.

[102] Vail TP, Urbaniak JR. Donor-site morbidity with use of vascularized autogenous fibular grafts. J Bone Joint Surg Am 1996;78(2):204–211.

[103] Tang CL, Mahoney JL, McKee MD, Richards RR, Waddell JP, Louie B. Donor site morbidity following vascularized fibular grafting. Microsurgery 1998;18(6):383–386.

[104] Aluisio FV, Urbaniak JR. Proximal femur fractures after free vascularized fibular grafting to the hip. Clin Orthop Relat Res 1998;(356):192–201.

[105] Seyler TM, Marker DR, Ulrich SD, Fatscher T, Mont MA. Nonvascularized bone grafting defers joint arthroplasty in hip osteonecrosis. Clin Orthop Relat Res 2008;466(5):1125–1132.

[106] Piuzzi NS, Chahla J, Jiandong H, et al. Analysis of cell therapies used in clinical trials for the treatment of osteonecrosis of the femoral head: a systematic review of the literature. J Arthroplasty 2017;32(8):2612–2618.

[107] Hernigou P, Poignard A, Zilber S, Rouard H. Cell therapy of hip osteonecrosis with autologous bone marrow grafting. Indian J Orthop 2009;43(1):40–45.

[108] Gangji V, Hauzeur JP, Matos C, De Maertelaer V, Toungouz M, Lambermont M. Treatment of osteonecrosis of the femoral head with implantation of autologous bone-marrow cells. A pilot study. J Bone Joint Surg Am 2004;86(6):1153–1160.

[109] Gangji V, De Maertelaer V, Hauzeur JP. Autologous bone marrow cell implantation in the treatment of non-traumatic osteonecrosis of the femoral head: Five year follow-up of a prospective controlled study. Bone 2011;49(5):1005–1009.

[110] Sen RK, Tripathy SK, Aggarwal S, Marwaha N, Sharma RR, Khandelwal N. Early results of core decompression and autologous bone marrow mononuclear cells instillation in femoral head osteonecrosis: a randomized control study. J Arthroplasty 2012;27(5):679–686.

[111] Ma Y, Wang T, Liao J, et al. Efficacy of autologous bone marrow buffy coat grafting combined with core decompression in patients with avascular necrosis of femoral head: a prospective, double-blinded, randomized, controlled study. Stem Cell Res Ther 2014;5(5):115.

[112] Tabatabaee RM, Saberi S, Parvizi J, Mortazavi SM, Farzan M. Combining concentrated autologous bone marrow stem cells injection with core decompression improves outcome for patients with early-stage osteonecrosis of the femoral head: a comparative study. J Arthroplasty 2015;30(9, Suppl)11–15.

[113] Pepke W, Kasten P, Beckmann NA, Janicki P, Egermann M. Core decompression and autologous bone marrow concentrate for treatment of femoral head osteonecrosis: a randomized prospective study. Orthop Rev (Pavia) 2016;8(1):6162.

[114] Shannon BD, Trousdale RT. Femoral osteotomies for avascular necrosis of the femoral head. Clin Orthop Relat Res 2004;(418):34–40.

[115] Lee YK, Park CH, Ha YC, Kim DY, Lyu SH, Koo KH. Comparison of surgical parameters and results between curved varus osteotomy and rotational osteotomy for osteonecrosis of the femoral head. Clin Orthop Surg 2017;9(2):160–168.

[116] Utsunomiya T, Motomura G, Ikemura S, Hamai S, Fukushi JI, Nakashima Y. The results of total hip arthroplasty after sugioka transtrochanteric anterior rotational osteotomy for osteonecrosis. J Arthroplasty 2017;32(9):2768–2773.

[117] Pyda M, Koczy B, Widuchowski W, et al. Hip resurfacing arthroplasty in treatment of avascular necrosis of the femoral head. Med Sci Monit 2015;21:304–309.

[118] Daniel J, Pradhan C, Ziaee H, McMinn D. Survival of birmingham hip resurfacing in patients with femoral head osteonecrosis. J Bone Joint Surg Br 2012;94-B(Supp IV):7.

[119] Scheerlinck T, Dezillie M, Monsaert A, Opdecam P. Bipolar versus total hip arthroplasty in the treatment of avascular necrosis of the femoral head in young patients. Hip Int 2002;12(2):142–149.

[120] Mankar SH, Dwidmuthe SC, Faizan M, Sakhare R. A comparative study of bipolar hemi-arthroplasty and total hip joint replacement for the treatment of grade III osteonecrosis of femoral head. Panacea J Med Sci 2015;5(2):73.

[121] Cabanela ME. Femoral endoprostheses and total hip replacement for avascular necrosis. Semin Arthroplasty 1998;9:253–260.

[122] Kim KJ, Rubash HE. Large amounts of polyethylene debris in the interface tissue surrounding bipolar endoprostheses. Comparison to total hip prostheses. J Arthroplasty 1997;12(1):32–39.

[123] McGrory BJ, York SC, Iorio R, et al. Current practices of AAHKS members in the treatment of adult osteonecrosis of the femoral head. J Bone Joint Surg Am 2007;89(6):1194–1204.

[124] Chandler HP, Reineck FT, Wixson RL, McCarthy JC. Total hip replacement in patients younger than thirty years old. A five-year follow-up study. J Bone Joint Surg Am 1981;63(9):1426–1434.

[125] Cornell CN, Salvati EA, Pellicci PM. Long-term follow-up of total hip replacement in patients with osteonecrosis. Orthop Clin North Am 1985;16(4):757–769.

[126] Stauffer RN. Ten-year follow-up study of total hip replacement. J Bone Joint Surg Am 1982;64(7):983–990.

[127] Wang TI, Hung SH, Su YP, Feng CQ, Chiu FY, Liu CL. Noncemented total hip arthroplasty for osteonecrosis of the femoral head in elderly patients. Orthopedics 2013;36(3):e271–e275.

[128] Issa K, Naziri Q, Maheshwari AV, Rasquinha VJ, Delanois RE, Mont MA. Excellent results and minimal complications of total hip arthroplasty in sickle cell hemoglobinopathy at mid-term follow-up using cementless prosthetic components. J Arthroplasty 2013;28(9):1693–1698.

[129] Kim YH, Kim JS, Park JW, Joo JH. Contemporary total hip arthroplasty with and without cement in patients with osteonecrosis of the femoral head: a concise follow-up, at an average of seventeen years, of a previous report. J Bone Joint Surg Am 2011;93(19):1806–1810.

[130] Martz P, Maczynski A, Elsair S, Labattut L, Viard B, Baulot E. Total hip arthroplasty with dual mobility cup in osteonecrosis of the femoral head in young patients: over ten years of follow-up. Int Orthop 2017;41(3):605–610.

[131] Singh JA, Chen J, Inacio MC, Namba RS, Paxton EW. An underlying diagnosis of osteonecrosis of bone is associated with worse outcomes than osteoarthritis after total hip arthroplasty. BMC Musculoskelet Disord 2017;18(1):8.

[132] Johannson HR, Zywiel MG, Marker DR, Jones LC, McGrath MS, Mont MA. Osteonecrosis is not a predictor of poor outcomes in primary total hip arthroplasty: a systematic literature review. Int Orthop 2011;35(4):465–473.

[133] Swarup I, Shields M, Mayer EN, Hendow CJ, Burket JC, Figgie MP. Outcomes after total hip arthroplasty in young patients with osteonecrosis of the hip. Hip Int 2017;27(3):286–292.

第二十六章 髋关节化脓性关节炎

Robert Axel Sershon, Joshua Alan Bell

沈洪园 / 译
陈加荣 / 校

正常髋关节

I. 背景：髋关节化脓性关节炎是一种相对罕见的疾病，儿童中较为常见。由于感染对固有软骨的破坏性，化脓性关节炎通常需紧急治疗以避免发生后遗症：

流行病学：

1. 最常见的单关节和大关节：

   a. 髋关节为第二常见感染部位，占 13%。

   b. 膝关节最常见（约 50% 的病例）。

2. 成人原发化脓性髋关节感染发病率低：

   2~10 人每 10 万人。

3. 儿童发病率较高：

   a. 占所有住院患者的 0.25%。

   b. 95% 单关节感染。

4. 成人危险因素：

   老年人、静脉吸毒者、近期败血症、营养不良、既往手术和免疫功能低下（艾滋病病毒 / 艾滋病、糖尿病、类风湿、肝硬化）。

5. 儿童危险因素：

   a. 50% 发生在 2 岁以下。

   b. 免疫功能低下、早产和剖宫产。

6. 感染来源：

   肺炎、心内膜炎、皮肤病、尿路感染、各种胃肠道感染。

II. 鉴别诊断：

   A. 关节内损伤。

   B. 骨髓炎。

   C. 注射性关节置换术（类风湿性关节炎、痛风和假性痛风、反应性关节炎、系统性红斑狼疮、Lyme 病关节炎、银屑病关节炎）。

   D. 镰状细胞病。

   E. 一过性髋关节滑膜炎（小儿）。

   F. 色素沉着绒毛结节性滑膜炎。

   G. 关节炎。

   H. 神经性关节病。

   I. 骨性关节炎。

   J. 股骨头坏死。

   K. 儿童髋关节疾病（股骨头骨骺滑脱、Legg-Calvé-Perthes 病、髋关节发育不良等）。

L. 软组织感染、脓毒囊、腰大肌脓肿或蜂窝织炎。

Ⅲ. 病理生理学：

A. 关节感染通过以下 3 种方式之一发生：

1. 菌血症（如肺炎）。

2. 直接感染（如外伤）。

3. 继发感染（如邻近部位骨髓炎——髋关节关节内干骺端常见）。

B. 传播途径：

1. 细菌通过高度渗透的血管滑膜进入，沉积在膜上：

丰富的血运和高渗透血管膜利于滑膜液体的产生、营养物质的交换和代谢废物的清除。

2. 由于缺乏强大的免疫屏障和血管膜的限制，细菌可以在滑膜液中繁殖，并在营养丰富的环境中迅速增殖。

C. 细菌增殖导致释放破坏性毒素和酶：

1. 葡萄球菌中的 α、β、δ 毒素会破坏细胞膜和蛋白质。

2. 黏附素利于细菌黏附，促进细菌稳定和生长。

3. 软骨降解可在 8h 内发生，软骨严重的破坏通常在未经治疗的感染后 1 周内比较明显。

D. 细菌细胞壁和细胞内蛋白启动炎症级联反应：

B 细胞、T 细胞和巨噬细胞释放炎性细胞因子：

a. B 细胞：白细胞介 -1（IL-1）和 IL-10。

b. T 细胞：IL-4 和 IL-10。

c. 巨噬细胞：IL-1、IL-10 和肿瘤坏死因子 -α（TNF-α）。

E. 宿主的炎症反应通过基质金属蛋白酶进一步促进软骨破坏：

细菌的存在改变了正常滑膜液的产生和过滤：

a. 毒性酶和炎症浓度逐渐升高。

b. 异常滤过导致关节内压力增加，进而导致关节破坏，增加股骨头坏死的风险。

F. 从急性到慢性炎症的组织学改变表现为中性粒细胞到单核白细胞和淋巴细胞的增加：

3 周后淋巴细胞占主导。

G. 血液供应：

儿童髋部丰富的血液供应使婴儿和儿童更容易受到血行播散的影响：

a. 旋股内侧动脉：

4 岁后股骨头的主要血供。

b. 旋股外侧动脉：

随着年龄的增长，对股骨头的血运的影响变小。

c. 圆韧带动脉：

4 岁时开始退化。

d. 干骺端血管：

对干骺端的供应充足。

Ⅳ. 微生物学：

A.　常见微生物：

1.　金黄色葡萄球菌（40%~75%，图 26.1）：

    a.　最常见的病原体，除了：

        ⅰ.　年轻、健康、性活跃的成年人（淋病奈瑟菌，75%）。

        ⅱ.　未接种疫苗的婴幼儿感染流感嗜血杆菌。

    b.　甲氧西林敏感的金黄色葡萄球菌（MSSA）：

        ⅰ.　β–内酰胺酶致青霉素耐药；然而，它仍然对甲氧西林敏感。

        ⅱ.　抗生素：甲氧西林（或类似的青霉素衍生物）。

    c.　耐甲氧西林金黄色葡萄球菌（MRSA）：

        ⅰ.　携带 mecA 基因的细菌产生青霉素结合蛋白 2A，导致细菌与青霉素结合不良。这些细菌对青霉素和甲氧西林（MRSA）有抗药性。

        ⅱ.　虽然在公共领域越来越普遍，但通常在医院或医疗保健中感染：

           （1）经医院、外科、导管和高级护理设施感染。

           （2）更常见的是多种耐药形式。

        ⅲ.　社区获得性感染；成为更普遍的来源：

           （1）通常毒性较小，耐药性较小。

           （2）危险人群：静脉注射吸毒者、运动员、军人。

        ⅳ.　抗生素：万古霉素、达托霉素或利奈唑胺。

2.　其他葡萄球菌物种：

    原发感染的情况下不常见。

3.　链球菌（20%）：

    a.　A 型：最常见的孤立形式。

    b.　B 型：易感人群中常见：婴儿、糖尿病患者和老年人。

4.　革兰阴性菌（＜5% 的病例）：

    a.　大肠杆菌，沙门氏菌，假单胞菌，克雷白杆菌和肠杆菌。

    b.　静脉吸毒者、新生儿和老年人的风险最高。

5.　淋病奈瑟菌（10%，图 26.2）：

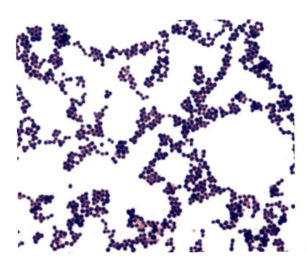

图 26.1　金黄色葡萄球菌

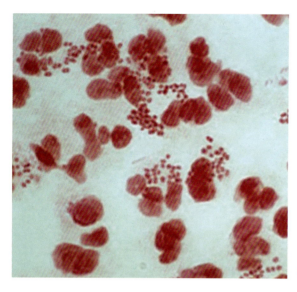

图 26.2 淋病奈瑟菌

    a. 最常见于年轻、健康、性活跃的成年人（75%）：

        在所有患者中，3%~5% 的患者感染淋病奈瑟菌。

    b. 多关节感染和移行，并伴皮疹。

    c. 因为联合培养通常是阴性的，通常经聚合酶链反应（PCR）诊断：

        尿道或咽培养可能呈阳性。

    d. 与大多数其他病原体相比，病态和破坏性较小。

    e. 对抗生素反应迅速和良好，通常不需要正式的切开和引流。

  6. 特别案例：

    a. 沙门氏菌：多见于镰状细胞病。

    b. 亨氏巴尔通体：在 HIV 感染者中很常见。

    c. 铜绿假单胞菌：常在静脉吸毒者中发现。

    d. 多杀性巴斯德氏菌：通常与狗或猫咬伤有关。

    e. 艾肯氏菌：见于被人咬伤后。

B. 真菌：

  1. 与细菌不同的是，真菌感染会发生肉芽肿反应，导致滑膜增厚、渗出，形成"米体"。

  2. 软骨因肉芽组织的浸润而逐渐破坏。

  3. 危险因素：与药物滥用者、免疫功能低下、器官移植患者、使用广谱抗生素的患者以及存在留置导管有关（参考"Bariteau，JAAOS 2014"）。

V. 临床表现：

A. 急性发作的疼痛，肿胀，僵硬，无力或不愿意通过受伤的四肢负重。

B. 腹股沟常有疼痛：

  1. 注意大腿和膝关节的牵涉痛，特别是在儿童人群中。

  2. 通常髋关节不会有任何范围的活动。

C. 发热、寒战、乏力、红斑的出现和严重程度各不相同。

D. 并发感染或脓毒症。

E. Kocher 的儿童诊断标准：

1. 白细胞（WBC）> 12 000/μL。

2. 无法承受患肢的重量。

3. 发热> 38.5℃。

4. 红细胞沉降率（ESR）> 40mm/h。

5. 当满足所有以上 4 个标准时，灵敏度高达 99.6%。

VI. 检查：

A. 无法承受体重或严重的疼痛步态。

B. 髋关节固定在屈曲、外展、外旋状态：可获得最大的关节囊容积。

C. 短时运动时会产生明显的疼痛。

D. 对主要传染源进行全身检查。

VII. 诊断：

A. 结合临床病史、检查和诊断研究：

　　重要标准包括发热→炎症指标升高→拒绝行走 / 负重。

B. 实验室检查：

1. 血清 WBC > 12 000/μL。

2. ESR > 30mm/h。

3. C- 反应蛋白（CRP）> 10.5mg/L 有感染可能。

C. 穿刺积液：

1. 金标准。

2. 细胞计数和差异：

a. WBC > 50 000/μL：

ⅰ. 灵敏度高，特异性低。

ⅱ. 免疫缺陷患者白细胞计数或< 28 000/μL。

b. Margaretten 等报道计数< 25 000/mm³、> 25 000/mm³、> 50 000/mm³ 和 > 100 000/mm³ 的化脓性关节炎可能性比分别为 0.32、2.9、7.7 和 28.0。

c. 多形核（PMN）中性粒细胞> 90% 提示感染（既往> 75% 认为阳性）。

d. 葡萄糖和蛋白质的敏感性和特异性较低。

3. 革兰染色：

a. 由于敏感性和特异性不同，不推荐作为指导治疗的工具。

b. 非化脓性关节炎经常出现假阴性

4. 滑膜培养：

a. 75% 病例呈阴性。

b. 应在静脉注射抗生素前抽取。

c. 全身性脓毒症患者的血液培养。

5. 晶体分析：

a. 结晶存在，并不一定能排除感染的可能。

b. 尿酸盐晶体是负双折射的，提示痛风。

c. 焦磷酸钙脱水晶体是正双折射的，极有可能出现假性失效。

   d. 结晶体伴发化脓性关节炎的病例占 1.5%。

 D. 穿刺技术：

  1. 无菌准备。

  2. 透视引导（图 26.3）。

  3. 18 号或更大的针，最好是 6in（1in=2.54cm）长。

  4. 入路：前路、前外侧和外侧入路。

  5. 进入关节囊后的空气关节造影。

Ⅷ. 影像学：

 A. 对诊断的作用有限。

 B. X 线片：

  1. 髋关节、骨盆的正位片。

  2. 侧位片。

  3. 可用于监测治疗反应：

    关节破坏或退化、骨髓炎、骨丢失等。

 C. 超声：

  1. 可以确定积液的位置和范围。

  2. 无回声穿刺假阳性率低。

  3. 也可以帮助穿刺。

 D. 先进成像：

  1. CT：

   a. 检测软组织肿胀、关节积液和脓肿形成。

   b. 通常用于小或难以进入的区域引导关节穿刺。

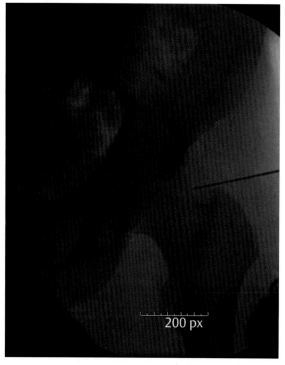

图 26.3 髋关节穿刺

  c. 比 MRI 更容易获得，成本更低。

 2. MRI：

  a. 与 CT 和骨扫描相比，显示软组织的细节更好。

  b. 用于鉴别骨髓炎、软组织脓肿和关节积液。

  c. 既昂贵又难以快速出结果。

 3. 放射性核素骨扫描：

  a. 检查局部炎症区域。

  b. 锝 –99m 摄取增加的区域与成骨细胞活性和血管化增加相关：

   单独使用时灵敏度和特异性较差。

  c. 柠檬酸镓 – 氯化铟 –111 在炎症中被迅速吸收：

   单独使用时，化脓性关节炎总体敏感性差（60%），假阳性发生率高。

  d. 很少用于急性脓毒性关节炎。

 4. 所有先进成像方式都有可能延迟适当的治疗，最适合诊断不明确的情况。

IX. 治疗：

A. 紧急情况表明应及时引流液体，冲洗和清创术以及经验性抗生素治疗。

B. 髋关节镜：

 1. 带有冲洗和清创术的髋关节镜检查已被证明与开放性关节切开术一样有效。

 2.. 后遗症少，出院更快，恢复功能快。

C. 开放关节切开术伴冲洗和清创术：

 1. 当前的金标准。

 2. 基于外科医生的偏好和计划二次手术的方法：

   前入路（直接前路，Smith–Petersen 入路或前外侧入路，Watson–Jones 入路）可轻松进入髋关节，同时更好地保留股骨头的血液供应。

 3. 无论采用哪种方法，不确定的风险都会增加。

D. 截骨矫形术：

 1. 对于股骨头广泛受累的情况是必要的。

 2. 在老年、无法行走和严重免疫功能低下的患者中可能是明确的。

 3. 考虑将来进行关节置换时使用抗生素旷置物置入：

   也可以用作选定个体的确定性治疗。

E. 二期关节置换术：

 1. 截骨矫形术的转换，有或没有插入抗生素旷置物。

 2. 第二阶段：

  a. 实验室检查正常。

  b. 患者停用抗生素已有数周，没有复发。

  c. 反复穿刺对感染不利。

 3. 与之前没有感染的健康患者（＜1%）相比，再感染率提高（7%~14%），但总体效果良好。

F. 抗生素：

 1. 经验性抗生素在穿刺和培养后即刻开始，并基于临床状况和（或）局部抗生素：

      a.   最终培养结果决定覆盖范围。

      b.   广谱 MRSA 覆盖范围更佳。

   2.   感染科会诊以获得最终建议。

   3.   治疗时间通常为 4~6 周。

X. 结果：

   A.   诊断时间仍然是治疗的最关键要素，因为关节压力的指数上升和破坏一直持续到治疗时。

   B.   延迟或漏诊会对局部和全身造成严重后果。

   C.   最近的文献表明，大多数患者（＞95%）在采用开放式或关节镜进行早期治疗时仍具有较好的关节功能。

   D.   负面影响包括：

     1.   关节挛缩。

     2.   生长异常——儿童。

     3.   骨坏死。

     4.   步态异常。

     5.   败血症性关节炎、退行性关节病。

髋关节假体周围感染

Ⅰ. 背景：

   A.   流行病学：

     1.   修正 THA 后第三常见的并发症。

     2.   估计占所有 THA 的 0.5%~2.2%。

     3.   截至 2020 年，每年花费 6 亿美元。

   B.   风险因素：

     1.   浅表伤口感染。

     2.   过度肥胖（＞40kg/m^2）。

     3.   输血同种异体血液。

     4.   尿路感染。

     5.   美国麻醉医师学会（ASA）得分＞2 分。

     6.   手术时间长（＞2h），并在手术期间进行过多的室内交通。

     7.   近期出现菌血症（＜1 年）。

     8.   静脉吸毒。

     9.   人工关节假体周围感染（PJI）。

     10. 皮肤疾病（如牛皮癣、慢性蜂窝织炎、淋巴水肿、慢性静脉瘀滞、皮肤溃疡）。

     11. 在其他部位的活动性感染。

     12. 3 年内出现 MRSA 感染或定植。

Ⅱ. 鉴别诊断：

   A.   无菌性松动。

   B.   骨溶解。

C. 金属化病和无菌性淋巴细胞为主的血管炎相关病变（ALVAL）反应。

D. 关节炎

E. 假体周围骨折。

F. 浅表感染。

III. 病理生理学：

A. 感染机制：

1. 原发的（如穿刺）。

2. 继发的（如浅表外科手术部位感染、骨髓炎）。

3. 血源性的（如与菌血症事件相关的牙科手术或手术后植入物的置入）。

B. 假体表面促进感染：

1. 降低宿主中性粒细胞作用。

2. 减少感染所需的病原体数量。

3. 表面形成生物膜。

C. 生物膜：

1. 病原体与表面糖萼的快速黏附和聚集导致生物膜的形成。

2. 生物体可以固着或自由漂浮。

3. 抗生素耐药性：

a. 限制抗生素扩散。

b. 当病原体处于静止状态时，抗生素无法作用于细胞分裂的靶点。

c. 局部化学变化阻止抗生素的有效性。

IV. 微生物学：

PJI 中的常见生物：

1. 金黄色葡萄球菌（24%~36%）：

a. MSSA 和 MRSA。

b. 地方流行病学。

2. 凝固酶阴性葡萄球菌（11%~51%）。

3. 链球菌属（4%~25%）。

4. 革兰阴性病原体：

a. 肠道革兰阴性杆菌（0~15%）。

b. 假单胞菌（0~11%）。

c. 更常见于使用旧假体的老年患者。

5. 厌氧性病原体（0~25%）：

a. 需要厌氧培养基。

b. 培养时间更长。

6. 培养阴性（7%~26%）：

a. 特殊病原体。

b. 以前使用过抗生素。

7. 耐多药病原体（MDRO）：

a. 全球正在开发的新型抗菌剂数量非常有限，多药耐药性的病原体发病率正在上升。

  b. 定义：

    ⅰ. MDRO 定义为对 3 种或 3 种以上抗生素类别不敏感。

    ⅱ. 极端耐药（XDR）：两种或更少的抗生素类别外的所有抗菌药物都不敏感。

    ⅲ. 泛耐药（PDR）：对所有抗生素均不敏感。

  c. MDRO：

    ⅰ. MRSA。

    ⅱ. 耐甲氧西林的表皮葡萄球菌（MRSE）。

    ⅲ. 耐万古霉素的肠球菌（VRE）：

      （1）问题日益严重：2003—2006 年，与 VRE 相关感染的住院治疗增加 1 倍以上。

      （2）美国医院感染的第二大常见原因。

      （3）仅占 PJI 的 3%~10%，但治疗难度很大。

      （4）目前，只有利奈唑胺被美国食品和药品监督管理局（FDA）批准用于 VRE 的治疗。

  d. 产生碳青霉烯酶的肺炎克雷白杆菌和不动杆菌属：

    ⅰ. 高度耐药的革兰阴性菌。

    ⅱ. 通常只对更老、毒性更大的药剂（如多黏菌素）敏感。

  e. 产超广谱 β－内酰胺酶的肠杆菌科。

  f. 耐多药铜绿假单胞菌。

Ⅴ. 临床表现：

 A. 疼痛通常位于腹股沟：

    注意大腿和膝关节的疼痛。

 B. 出现不同程度的发热、寒战、不适、红斑。

 C. 并发感染或败血症。

 D. 急性血源性：

  1. 引发事件后症状持续时间＜3 周。

  2. 急性关节痛。

  3. 通常先于全身感染［如肺炎、尿路感染（UTI）、败血症］。

 E. 急性术后：

  1. 在手术后 6 周内发生。

  2. 急性关节痛、发热、不适、可能的伤口引流／积液。

 F. 早期手术：

  1. 侵入性手术后 4~6 周内感染。

  2. 疼痛加剧或复发。

  3. 持续排液。

  4. 有局部感染迹象。

 G. 慢性：

  1. 出现症状超过 3 周或在手术后早期（4~6 周）发生的感染。

2. 疼痛。

3. 慢性关节积液。

4 影像学显示假体松动。

Ⅵ. 检查：

A. 止痛或改变步态力学。

B. 有急性感染或切口部位渗液迹象。

C. 短弧运动范围的疼痛不如原发髋关节的疼痛可靠。

D. 密切检查是否有全身感染。

Ⅶ. 诊断：

A. 肌肉骨骼感染学会假体周围关节感染标准：

1. ≥ 1 个主要标准或 ≥ 3 个次要标准。

2. 主要标准：

    a. 两种具有相同微生物的阳性培养物。

    b. 窦道与关节相通。

3. 次要标准：

    a. 红细胞沉降率（ESR）> 30mm/h。

    b. C- 反应蛋白（CRP）> 10mg/L。

    c. 滑膜白细胞升高或白细胞酯酶试纸上的 ++ 改变。

    d. 滑膜中性粒细胞百分比升高。

    e. 假体周围组织的阳性组织学分析。

    f. 单次的培养阳性。

B. 基于危险因素、血清实验室标志物和滑液分析的前测概率组合。

C. 实验室检查：

1. CRP，ESR：

    a. 筛选试验：便宜，普遍存在，容易使用。

    b. 敏感性：ESR 95%，CRP 94%。

2. 穿刺阈值：

    a. 急性（< 6 周）：CRP > 93mg/L。

    b. 慢性（> 4~6 周）：CRP 高于实验室正常值。

D. 滑膜分析：

1. 有差异的细胞计数：

    a. 急性（< 6 周）：白细胞 > 12 800，中性粒细胞 > 89%。

    b. 慢性（> 6 周）：白细胞 > 3000，中性粒细胞 > 80%。

2. α 防御素：

    a. 最近的数据显示高敏感性和特异性（分别为 100% 和 96%）。

    b. 价格昂贵，目前不易买到。

3. 革兰染色：

    a. 不建议用于诊断 PJI。

    b. 假阳性率高（1%~8%）。

            c.   低灵敏度（14%~23%）。

    4. 培养：

            a.   敏感性：50%~92.8%；特异性：91%~94%。

            b.   用途：确认感染和抗生素敏感性。

    5. 白细胞酯酶：

            a.   敏感性中等、特异性高（81%、97%）。

            b.   由于中度敏感性而有争议的筛查。

            c.   价格便宜，全世界都能买到。

Ⅷ. 影像学：

  A. X 线片：

    1. PJI 诊断准确率低。

    2. 用于评估其他失败原因。

    3. 术后最初几年内影像学检查发现骨松动或术后 10 年内出现骨溶解，应怀疑为 PJI。

  B. 核医学：

    1. 价格昂贵，需要专业设备和专家咨询。

    2. 适用于感染概率高的患者，但穿刺结果无定论。

    3. 锝 –99：

            不能区分败血症和无菌性失败。

    4. 铟 –111 白细胞扫描：

            a.   阴性预测值高（有助于排除感染）。

            b.   结合硫胶体骨髓扫描来解释骨髓填塞伪影。

  C. MRI 和 CT：

    1. 效用证据不足，作用不明确。

    2. MRI 对骨髓炎和软组织感染的诊断具有较高的敏感性，但由于金属伪影的存在，MRI 对 PJI 的诊断有局限性。

    3. 骨异常的 CT 诊断对 PJI 诊断无帮助。

Ⅸ. 治疗：

  A. 在获得滑膜病原体之前，不应使用抗生素：

        对于感染概率较低的患者，术前不应停用预防性抗生素。

  B. 冲洗和清创，头和衬垫交换：

    1. 仍有争议。

    2. 通常适用于术后 4 周内发生的早期感染或急性血源性感染：

        链球菌种类和非耐药革兰阴性反应最好。

    3. 成功率低于一期或二期置换。

  C. 一期置换：

    1. 移出定植的假体，积极清除骨和软组织的清创物，并用抗生素水泥重新置入新的假体。

    2. 一期置换的好处：

            a.   缩短住院时间。

    b. 改善术后活动和疼痛。

    c. 成本更低。

    d. 没有二期手术。

  D. 二期置换：

   1. 在美国最常见。

   2. 文献中成功率最高（80%~90%）。

   3. 如果出现以下情况，建议患者使用：

    a. 慢性症状。

    b. 切口窦道。

    c. 有毒病原体。

   4. 假体的完整取出，彻底的清创术，放置抗生素旷置物，以及由感染病专家指导的至少 6 周的抗生素治疗。

  E. 慢性抗生素抑制：

    标准：

    a. 医疗禁忌证。

    b. 对口服抗生素敏感。

    c. 患者可以耐受长期治疗。

    d. 稳定的假体。

  F. 截肢术：

   1. 根除感染效果良好。

   2. 功能结果差：

    a. 上身力量优异的患者可下床活动。

    b. 59% 的患者对功能结果满意。

   3. 适应证：

    a. 反复感染致严重骨质流失。

    b. 医学合并症排除复杂的重建手术。

X. 结果：

  A. 冲洗和清创，保留假体。

   1. 急性 PJI 的成功率差别大（40%~50%）。

   2. 更高的失败率。

    a. 金黄色葡萄球菌。

    b. 窦道。

    c. 清创前症状持续时间 ≥ 2 周。

  B. 一期置换：

   1. 成功率约为 80%~90%。

   2. 更容易成功：

    a. 单种病原菌感染。

    b. 低毒力病原菌。

    c. 抗生素治疗敏感。

   d. 延长抗菌治疗。

   e. 彻底清创。

   f. 使用高剂量，病原菌特异性抗生素的骨水泥植入物。

  C. 二期置换：

   1. 成功率为 75%~90%：

    a. MRSA 的失败率高出 4 倍。

    b. 前期进行 DAIR 术的失败率更高。

   2. 与实质相关：

    a. 一个临床系列研究：90 天死亡率为 4%。

    b. 临床并发症可能会影响二期假体置入。

参考文献

[1] Goldenberg DL. Septic arthritis. Lancet 1998;351(9097):197–202.

[2] Callaghan JJ The Adult Hip. Philadelphia, PA: Lippincott Williams & Wilkins; 2016:582–588.

[3] Saraux A, Taelman H, Blanche P, et al. HIV infection as a risk factor for septic arthritis. Br J Rheumatol 1997;36(3):333–337.

[4] Kaandorp CJ, Van Schaardenburg D, Krijnen P, Habbema JD, van de Laar MA. Risk factors for septic arthritis in patients with joint disease. A prospective study. Arthritis Rheum 1995;38(12):1819–1825.

[5] Gupta MN, Sturrock RD, Field M. Prospective comparative study of patients with culture proven and high suspicion of adult onset septic arthritis. Ann Rheum Dis 2003;62(4):327–331.

[6] Herring JA. Tachdjian's Pediatric Orthopedics. 5th ed. Philadelphia, PA: Elsevier; 2014:582–588.

[7] Sack K. Monarthritis: diff erential diagnosis. Am J Med 1997;102(1A, 1a):30S–34S.

[8] Chen CE, Wang JW, Juhn RJ. Total hip arthroplasty for primary septic arthritis of the hip in adults. Int Orthop 2008;32(5):573–580.

[9] Margaretten ME, Kohlwes J, Moore D, Bent S. Does this adult patient have septic arthritis? JAMA 2007;297(13):1478–1488.

[10] Canale STB. J.H. Campbell's Operative Orthopaedics. 12th ed. Philadelphia, PA: Mosby; 2012:582–588.

[11] Dubost JJ, Soubrier M, De Champs C, Ristori JM, Bussiére JL, Sauvezie B. No changes in the distribution of organisms responsible for septic arthritis over a 20 year period. Ann Rheum Dis 2002;61(3):267–269.

[12] Dubost JJ, Soubrier M, Sauvezie B. Pyogenic arthritis in adults. Joint Bone Spine 2000;67(1):11–21.

[13] Mathews CJ, Coakley G. Septic arthritis: current diagnostic and therapeutic algorithm. Curr Opin Rheumatol 2008;20(4):457–462.

[14] Shah K, Spear J, Nathanson LA, McCauley J, Edlow JA. Does the presence of crystal arthritis rule out septic arthritis? J Emerg Med 2007;32(1):23–26.

[15] de SA D, Cargnelli S, Catapano M, et al. Effi cacy of hip arthroscopy for the management of septic arthritis: a systematic review. Arthroscopy 2015;31(7):1358–1370.

[16] Nusem I, Jabur MK, Playford EG. Arthroscopic treatment of septic arthritis of the hip. Arthroscopy 2006;22(8):902.e1–902.e3.

[17] Fleck EE, Spangehl MJ, Rapuri VR, Beauchamp CP. An articulating antibiotic spacer controls infection and improves pain and function in a degenerative septic hip. Clin Orthop Relat Res 2011;469(11):3055–3064.

[18] Klein N, Moore T, Capen D, Green S. Sepsis of the hip in paraplegic patients. J Bone Joint Surg Am 1988;70(6):839–843.

[19] Matthews PC, Dean BJ, Medagoda K, et al. Native hip joint septic arthritis in 20 adults: delayed presentation beyond three weeks predicts need for excision arthroplasty. J Infect 2008;57(3):185–190.

[20] Pulido L, Ghanem E, Joshi A, Purtill JJ, Parvizi J. Periprosthetic joint infection: the incidence, timing, and predisposing factors. Clin Orthop Relat Res 2008;466(7):1710–1715.

[21] Kurtz SM, Lau E, Watson H, Schmier JK, Parvizi J. Economic burden of periprosthetic joint infection in the United States. J Arthroplasty 2012;27(8, Suppl):61–5.e1.

[22] Parvizi J, Gehrke T, Chen AF. Proceedings of the International Consensus on Periprosthetic Joint Infection. Bone Joint J 2013;95-B(11):1450–1452.

[23] Ridgeway S, Wilson J, Charlet A, Kafatos G, Pearson A, Coello R. Infection of the surgical site after arthroplasty of the hip. J Bone Joint Surg Br 2005;87(6):844–850.

[24] Småbrekke A, Espehaug B, Havelin LI, Furnes O. Operating time and survival of primary total hip replacements: an analysis of 31,745 primary cemented and uncemented total hip replacements from local hospitals reported to the Norwegian Arthroplasty Register 1987-2001. Acta Orthop Scand 2004;75(5):524–532.

[25] Zimmerli W. Clinical presentation and treatment of orthopaedic implant-associated infection. J Intern Med 2014;276(2):111–119.

[26] Hsieh PH, Lee MS, Hsu KY, Chang YH, Shih HN, Ueng SW. Gram-negative prosthetic joint infections: risk factors and outcome of treatment. Clin Infect Dis 2009;49(7):1036–1043.

[27] Brook I. Microbiology and management of joint and bone infections due to anaerobic bacteria. J Orthop Sci 2008;13(2):160–169.

[28] Magiorakos AP, Srinivasan A, Carey RB, et al. Multidrug-resistant, extensively drug-resistant and pandrug-resistant bacteria: an international expert proposal for interim standard defi nitions for acquired resistance. Clin Microbiol Infect 2012;18(3):268–281.

[29] Ip D, Yam SK, Chen CK. Implications of the changing pattern of bacterial infections following total joint replacements. J Orthop Surg (Hong Kong) 2005;13(2):125–130.

[30] Si S, Durkin MJ, Mercier MM, Yarbrough ML, Liang SY. Successful treatment of prosthetic joint infection due to vancomycin-resistant Enterococci with Tedizolid. Infect Dis Clin Pract (Baltim Md) 2017;25(2):105–107 (Baltim Md).

[31] Della Valle C, Parvizi J, Bauer TW, et al; American Academy of Orthopaedic Surgeons. Diagnosis of periprosthetic joint infections of the hip and knee. J Am Acad Orthop Surg 2010;18(12):760–770.

[32] Wyatt MC, Beswick AD, Kunutsor SK, Wilson MJ, Whitehouse MR, Blom AW. The alpha-defensin immunoassay and leukocyte esterase colorimetric strip test for the diagnosis of periprosthetic infection: a systematic review and meta-analysis. J Bone Joint Surg Am 2016;98(12):992–1000.

[33] Tigges S, Stiles RG, Roberson JR. Appearance of septic hip prostheses on plain radiographs. AJR Am J Roentgenol 1994;163(2):377–380.

[34] Prandini N, Lazzeri E, Rossi B, Erba P, Parisella MG, Signore A. Nuclear medicine imaging of bone infections. Nucl Med Commun 2006;27(8):633–644.

[35] Cyteval C, Hamm V, Sarrabère MP, Lopez FM, Maury P, Taourel P. Painful infection at the site of hip prosthesis: CT imaging. Radiology 2002;224(2):477–483.

[36] Esenwein SA, Robert K, Kollig E, Ambacher T, Kutscha-Lissberg F, Muhr G. Long-term results after resection arthroplasty according to Girdlestone for treatment of persisting infections of the hip joint. Chirurg 2001;72(11):1336–1343.

[37] Leonard HA, Liddle AD, Burke O, Murray DW, Pandit H. Single- or two-stage revision for infected total hip arthroplasty? A systematic review of the literature. Clin Orthop Relat Res 2014;472(3):1036–1042.

[38] Kuzyk PR, Dhotar HS, Sternheim A, Gross AE, Safi r O, Backstein D. Two-stage revision arthroplasty for management of chronic periprosthetic hip and knee infection: techniques, controversies, and outcomes. J Am Acad Orthop Surg 2014;22(3):153–164.

[39] Koyonos L, Zmistowski B, Della Valle CJ, Parvizi J. Infection control rate of irrigation and débridement for periprosthetic joint infection. Clin Orthop Relat Res 2011;469(11):3043–3048.

[40] Haddad FS, Muirhead-Allwood SK, Manktelow AR, Bacarese-Hamilton I. Two-stage uncemented revision hip arthroplasty for infection. J Bone Joint Surg Br 2000;82(5):689–694.

[41] Berend KR, Lombardi AV Jr, Morris MJ, Bergeson AG, Adams JB, Sneller MA. Two-stage treatment of hip periprosthetic joint infection is associated with a high rate of infection control but high mortality. Clin Orthop Relat Res 2013;471(2):510–518.

[42] Sherrell JC, Fehring TK, Odum S, et al; Periprosthetic Infection Consortium. The Chitranjan Ranawat Award: fate of two-stage reimplantation after failed irrigation and débridement for periprosthetic knee infection. Clin Orthop Relat Res 2011;469(1):18–25.

索引